"十四五"高等职业教育创新教材

供临床、基础、预防、护理、口腔、药学、检验、康复等专业使用

# 医德教育教程

主　编　孙　韬

副主编　张进忠　任建坤

编　委　（以姓氏笔画为序）

　　　　方艳蕊　任建坤　孙　韬　杨喜冬

　　　　张进忠　武　讳

北京科学技术出版社

**图书在版编目（CIP）数据**

医德教育教程/孙韬主编 . — 北京：北京科学技术出版社，2022.9（2024.8重印）
ISBN 978-7-5714-2440-4

Ⅰ.①医… Ⅱ.①孙… Ⅲ.①医务道德-高等职业教育-教材 Ⅳ.①R192

中国版本图书馆 CIP 数据核字（2022）第 138124 号

---

策划编辑：马　驰　曾小珍
责任编辑：曾小珍
责任校对：贾　荣
图文制作：舒斋文化
责任印制：李　茗
出 版 人：曾庆宇
出版发行：北京科学技术出版社
社　　址：北京西直门南大街 16 号
邮政编码：100035
电　　话：0086-10-66135495（总编室）　　0086-10-66113227（发行部）
网　　址：www.bkydw.cn
印　　刷：河北鑫兆源印刷有限公司
开　　本：889 mm×1194 mm　1/16
字　　数：318 千字
印　　张：12.75
版　　次：2022 年 9 月第 1 版
印　　次：2024 年 8 月第 3 次印刷
ISBN 978-7-5714-2440-4

---

定　　价：49.50 元

# 前　言

医务人员高尚的社会主义医德品质，从广义上说，主要是通过教育而形成，通过锻炼修养而提高。因此，要使社会主义医德的理论、基本原则、规范、范畴等成为每一个医务人员的行为准则和思想品质，就必须十分重视医德教育。

中华人民共和国国家卫生健康委员会规定的医学道德规范有如下几方面内容。①救死扶伤，实行社会主义的人道主义。时刻为病人着想，千方百计为病人解除病痛。②尊重病人的人格与权利，对待病人，不分民族、性别、职业、地位、财产状况，都应一视同仁。③文明礼貌服务。举止端庄，语言文明，态度和蔼，同情、关心和体贴病人。④廉洁奉公。自觉遵纪守法，不以医谋私。⑤为病人保守医密，实行保护性医疗，不泄露病人隐私与秘密。⑥互学互尊，团结协作。正确处理同行同事间的关系。⑦严谨求实，奋发进取。钻研医术，精益求精。不断更新知识，提高技术水平。

医德教育是医德实践活动的重要组成部分。

医德教育是按照社会主义医德的基本原则和规范，运用各种方式和手段，对医务人员进行的有组织、有目的、有计划的一系列道德教育活动。医德教育的内容有：医德规范教育、医患关系教育、职业情感与职业道德教育、医德实践教育等。

医德教育作为提高医务人员的医德认识、铸造医务人员灵魂和品质的活动，是一项系统工程。医德教育旨在对医务人员的品格进行陶冶和塑造，使医德原则、规范转化为医务人员的内在品质，以提高医务人员对医德的认识，培养高尚的医德情感，树立坚定的医德信念，锻炼坚强的医德意志，养成良好的医德行为和习惯，使医务人员更加自觉地履行自己的职责和义务，更好地为人民的健康服务。

医德教育的目的在于提高医务人员的医德素质和品质。因此，医德教育的过程应当同医务人员道德品质的形成和完善过程相一致。医德品质由医德认识、医德情感、医德意志、医德信念、医德习惯构成。医德教育的过程就是上述要素提高和发展的过程。

医德决定了医务人员在医务活动乃至整个社会活动中的地位。进行医德教育对医务人员在医学实践活动中处理人与人之间、人与社会之间关系的道德是非，提高医务人员的医德水平，树立良好的医德医风，推动医学的发展和医疗质量的提高等方面有着重要影响。

总之，医德教育的特点提示了医德教育的过程和作用，而且医德教育能够促使医务人员进行思想道德的转化。教育者通过医德教育引导医务人员自觉地接受教育和自我教育，明确自己的道德责任，满腔热情地运用自己的知识和技能为广大人民的身心健康服务。

由于编写时间仓促以及编写人员能力和认识有限，本书难免有不妥和疏漏之处，恳请同仁和读者提出批评和意见，以便改之。在此向参考文献的作者表示感谢！

孙　韬

2022 年 6 月

# 目　录

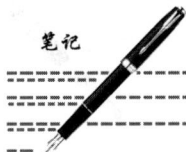

# 第一章 绪 论

## 第一节 道德与职业道德

### 一、道德的概念与特点

1. 道德的概念　从词源学上来看，"道德"一词是"道"与"德"结合而来的，"道德"一词包含规范（律）与行为。在中国古代，"道"与"德"分开使用，代表不同的含义。

道德中的"道"最初的含义是道路。《说文解字》中有："道，所行道也。"后引申为规律和规则，如"天道远，人道迩，非所及也""亲亲，尊尊，长长，男女之有别，人道之大者也"。其中，"天道"是指自然事物的规律，而"人道"是指人在社会中的行为规则。所以，虽然古代最初对"道"有多种引申解释，或为天地万物之理（"道理""规律"等，如上面所述的"天道"），或为宇宙人生之相（"本相""根本"等，如老子所述的"道生一，一生二，二生三，三生万物"），或为人生行为之法（"法则""途径"等，如上面所述之"人道"），但其共同的含义，是指人应当遵循或遵守的规律或规则。正如朱熹对"道"的界定："道，则人伦日用之间所应当行者是也。"

"德"字最早出现在《周易》中，被释为其字的右半部分（即"悳"，内含着"目正，心正"的本义），且"德"与"得"字相通，故有所谓"德者，得也"之说（《管子·心术上》）。"德"字的"得"，是指个人得到了"道"，是认识并内化了外在的"道"（规则）。所以，"德者，道之功也"（韩非语），"德者，道之用也"（陆德明语），"德者，道之见也"（苏辙语），《庄子·天地》篇也指出："形非道不生，生非德不明。存形穷生，立德明道，非王德者邪？"这些言论皆表现出，在最初，"德"是指人"得到道"。

最早将"道"与"德"两个词连缀起来作为一个完整概念来使用的是春秋时代的荀子。他在《荀子·劝学篇》中说："礼者，法之大分，类之纲纪也，故学至乎礼而止矣，夫是之谓道德之极。"意思是说，若人们学到了"礼"并按"礼"来为人处事，就达到了道德的极境。由此，"道德"由两个单独的词慢慢变成了一个合成词。孟子道德思想的核心是"五伦"："父子有亲，君臣有义，夫妇有别，长幼有序，朋友有信。""五伦"的道德规范对后世影响很大。道德有时也指个人的思想品质、修养境界、善恶评价，甚至用来泛指风尚习俗和道德教育活动等。西方思想史上，"道德"一词源于拉丁语"mores"，意为风俗和习惯，引申其义，也有规则和规范、行为品质和善恶评价等意义。

综上所述，"道德"是由最初的两个词结合而成，并且最终在使用时同时包括了"道"与"德"的含义，表示规范（律）与行为的统一，是要求与结果的结合。所以，如今"道德"一词是指主体在一定的行为规范下行动并达到的一定的精神境界。

2. 道德的特点　从上述道德概念可以看出，道德必须符合以下3个基本要求。第一，道德是人们的行动指南。它在一个人或社会做出行动判断时，被认为是最高的、决定性的或压倒一切的标准。第二，道德的行动指南具有普遍性，它要求以同样的方式对待一切类似的情况。第三，道德的行动指南具有利他主义、排除利己主义的原则。

（1）道德是主观性和客观性的统一。道德具有主观性是指任何一种道德规范都有知、情、意等心理因素，而且一切客观存在的道德规范只有在变成主观内在的命令、良心、义务的时候，才能见诸行动，带有个人道德的特征。然而，任何个人道德都是依据以一定阶级或一定社会发展的利益为尺度的社会道德意识、道德规范的作用而形成的，道德评价的标准也是客观的，不以个人意志为转移的，具有明显的客观性。因此，道德是主观性与客观性的统一。

（2）道德是阶级性与全民性的统一。道德是利益的反映。在阶级社会中，由于各个阶级具有不同的经济地位和阶级利益，各个阶级就有不同的道德意识和道德行为。所以，道德具有全民性，又为一定的阶级利益服务。这突出地表现为同一历史时期或同一社会，不同阶级、不同民族之间存在着道德的共同性，如社会公德、生态道德以及有益于人类社会生活的道德准则——人道原则等。道德的阶级性与全民性的统一存在于现实生活中。

（3）道德是现实性与理想性的统一。作为社会精神生活之一的道德根植于社会生活，受现实经济关系的制约，具有现实性。道德同时具有理想性，它来自现实生活，又高于现实生活，它引导人们积极向上，向"应当"的方向努力。道德既是事实又是价值，既有"实有"的东西，又具有"应有"的成分，是现实性与理想性的统一。

（4）道德是历史暂时性与相对永恒性的统一。道德是历史时代的产物，每个时代有每个时代的道德，每个民族有每个民族的道德，不可能有超越时间和空间、适用于一切时间和空间的道德，因而道德具有历史暂时性的特点。但道德同时又具有相对永恒性的特点。因为每个时代、每种社会形态，都是人类社会历史长河中的一个阶段、一种表现，因此，每个阶段的道德，都是人类社会道德进步的一个特殊表现形态。道德是适应人类社会生活的需要而产生的，只要人类社会不灭亡，道德就不会消失，从这个意义上来说，道德又是永恒的。当然这种永恒性是相对的而不是绝对的。

（5）道德是协调性与进取性的统一。道德的使命之一是调节个人与个人、个人与他人、个人与社会的关系，使人们和谐相处，从而保持社会的安定，这是道德的协调性。道德的另一使命是激励人们改变自己的主观世界和客观世界，使自己和社会更加完善，并逐步达到理想的境界，这就是它的进取性。可见，道德是协调性与进取性的统一。

## 二、职业道德的概念

《辞海》中关于职业道德的表述是这样的：职业道德是"从职人员在职业活动中应当遵循的道德""是一般社会道德在职业活动中的体现"。所以职业道德实际上属于道德的范畴。由于前面已对道德的概念进行界定，而职业道德是道德在职业活动中的体现，所以可以说，职业道德是主体在一定的行为规范下行动并在职业活动中所体现出来的一定的精神境界。简单地说，它是主体一定的实践状态的反映。根据以上阐述，可以从以下几个方面对职业道德进行深层次的理解。

1. 职业道德在本质上属于一种意识　职业道德概念的核心词是精神境界，它是主体通过一定的职业行为所反映出来的无形的体现。如果将世界的本源分为物质与精神（意识）两个范畴，那么职业道德在本质上属于精神（意识）的范畴。

马克思和恩格斯从历史唯物主义观点出发，从物质决定意识的前提出发去论述道德、

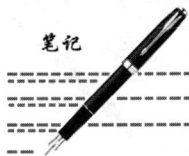

法律、宗教都属于意识，都是由物质生产所决定的精神产物。"思想、观念、意识的生产最初是直接与人们的物质活动，与人们的物质交往，与现实生活的语言交织在一起的。人们的想象、思维、精神交往，在这里还是人们物质行动的直接产物。表现在某一民族的政治、法律、道德、宗教、形而上学等语言中的精神生产也是这样。人们是自己的观念、思想等的生产者。""道德、宗教、形而上学和其他意识形态，以及与它们相适应的意识形式便不再保留独立性的外观了。它们没有历史，没有发展，而发展着自己的物质生产和物质交往的人们，在改变自己的这个现实的同时也改变着自己的思维和思维的产物。不是意识决定生活，而是生活决定意识。"由此看来，马克思和恩格斯事实上将道德归于意识一类。从概念的外延来看，职业道德是从属于道德的，是道德的一部分，因此职业道德的本质与道德的本质是相同的。既然道德的本质是一种意识，那么职业道德本质上也属于意识的范畴。

由于职业道德本质上是一种意识，属于精神层面，所以依据物质决定意识、社会存在决定社会意识等原理，职业道德这种意识是会随着社会存在（物质）的变化而变化的，即职业道德具有非固定性；同时，由于职业道德本质上是一种意识，属于精神层面，所以职业道德并不能单独存在，总要依附于人的言行。人的行为是职业道德的载体，所以职业道德必须通过主体的一定的行业表现才能表达出来，这也意味着职业道德会与现象紧密结合。

2. 职业道德是道德规范的内在要素 从本质来看，职业道德是一种精神境界，是受社会生产决定的社会意识，这是职业道德的一般社会本质。但是，职业道德这一精神境界的本质还包含着外在的规范和要求，即规范和要求的存在是职业道德存在的前提，也就是说，职业道德与外在的规范密不可分。

职业道德是一种精神境界，但这种精神境界并不是人天生的本性，是个人在后天的社会化过程中，将外在的社会要求（行为要求）内化并在这些要求的影响下行动所表现出来的精神境界，所以对后生的社会个人来说，先存的社会行为要求就是一种外在的规范。如果没有这些外在的规范表述，就不可能有人的行为要求，也就没有行为评判的依据，也就没有精神境界。因而，规范是职业道德的重要表现形式，没有道德规范和要求，就无法对人的职业行为做出评定，自然也就没有精神境界的存在了，精神境界内含着规范与要求，没有规范与要求就没有职业道德概念本身。西方的元伦理学在反对规范伦理学时，反对的并不是规范伦理学所强调的道德规范（行为规范）本身，而是反对这些道德规范的价值成分，反对规范伦理学对这些道德规范的价值成分所做的理解及其他理解方式。正如涂尔干所言："首先，我们通常称之为道德的所有行为，都有一个共同的方面。所有这样的行为都遵循着预先确定的规范，使每一个人自身的举止合乎道德，这是一个遵守规范的问题。"同样，国内也有学者认为，"道德在把握世界时，在把握人们的社会关系时，最重要的就是以规范的风貌来表现自己……"上述这些言论都强调了道德（职业道德）与规范的密不可分性，道德（职业道德）概念的内涵包括规范的要素。总之，道德规范是职业道德的内在要素，职业道德与规范密不可分。从这个意义上讲，有时也可以简单地将职业道德理解为一种规范。

3. 职业道德具有实践性 职业道德（人的精神境界）的体现依赖于外在行为规范被主体内化并影响人的实际行动这一过程。也就是说，职业道德的展现依赖于人的实践活动，没有人的实践活动，就没有职业道德的展现，所以，职业道德与人的实践是密不可分的。从这个角度讲，职业道德具有实践性。

职业道德的实践性首先来自道德的本质。正如前面所言，职业道德在本质上属于一种精神层面的意识存在，所以职业道德离不开主体表现，职业道德是主体的精神境界在日常行为中的表现，所以职业道德离不开人的实践活动。

职业道德离不开规范，但这一规范包含着由外在规范转变为内在规范的过程。如果规范只是永远保持外在规范的状态，就意味着规范与人的脱离，而规范都是人们制定出来并要反作用于人的一种理论总结，所以离开人、不对人产生影响的规范已不符合规范的定义，不能称为规范。因此，规范必须作用于人、影响到人的行为（实践），这样才能保持道德的规范性。进一步说，职业道德内涵中的规范要素决定了职业道德本身必然包含主体在规范影响下的实践过程。同时，从主体的角度来看，道德（精神境界）的体现是主体在社会化过程中接触到一定的行为要求，并将这些要求内化，转化为人的内在自我，继而在这个内在自我的指导下约束自己的行为，从而体现出一定的精神境界。所以职业道德离不开内在自我引导下的人的行为表现，离不开人的实践活动。

马克思、恩格斯曾经说过："像国家、宗教、道德等这些一般的名字，决不会使我们感到迷惑，因为这些名字只是许多个人的现实关系的抽象。"在这里，马克思、恩格斯认为道德是许多个人现实关系的抽象，其实正暗含了对道德（包括职业道德）与人的实践活动密不可分关系的肯定。个人的现实关系，指的是个体之间在现实实践中的互动与联络，因此，从本质上看，个人的现实关系与人的实践是紧密相连的，是个体实践活动的具体表现，也就是说，这里的"个人的现实关系"可以理解为人的实践活动。与此同时，"抽象"指的是提炼、概括，是对某一具体事物或活动的反应，本身也指代了某种活动的形式。因而，马克思、恩格斯认为道德是"许多个人的现实关系的抽象"，既可简单理解为社会存在决定道德，也可理解为道德（包括职业道德）本身就与人的实践活动密不可分。

正是基于对道德与实践之间联系的肯定，马克思和恩格斯后来更明确提出："道德是以'实践精神'来把握世界的一种特殊方式。"康德在强调道德法则（规范）与法律法则（规范）的区别时，认为"有别于自然法则的自由法则，是道德的法则，就这些自由法则仅仅涉及外在的行为和这些行为的合法性而论，它们被称为法律的法则。可是，如果它们作为法则，还要求它们本身成为决定我们行为的原则，那么，又称为伦理的法则。"康德在这里强调了道德（伦理）的法则（法规）必须被内化，必须决定我们的行为，这实际上也是强调了道德与实践的密不可分。我国著名学者张岱年先生也认为："道德不仅仅是思想观念，而必须见之于实际行动。如果只有言论，徒事空谈，言行不相符合，就不是真道德。"上述言论都说明道德是与实践紧密相连的，道德离不开实践。而职业道德是从属于道德的，也意味着职业道德离不开实践，职业道德也是一种实践精神。

综上所述，职业道德是主体在一定的行为规范下行动并在职业活动中体现出来的一定的精神境界。从这一概念的界定中不难发现，职业道德本质上属于精神层面的一种意识，同时规范也是职业道德的内在要素，职业道德具有规范性；并且职业道德是一种实践的精神，职业道德具有实践性。

职业道德具有规范性，也就是说，人们在职业活动中，精神境界的体现离不开外在的职业道德规范，所以职业道德与外在的规范性要求密不可分，因此人们在一般意义上可以简单地将职业道德理解为"人们在职业活动中应当遵守的行为规范"；同样，由于职业道德本质上是一种意识且职业道德具有实践性，因此，职业道德（精神境界）的表现离不开人们的具体言行，从这个角度看，职业道德也包含了现象的意义。而且，由于

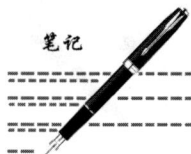

职业道德的实践性暗含了在精神境界体现的过程中包含的主体对外在规范的内化和内在自我的建立，因此也可以从个体内在信仰或内在品质的角度去理解职业道德。

总之，完整的职业道德概念包含道德活动现象、道德意识现象和道德规范现象三个方面，而狭义的职业道德概念仅是从规范的角度或个体内在信仰、内在品质的角度进行界定。

# 第二节 医学道德概述

## 一、医德概述

医德，即医学道德。当代医德中的"医"并非专指医者，而是与"医学"相同，泛指以医者为主导的所有医学实践活动。因此，这里的"医德"远非传统的医师道德、医务人员道德乃至医疗职业道德，而是指开放性的医学实践所蕴含及引发的一切道德现象。

医德既是医学伦理学的研究对象，也是整个医学伦理学学说体系的核心概念。因此，应正确地认识医德现象、科学地把握医德本质，也就是说，要以经验感悟为基础，但必须超越日常生活的水平，以科学理性的角度来界定和解读医德。

医德是指医学实践或医学领域中特殊的道德，它是人类追求和实现健康利益的产物和反应，是医者以善恶为尺度认识和调节医方与患方之间、医方与医方之间、医学与社会之间及生态间利益关系的所有医德活动现象、医德关系现象、医德意识现象的总和。

正确把握医德概念，首先应遵循形式逻辑，弄清其属种关系，在理解道德概念的基础上把握医德概念。其次，还应遵循辩证逻辑，把视野投向医学实践，弄清医德的源泉和根据。前面的讨论已表明，道德与医学之间具有不可分割的联系，而这是由医学的特定追求和特定本质、医学劳动特点及其固有矛盾决定的。医学的实质在于追求和实现人类自身的健康利益。这使得医学从出现起就蕴含着极大的道德属性和伦理价值，并且必然要永久保持下去。所有这一切，只有通过独具特色的医学劳动才能得以实现。相较其他实践而言，医学劳动具有自己的鲜明特点，即劳动对象、劳动目的无不直接涉及人的健康乃至生命；医学伦理修养作为医务人员综合素质、劳动手段中最主要的因素之一，直接决定着劳动主体医学生产力水平的发挥。医学劳动的上述特点必定要在医学实践的诸种客观矛盾中表现出来。这些矛盾分为3个层面：宏观层面有医学与社会利益的矛盾、医学与其他实践利益的矛盾、医学与医生利益的矛盾等，中观层面有医患双方的利益矛盾、认知矛盾、价值观念矛盾等，微观层面有医务人员个体直接面对和处理的知与不知、知与行、动机与效果、目的与手段等诸多矛盾。而所有这一切矛盾都需要医学实践的主人来面对和解决。因此，所谓医德实质上无非就是医者在医学实践中认识和处理上述矛盾的反应和产物，而这些具体矛盾归根到底与人的健康乃至生命息息相关。因此，古今中外著名的医学家都十分理解医德的这种本质，并强调医德的重要性。有"医学之父"之称的古希腊医学家希波克拉底、被誉为"苍生大医"的中国古代名医孙思邈等，正是基于这种深刻的认识才向自己和同道提出了世代相传的职业精神和医德规范。随着医学的发展，医学劳动的这些特点及由其决定的医德本质越来越彰显，这也对医者提出了更高的职业要求。

## 二、医德的特征

医德作为职业道德的一个具体内容，除了具有职业道德的特征以外，还具有很多自有的或自需的特征，这些特征包括职业性、规范性、有限性、阶级性、继承性和自觉性等。

医德起源于医学，这就决定了医德的职业性。医德职业性的突出特点就是医德的主体必须是医务人员，医德体现在整个诊治过程中，既要有出诊的不辞辛苦、问诊的不厌其烦，又要有诊疗的不畏危险和不惧脏臭，更要有抢救晚期病人的不言放弃和重视生命。这些是特定的职业道德要求。同时医德的职业性还包括职业的延续，即医德的培养和体现不仅存在于医务人员行医的过程中，还涉及医务人员在接受专业教育的全过程，所以在医学高校中加强医德教育也是必需的。

医德还具有规范性。近年来，我国的职业道德建设取得了积极进展，各行各业纷纷根据自身的特点制定了相应的规范，医疗卫生行业也出台了相应的规范，其中包括中华人民共和国卫生部1981年10月8日颁布的《医院工作人员守则和医德规范》、1988年12月15日颁布的《医务人员医德规范及实施办法》，以及许多在我国医疗工作中具有指导性的国际宣言，如1953年7月国际护士会议采纳、1965年6月德国法兰克福大议会会议修订并采纳的《护士伦理国际法》，1977年在夏威夷召开的第六届世界精神病学大会上一致通过的《夏威夷宣言》等。这些规范的出台，使我们看到医德不只是起源于民间、留滞在意识形态的规范，也可以成为官方认可、具有普遍约束力的规范性文件，而不管医德是以哪一种形式存在，其约束力都来源于其规范性。

医德具有规范性，同时我们又必须承认医德规范行为的有限性。这种有限性可表现在两个方面：一是规制对象的有限性，二是规范保障的有限性。我们知道，道德与法律的规范范围和保障力量截然不同，法律要求民众有一双干净的手，而道德在此之上还要求其有一颗善良的心，法律运行之所以畅通在于其背后国家强制力的威慑和保证，道德则仅靠社会舆论和个人良知来维护。我们在探讨法律规范的有限性的同时，更加能够看到基于意识形态的道德规范的有限性。由于人的思想具有不可探知的特点，所以我们在对一名医务人员的医德进行评价时，只能以客观推论主观，有其局限性，人的行为的复杂性和心理活动的隐蔽性等决定了医德规范行为的有限性。同时作为道德的保障力量，社会舆论在很多时候不可能考察到社会的每一个角落，而个人的良知也会在义、利认识的选择中产生偏差，在这种情况下，医德规范的保障便有所局限。

在阶级社会中，不同阶级总是从自己的阶级地位和阶级利益中引申出自己的道德观念。医德同样受一定阶级的利益和意志的支配。而在社会中占统治地位的阶级的道德意识，也不可避免地要影响、渗透到包括医疗在内的社会生活的各个方面。这种阶级性制约着医疗这一职业活动的目的和性质，支配着医德的各种行为准则，给医德打上阶级的印记。

在医德的继承性上，我们很清楚地看到，师承授受是中国历史上文化传承的一种重要方式，也是中医药学发展演进的重要方式。中医医德作为一种伴生于中医药学术的道德文化，同样具有明显的师道传承特征，也正是这个原因，它才能承继不衰、不断发扬光大。在医德历史发展的过程中，历代医家在实践中形成了许多优良的医德传统，并根据医学科学的要求，从理论上提出了一系列具有普遍、积极意义的医德规范，这是人类共同的、宝贵的精神财富，这些财富在历史的长河中得到了继承和发扬，同时也在不断

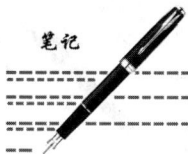

地被重新总结和阐释，在历史岁月中持续闪耀光芒。

医德还有一个重要特点，即它的自觉性。它不像法律那样具有强制性，能通过国家强制力保证其实施，而是靠社会舆论、习惯传统、各种教育，特别是靠人们的内心信念来起作用。信念就是一种自觉的力量，它能促使医务人员经常自觉地用医德规范来检点自己，进行自我评价，由此协调自己与病人、社会的关系。医疗卫生工作中无菌操作、消毒隔离等道德责任的实现，很多场合都有赖于医务人员医德修养和实践的自觉性。要使自己成为医德高尚的医务人员，就必须在实践中培养和提高这种自觉性，树立牢固的社会主义医德信念。

### 三、医德的作用

在人类历史中，道德以人类行为的规范和社会关系的调整器的角色来到人世间。在数千年的发展变化中，任凭社会变迁、文明发展、政治浮沉，道德作为一个永恒的规范主题，传演不绝，它不仅规范人的行为，还塑造人的内心世界。医德作为职业道德的内容之一，其对不同的调整对象会产生不同的作用，一般有外在的作用和内在的作用两种。

1. 外在的作用　医德外在的作用是指医德与行为主体的行为以及行为主体所存在的社会所产生的积极的、表象的作用，主要包括指引作用、评价作用与和谐作用。

指引作用是指医德对医务人员行为起到的导向、引路的作用，其对象是医务人员的职业活动。医德指引是一种规范指引，不同于通过一个具体的指示对具体的人和情况进行的个别指引。个别指引是通过一个身边医务人员的做法指引并带动另一个医务人员，就是我们在传统医德教育中老师的言传身教。但在社会化大生产的进程中，随着个别教育向集体教育的发展，医德指引已脱离开个别指引的圈子，走向规范指引的道路。一名优秀医务人员的典型事迹可以通过多种媒介、多种渠道形成普遍性指引，对整个医务人员群体的行为产生积极影响。如白求恩的国际主义思想，指引着当前跨国医疗服务组织的工作；又如钟南山在抗击非典工作中表现出的忘我精神使他成为中国突发性应急性医疗事件诊治的榜样。所以，医德的指引在当前社会已不再是只改造医务人员个人的内心世界，而是进入公共领域，对行业行为产生影响，对社会产生影响。

评价作用是指医德作为人们（包括社会公众、医务人员本体和病患）对医务人员的评价标准所起的作用。应该说任何社会规范都具有作为判断、衡量他人行为的标准的作用，但医德作为一个特定职业的道德标准，在评价作用上更能体现职业要求。医德的评价作用表现在人们对具体医务行为的道德评价方面。人们在审查一个医疗行为的过程中，可以对具体的诊治行为进行评价，其依据就是医德。社会可以以医务人员具体行为的表象特征作为评价的对象来推定医务人员的内在。

和谐作用是指医德对于和谐社会建设所起到的作用。医生是一个职业，同时又具有超越职业本身的道德含义。作为这一特殊行业的职业道德，其范畴内的关系可以直接影响到范畴外的关系，换言之，医患关系除了影响医务人员与病人之间、医务人员与医务人员之间、医务人员与社会之间的关系，还决定着社会关系的总体和谐与稳定。现代社会中，医疗卫生事业已发展成为社会性的事业，其社会功能已得到大大的扩展和加强。医院和医务人员不仅要考虑到某个病人的利益，对某个病人负有道德责任，还要顾及整个社会的利益，对社会和群体负有道德责任，使这两方面达到统一。事实表明，树立良好的社会主义医德风尚对于提高医院和医务人员的服务水平、优化医患关系、促进社会稳定起着重要的作用。

2. 内在的作用  医德内在的作用是指医德对行为主体的本体（包括医务人员的内心世界和自身技能）所产生的积极的、引申的作用，主要指医德的促进作用。

道德的核心是要赋予每一个个体以科学的价值观、道德原则和行为规范。这些观念、原则、规范看起来似乎是约束个体的、异己的东西，然而正是这些异己的东西被约束，个体才能够在社会性的生活环境中生存下去，同时也由于具有充分的社会性，个体才能禀赋社会所给予的力量，最大限度地实现特定任务。一个医务人员如果在工作时没有遵守医德，其行为将导致的直接后果是他会脱离道德的保护，从社会利益角度看他会失去病患的信任，从经济利益角度看他会失去个体赖以生存的执业生涯，从而丧失个体的社会存在现实性。医疗卫生工作是人类精神文明的一项重要标志，它既包括医学科学建设，又包括医德思想建设，两个方面是不可缺少、不可分割的。认为治病只靠业务技术而可以忽视医德的观点显然是片面的，古今中外许多著名医家之所以能博得广大病人和社会的欢迎，都与他们精湛的医术和高尚的医德密切相连。

高尚的医德情操还是医务人员努力学习、勤奋工作、追求真理、发展科学的积极的促进力量。它能激励医务人员为解除病人病痛而积极思考、刻苦钻研和忘我工作，更好地为人民服务。一个医德高尚的医生，胸怀爱人之仁，爱病人如自身，则问诊唯恐不详，诊治唯恐不利，在医术的研究上必将精益求精；一个没有医德的医生，如见利忘义之徒，视金钱若生命，则问诊必将草草，诊治必将肤浅，诊疗过程以利益为引导，必将丧失对医疗本体的追求。

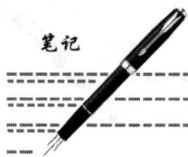

# 第二章 医德思想的产生与发展

## 第一节 古代医德思想的孕育和发展

### 一、古代东方医德思想的孕育和发展

根据人类文化发展和道德发展的客观规律，不同区域的地理环境、社会历史进程和物质水平必将造成社会文化的差异，不同的社会文化传统也必将影响各区域社会道德观念的形成和发展。这一发展规律所产生的影响反映在医学领域中的职业道德体系方面，则表现为不同地域、不同时期的医德存在差异。根据历史发展脉络，医德思想主要分为古代医德思想和现代医学伦理思想。古代医德思想主要包括以古巴比伦、古印度、古代中国为代表的古代东方医德思想体系和以古希腊、古罗马、中世纪欧洲为代表的古代西方医德思想体系。

（一）古巴比伦和古印度医德思想

公元前 3000 年末—公元前 2000 年初，古巴比伦出现在两河流域地区。国王汉穆谟拉比制定了著名的《汉穆拉比法典》。法典中有 11 条规范是针对医生而定的，对医者行医有偿收费标准、因医者过失产生医疗事故的赔偿和惩罚提出了明确要求。这 11 条规范不仅规范了医生相关的医疗行为，还涉及兽医医疗事故的惩罚标准。

第 215 条　倘医生以青铜刀为自由民施行严重的手术，而治愈其病者，或以青铜刀割自由民之眼疮，而治愈其眼者，则彼应得银十舍客勒；

第 216 条　倘病者为穆什钦努，则彼应得银五舍客勒；

第 217 条　倘病者为自由民之奴隶，则奴隶之主人应给医生银二舍客勒；

第 218 条　倘医生以青铜刀为自由民施行严重的手术，而致此自由民于死，或以青铜刀割自由民之眼疮，而损毁自由民之眼，则彼应断指；

第 219 条　倘医生以青铜刀为穆什钦努之奴隶施行严重的手术，而致之于死，则彼应以奴还奴；

第 220 条　倘彼以青铜刀割其眼疮，而损毁其眼，则彼应以银赔偿此奴买价之半；

第 221 条　倘医生为自由民接合折骨，或医愈肿胀，则病人应给医生银五舍客勒；

第 222 条　倘病者为穆什钦努之子，则彼应给予银三舍客勒；

第 223 条　倘病者为自由民之奴隶，则奴隶之主人应给医生银二舍客勒；

第 224 条　倘牛医或羊医为牛或羊施行严重的手术，而医愈之，则牛或羊之主人应以银六分之一舍客勒作为其报酬；

第 225 条　倘彼为牛或羊施行严重手术，而致于死，则应赔偿牛或羊之主人以其买价之四分之一。

**医德教育教程**

公元前 6 世纪—公元前 5 世纪，古印度形成"关心健康和长寿"的阿输吠陀医学体系，是得以记载和传承的医学知识系统。"阿输"（ayur）为生命、健康、寿命之意，"吠陀"（veda）的语根"vid"为懂、得之意；阿输吠陀（ayurveda）为生命的学问或由此而可得健康、长寿的路径，因此阿输吠陀又被称为"生命之学"。阿输吠陀理论主要集中于《阇罗迦集》和《妙闻集》，这两本医典被称为阿输吠陀经典。其中，《妙闻集》第一卷第 10 章提到了医者行医资质和德行规范。"学习了医书，并理解其意义；见习了手术，并经过亲自演习；熟记医书所载内容，并得到国王许可的医生，剪短指甲与头发，清洁身体，着白色衣，持遮阳之伞与手杖，穿鞋，外无傲慢之貌，内怀善心，语言充满爱善，无欺瞒之事，以人类为友，有好的助手相伴——如此这般的医师，始可往病家应诊。"

古印度的医学伦理思想中强调了医者行医的标准，以及在出诊中要有善、爱之心；要尊重女性病人，面对女性病人要有礼有度。此外，在奴隶制时期，医德伦理规范在古印度法律中也有所体现。如《摩奴法典》规定，医生在给病人治疗期间若发生了差错，就要根据病人的阶级地位接受相应的处罚。

（二）古代中国医德思想

古代中国的医德思想伴随着绵延不绝的历史发展经历了 4 个时期：萌芽时期、形成时期、发展时期、成熟时期。

萌芽时期主要指原始社会晚期至夏朝。这一时期由原始社会过渡到奴隶社会，人们的思想意识还处于蒙昧状态，对许多自然现象和复杂人体的生命本质和疾病还不能进行合理的解释。因此，萌芽时期巫医合一的医学模式发展出的医德伦理思想主要体现为：人们相信神灵主宰着一切，妖魔鬼怪控制着邪恶，把疾病看作神灵的惩罚或妖魔鬼怪的邪侵，因而采取祭祀、祈祷、驱魔、符咒等方式对身体上的疼痛或精神上的不正常进行治疗。有史料记载，奴隶社会中期的一些南方部落人群就通过人们崇拜的傩举行法事或活动来驱赶疾病或邪魔。比如《周礼·夏官》中记载："方相士，狂夫四人。方相士，掌蒙熊皮，黄金四目，玄衣朱裳，执戈扬盾，帅百隶而时难，以索室驱疫；大丧，先枢，及墓，入扩，以戈击四隅，驱方良。"在医德思想萌芽时期，还出现了"神农尝百草""伏羲制九针"的传说。这些道德和能力的先行者，作为氏族、部落的首领，已经能够突破神灵模式，冒着生命危险，为了氏族和部落人群的生存，在实践中探索未知自然的力量。这些先行者勇于探索、无所畏惧和自我牺牲的品德和意志是这一时期中国古代医学最朴素的道德意识，也是中国传统医学道德思想产生的根源。

从奴隶社会末期，历殷、商、周，至春秋战国，社会生产力有很大发展，思想文化空前繁荣，学术界出现"百家争鸣"现象。我国古代医学道德伦理思想在社会文化的影响下逐渐形成。史料记载，这一时期，已经出现对医者职责和医者工作态度的论述，且体现出以人为本的思想。比如《周礼·天官》中有关于医师职责的论述："医师，掌医之政令，聚毒药以共医事。凡邦之有疾病者……则使医分而治之，岁终则稽其医事，以制其食。十全为上，十失一次之，十失二次之，十失三次之，十失四为下。"《素问·征四失论》中指出，医生"所以不十全者，精神不专，志意不理，内外相失，故时疑殆"。《灵枢·师传》中论述为医之道："上以治民，下以治身，使百姓无病，上下和亲，德泽下流，子孙无忧，传于后世，无有终时。"《素问·宝命全形论》第一次强调了医学要以人为本，因为"天覆地载，万物悉备，莫贵于人"，要求医者要以"济群生"为根本的

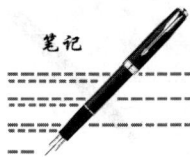

道德要求。

　　秦汉至隋唐时期，在科学技术和生产力进一步发展的基础之上，医学理论不断创新和发展，古代医德思想也进入发展时期。东汉张仲景在其《伤寒杂病论·序篇》中对医学的性质、医学宗旨、医学道德、医学的发展都做了精辟的论述。其体现出的医学伦理思想主要表现为医者治病应不分贫富贵贱，"上以疗君亲之疾，下以救贫贱之厄，中以保身长全，以养其生"，以救人为己任，以仁爱为准则；医者治学应"勤求古训，博采众方"，精究于医以治病救人；淡泊名利，反对"孜孜汲汲，唯名利是务"之徒。他所推崇的医德思想经历 1 000 多年的临床反复锤炼和验证，至今仍保持着强大的生命力，对推动后世医学发展起到了巨大的作用。

　　隋唐时期，中国古代医德伦理思想体系形成，主要表现在孙思邈所著的《备急千金要方》序篇之《大医精诚》《大医习业》两篇文章中。文章首次比较全面而系统地论述了从医的目的、医生应具备的品德修养与道德素养、献身精神与医疗作风行为等，主张医家应具备"精"和"诚"两个方面的精神。所谓"精"就是医家要有精湛的医术，要在医疗实践中不断学习医学知识，同时提高自身的医疗技术；所谓"诚"就是指医家要一心一意为病人付出，具备高尚的医德。他全面讲述了医生品德修养、专业医学知识的学习以及对病人的态度、与同行的关系等方面的医德准则。孙思邈在医疗实践中紧密结合临床实际，将伦理道德渗透于医理之中，以尊重他人和爱护他人生命为崇高的医德目标，提出了医德规范内容，最终系统论述医德思想，成为我国传统医德理论的集大成者。

　　宋元明清时期，中国的封建社会进入后期，科学技术和生产力繁荣发展，在此基础之上，我国古代医德思想走向成熟。宋代林逋、张杲分别在《省心录·论医》《医说》中对医学道德修养和医生行为规范进行论述，强调道德对于行医者的重要性。明代陈实功在《外科正宗》中对我国古代医德思想做了系统总结。其中，《医家五戒十要》在孙思邈医德思想基础之上，更具体地阐述了医者在行医过程中的行为规范和道德标准。比如，医家不仅要对病家一视同仁，还要急病人所急，有请便往，不得迟延；在诊治女性病人时，不仅要有侍者在旁，还要真诚地治疗疾病，保护病人隐私。清代喻昌《医门法律》一书提出了"六大失""六不治"，首次倡导以"法"来诊治病人，以"律"来判断治疗的失误，对医德评价有了更为客观的标准。清代张璐在《张氏医通》中提出的"医门十戒"和夏鼎在《幼科铁镜》中提出的"十三不可学"，也从医者戒行的角度指出医者应遵循的行业标准和行为规范，丰富了古代医德伦理思想。

### 二、古代西方医德思想

（一）希波克拉底医德思想

　　古希腊是欧洲文明的发源地。古希腊医德思想约在公元前 6 世纪—公元前 4 世纪形成并得到发展，是欧洲医德思想的源头。这一时期西方的医德思想集中体现在希波克拉底所著的《希波克拉底文集》中。希波克拉底是古希腊著名医学家，也是西方医学的创始人之一。他在医学实践中对医德进行了系统的概括和总结，是古希腊医德思想的奠基人，被西方尊称为"医学之父"。其所著文集中，《希波克拉底誓言》《论法规》《论艺术》三篇文章集中体现了他的医德思想，对医疗实践中的行为准则和具体规范做出了详细、系统的论述。其中，《希波克拉底誓言》是西方最早的医德经典文献，对医学界的发展有着深远而巨大的影响，其主要内容如下。第一，明确"医生必须为病人谋利益"，尽自己最大的能力为病人谋取最大的利益；明确医学的目的是解除或减轻病人的痛苦，使其病情得到缓解。第二，尊重老师同行，凡是教授我医学知识的人，我都会像尊敬父母一样地爱戴；作为医学上的同行，如有困难之处，需要我时，我一定会尽力地帮助；在医学传承上，会把学生当作自己的亲人一样对待，无条件地传授医学知识。第三，端正医生的品行修养，不论在何处，遇男或是女，贵人及奴隶，检点吾身，不做各种害人及恶劣的行为，切不做诱奸之事，规范医生的医疗行为。第四，严格保守医学秘密，对于病人的隐私应给予保守，不管在什么情况下，都应以病人的利益为出发点，保障病人的隐私。《希波克拉底誓言》是历史上宣扬医德思想最早、最重要、较完善的文献，是希波克拉底及其学派长期在医学实践中研究和探讨出的医德行为准则，对于后世医学和医德发展都产生了巨大影响，是不可忽略的经典巨作。至今，《希波克拉底誓言》依然影响着医学院校的学生，激励他们志向医疗卫生事业、遵守职业道德。

（二）盖伦医德思想

公元前 2 世纪上半叶，罗马人消灭希腊，但继承了希腊的医学理论和医德思想。所以，当时罗马的医学比较发达，出现了一批医学学者。其中，对后世影响最大的是盖伦。盖伦在亚历山大城学习解剖学，并研习希波克拉底的医学著作和医学规则。他继承了希波克拉底的体液学说，发展了机体的解剖结构和器官生理概念，开创了医学和生物学的知识体系，使古罗马医学得到了进一步的发展。神学统治下的社会禁止解剖人体，因此盖伦通过解剖动物或者乡野间不知名的尸体来研究人体结构，完善解剖理论。盖伦在医德方面的建树主要体现在其所著文章《最好的医生也是哲学家》中。文中强调："作为医生，不可能一方面赚钱，一方面从事伟大的艺术——医生""医生应力求掌握哲学及其分科：逻辑学、科学和伦理学""我研究医学，抛弃娱乐，不求身外之物"。从盖伦的医德思想可以看出，他认为医生应该掌握全方位的科学理论知识，以便更好地学习和发展医学；反对把医学事业当成赚钱的机器。他的医德思想很大程度上影响了西方医德思想的发展。但盖伦医学观点的理论基础来源于唯心主义理论体系，认为自然界所发生的一切都是神或上帝安排好的，认为身体是灵魂的工具。也因为这一点，盖伦的医学理论和医德思想得到了当时基督教教会的支持，确定了其理论和思想的权威地位：凡提出质疑者均被视为异端。这种影响一直持续到文艺复兴时期，严重阻碍了西方医学理论和医德思想的发展。

（三）迈蒙尼提斯医德思想

公元 5 世纪，罗马帝国灭亡，欧洲进入封建社会时期，即黑暗的中世纪。这一时期，西方意识形态受到基督教的统治，包括医学和医学道德在内的所有科学都成为解释基督教神学的工具，科学成为教会恭顺的"婢女"（恩格斯语）。医学伦理思想被神学笼罩，但也不乏璀璨明珠。较为著名的是犹太名医迈蒙尼提斯。迈蒙尼提斯曾在埃及任萨拉丁的御医，长期从事哲学研究，行医治病。他的医德思想主要体现在他所作的《迈蒙尼提斯祷文》中。他提出："愿绝名利心，服务一念诚；无分爱与憎，不问富与贫；凡诸疾病者，一视如同仁；神清求体健，尽心为病人。"《迈蒙尼提斯祷文》在神学统治的中世纪影响巨大，也是古代医德史上具有重要学术意义的文献，后世认为其可与《希波克拉底誓言》相媲美。

三、生命理论

生命是医学的基础概念，是医学研究的基本对象，也是医学的最终目的。关于生命

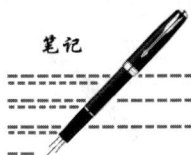

的理论是医学伦理学的基础性理论。生命论指的是人类对什么才是生命的本质这一问题的总的认识和根本观点。在人类历史上，不同时期有不同的代表性的生命论，迄今为止出现过三种不同的生命论，即生命神圣论、生命质量论、生命价值论，它们共同构成了医学伦理学研究和发展的理论基础。

（一）生命神圣论

据史料记载，在中西方文化史上都有过"生命神圣"的相关论述。中国古代的思想家们很早就认为人是"万物之灵"。孔子曾提出："天地之性，人为贵。"（《孝经·圣治章》）中国最早的医学著作《黄帝内经》指出："天覆地载，万物悉备，莫贵于人。"唐代孙思邈在《备急千金要方》中谈道："人命至重，有贵千金，一方济世，德逾于此。"西方最早的医德文献《希波克拉底誓言》也讲道："我要保护自己生命和技艺的纯洁和神圣。"普罗泰戈拉提出："人是万物的尺度。"毕达哥拉斯也主张："生命是神圣的，因此我们不能结束自己的或别人的生命。"这些思想突出了人之生命的至高无上性，人之生命在世界万物中具有最高价值，因而是神圣的，凸显了人的崇高地位，体现了人们对生命的一种自觉认知。

生命神圣论是一种强调人的生命价值至高无上、人的生命神圣不可侵犯的思想理论。生命神圣论是人类社会发展到一定阶段，特别是生产力发展到一定水平，人类自身生存及发展的基本需要得到基本满足和自身价值得到实现后的产物。特别是到了近代，随着自然科学和近代实验医学的发展，生命的奥妙逐渐得到揭示，为维护和尊重生命奠定了科学基础。文艺复兴运动广泛批评了封建主义和宗教统治压抑人性、摧残生命等不珍视人的生命的行为及制度，强力唤起了人们对人身价值的重视及主张自由和平等、尊重人权和人格的观念。这在客观上又为生命神圣论的发展提供了理论依据。以"人"为中心的文艺复兴运动，倡导人性论、人权论，使生命神圣论进一步系统化、理论化。

生命是神圣的，然而它也是短暂的，于是人们渴望长寿、追求长寿。为了满足人类的这一愿望，医学把延长寿命作为最高的目标。而以助人类健康之完美、救死扶伤为己任的医学就成了"神圣的殿堂"。几千年来，医学的发展也确实起到了延长人类寿命的作用，特别是近代以来，随着医学科学技术的发展，人们更加认同这么一种道德观，即在任何情况下，不惜一切代价地用医学科技手段去挽救病人的生命这件事都是善的、道德的。进入20世纪，医生必须维护病人的生命权被以法律的形式固定下来。

生命神圣论的历史意义在于以下几方面。首先，从道德的角度强化了医学的宗旨。它强调尊重人的生命和维护人的健康是医务人员的道德使命，"命令"医务人员要把病人的生命时刻放在最高的位置，并提醒人们医生是最神圣的职业。其次，它是道义论的重要思想基础之一。生命的神圣性从抽象意义上证明了"人是唯一之目的"，因此维护人的生命就成为一项最高道德义务，它要求我们不管是在生活中还是在工作中都要积极地热爱生命、珍惜生命，遵照尊重人格、悬壶济世、皆同一等的道德规范行动。

当然，生命神圣论也存在着一些局限。首先，从理论上来讲，生命神圣论是建立在对生命的抽象认识基础上的理论，它表达的是享有生命权利的平等性和一致性，暂时并未考虑生命的现实性和实践性，因此可以说它是缺乏辩证基础的生命观。另外，生命神圣论缺失理性证明。"人是唯一之目的"虽然赋予生命神圣论一定的理性基础，但这里作为目的的人在某种程度上更多指的是纯粹生物学意义上的人，它提出的尊重、珍惜生命的要求是一种带有朴素情感的职业直觉，因而往往更重视人的生命性存在和生物学生命，而忽视人的质量性存在、价值性存在和社会学生命。

其次，从实践上来说，医学史上不乏这样的教训：受生命神圣论的影响，尸体解剖实验曾遭到许多人的反对，解剖学的发展也因此受到一定影响。直到今天，生命神圣的价值观念仍在影响着器官捐献活动的开展，使得供体器官来源不足，这既影响了医学正常功能的发挥，也妨碍了生命科技的进一步发展。生命神圣论也不利于脑死亡等医学概念的实施。"脑死亡"概念是对"心死"概念的修正和补充，它准确反映了死亡的本质，给医生的抢救工作提供了科学依据，避免了盲目性。承认脑死亡，终止对脑死亡病人的抢救、治疗，既有利于节约卫生资源，也有利于器官移植的开展。

（二）生命质量论

生命神圣论强调生命神圣，追求生命性存在。从 20 世纪 50 年代开始，随着生物医学工程技术的发展，人类能够有效地利用现代技术来干预人类的生命过程，比如生殖辅助技术、器官移植技术、生殖控制技术、基因编辑技术等，这既助力了生命性存在的增长，也对生命本身的神圣性发起了某种挑战。另外，伴随着全球化浪潮，世界上很多国家跨入现代化甚至后现代社会行列，制约人类可持续发展的各种全球化问题也不断出现，如人口、资源、环境问题。可以这样说，如果再不控制人口数量、提高人口质量，人类的生存与发展将遭到严重威胁。生命质量论是对传统的生命神圣论的扬弃和革新，人们不再只关注生命的数量和存活周期，而是同时关注生命的过程和状态，把积极改善、提高生命质量作为追求的目标。

生命质量译自英文"quality of life"。生命质量的定义多种多样，目前还没有一个被普遍接受的定义。从广义上讲，生命质量代表着人类从出生到死亡过程中所能体验到的方方面面，其内容包括从得到生活必需品到获得个人满足感和幸福感的诸多领域。在社会学方面更强调人们的社会功能，在心理学上着重于个人的精神状态，在临床医学上则注重减轻病人的症状和痛苦。生命质量的完整性是多方面相互作用的结果。世界卫生组织（WHO）将生命质量定义为：不同文化和价值体系中的个体对与他们的生活目标、期望、标准，以及所关心事物有关的生活状态的体验，包括个体生理、心理、社会功能及其物质状态 4 个方面。

生命质量论是指以人的自然素质的高低、优劣为依据来衡量生命价值的一种理论。生命质量指的是人的生命的自然质量，它是人从生物学意义上区别于其他生命的基本要素。这里所指的生命质量主要指人的自然素质，是指具备作为一个人的基本标准，即成为一个社会化的人应当具有的基本的身体素质、精神意识和智力水平。

生命质量的评价可分为主要质量、根本质量和操作质量。主要质量即个体的身体和智力状态，或称人性素质，是区别健康人和非健康人的标准。比如严重的先天性心脏畸形病人和无脑儿等，其生命从主要质量来说是很低的。根本质量即生命的目的和意义，有时可以用痛苦和意识丧失来衡量，比如不可逆昏迷的"植物人"。操作质量即智能方面的质量，通过智商检测可以评价智能方面的质量。

医学的目的，不仅仅是维护和延长病人的生命，更应重视和努力提高其生命质量。不注重生命质量的治疗，在道德观上是不全面的。因此，医务人员在考虑治疗方案时，在考虑保全病人生命的同时，也应考虑努力提高病人的生命质量，并力争使病人拥有最好的生命质量。生命质量论为医务人员对有不同生命质量要求的病人采取不同的治疗方式提供了一定的道德取舍标准，有利于实现医疗卫生资源的合理配置，符合现代医学科

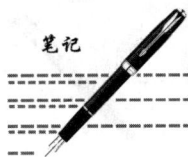

学的长远发展的需求。

（三）生命价值论

生命价值论是医学伦理学紧跟现代生命科学技术的产生与应用拓展自己的理论视域提出的生命理论，它是对生命神圣论、生命质量论的扬弃。

生命价值论以生命的价值来衡量生命存在的意义，强调生命对社会、对人类的意义。这里的生命存在指的是在社会关系中扮演一定社会角色的有自我意识或理性的存在实体。判断生命价值高低和大小主要参考以下两个因素：一是生命本身的质量，二是某一个生命对他人、对社会和对人类的意义。生命本身的质量（体力和智力状态）决定了生命的内在价值，生命对他人和社会的意义决定了生命的外在价值。生命价值论体现了生命内在价值和外在价值的统一。从这里，我们可以看出，生命价值论与生命质量论是紧密联系的。生命价值论以生命质量论为基础和前提，因为生命本身的质量决定生命的内在价值，但生命价值论又是生命质量论的升华，生命质量论更强调人的生命本身的状态。而生命价值论更强调生命对他人、对社会和对人类的意义。

从内容来看，生命价值论实际上是把生命的神圣性建立在生命的质量和生命的价值的辩证统一之上的，它并不否认生命的神圣性，仍然是以对生命的敬畏为前提的。只不过，生命神圣论是以某种抽象性存在为基础的，认为生命的神圣性在于人之生物学意义上的生命是神灵或上天恩赐的，因而是神圣不可侵犯的。而生命价值论认为，生命神圣的根基在于人所具有的特定的尊严和权利，在于人本身的主体性和创造性，在于人因此而具有的潜在的和现实的价值，没有这些，生命的神圣性便无从谈起。生命神圣，因此我们要珍惜生命，但更重要的是要维护它的神圣性。那么如何维护生命的神圣性呢？首先就是提高人们的生存质量，通过运用认知、情感、意志在改造世界的实践中发挥人们的主体性来实现生命的价值。

生命神圣论、生命质量论、生命价值论是人类在对生命的认识不断深化的过程中形成的关于生命的理论。对于生命而言，生命神圣、生命质量、生命价值是统一的：生命神圣表达的是古今中外概莫能外的抽象意义上的人的共同性，即做人的资格和尊严是平等的、无差别的；生命质量、生命价值表达的是具体意义上的人的个体性，即不同的人，其生命的质量和意义是不同的。生命神圣的实际意义就在于生命质量、生命价值，质量低劣、毫无价值的生命不一定神圣。生命质量论、生命价值论是生命神圣论的具体化补充，同时生命神圣论又是生命质量论和生命价值论的抽象化归宿。

**四、道德标准理论**

医学伦理学是一门应用规范伦理学，旨在为医学科研、医学实践提供道德标准和价值准则。围绕着道德标准这一伦理学的基本问题，伦理学思想史上大致形成了两大理论体系——目的论和义务论。

目的论理论体系以达到目的来确立善之标准。在目的论看来，人的目的有两种。一种是以行为带来快乐幸福为目的。但即使行为达到了带来快乐幸福这一目的，也并不意味着这一行为就是善的，关键还要看实现快乐幸福的主体指向。如果仅仅是个人之快乐幸福，那么这一行为可能是正当的，但没有道德价值，所以不能成为道德标准；如果是大多数人的快乐幸福，那么这一行为就具有道德价值。大多数人的快乐幸福就是一种道德标准，这就是功利论。另一种是以实施行为的人的自我完善为目的。这种目的论认为确立道德标准不能局限在行为及其目的上，因为这些和感性、外在性相关，是不确定的，只有实现自我超越、自我完善才是理性的、内在的、确定的，这一目的才是值得每个人去追求的至善，而唯有德性能帮助人们实现自我超越、自我完善，所以这种目的论被称为德性论。

义务论理论体系以行为符合某种形式或特点来确立善之标准。在义务论看来，只要行为按照某种普遍化的形式或规范实施了就行了，就履行了义务，也就是说按照某种普遍化的形式或规范行动本身就是一项义务，和是否达到行为目的无关。这种行为应该遵守的能够普遍化的形式或规范（也就是义务）有3种来源：一种是神，这种义务可以说是宗教义务；一种是契约，这种义务可以说是法律义务；还有一种是道义，这种义务就是道德义务，也就是我们所谈的道义论。

（一）功利论

功利论，也称功利主义，是以功利为道德标准的伦理学理论。有关功利的理论可以追溯到以普罗泰戈拉为代表的智者学派和以德谟克利特、伊壁鸠鲁为代表的感性主义学派。这些学派的理论经过17世纪的英国经验论和18世纪的法国唯物主义的影响，在18世纪末19世纪初发展成以边沁、密尔（或穆勒）为代表的功利主义。功利主义在继承历史上幸福论和快乐主义的伦理传统的基础上，将视野扩展到行为所涉及的利益攸关的所有人的福利，因而具有历史上快乐主义所不具备的社会公益性质。

功利主义认为，感性是人的本性。"自然把人类置于苦与乐的统治之下""凡我们所行、所言、所思，无不由其支配"。功利原则就建立在苦乐的基础上。"功利原则承认人类受苦乐的统治，并且以这种统治为其体系的基础。""功利原理是指这样的原理：它按照看来势必增大或减小利益有关者之幸福的倾向，亦促进或妨碍此种幸福的倾向，来赞成或非难任何一项行动。我说的是无论什么行动，因而不仅是私人的每项行动，而且是政府的每项措施。"在功利主义看来，人的道德行为是人的本性的现实表现，是受人性规律支配的价值行为。趋乐避苦是人的天性，它既支配着人类的一般行为，也同样是人的道德行为的最终动因，所以追求快乐和幸福、避免痛苦和不幸，是所有人道德行为的真正动机和目的。这个动机和目的在功利行为中得以具体化，判断某一行为是否合乎道德，或者在多大程度上是道德的，根本的价值评判标准是该行为最终产生的功利效用。

功利主义有两个主要特征：一个特征是功利就是善，功利和善是统一的，而功利是指任何客体的这么一种性质——由此它倾向于给有感受力的利益相关者带来实惠、好处、快乐、利益或幸福，或者倾向于防止有感受力的利益相关者遭受损害、痛苦、祸患或不幸。另一个特征就是后果主义，即判断行为善恶的标准就是它们所带来的后果，而不是产生它们的动机或者它们的内在价值，换句话说，判断行为善恶的道德标准就是该行为所带来的后果是乐还是苦，或者说是否实现了利益的最大化，这就是"最大多数的最大幸福"原则。穆勒曾经举例：有人下水救起了溺水的小孩，这一行为的客观效果是好的，无论救人者的动机是出于道德良心，还是希望因此得到报酬，救小孩这一行为都是道德的，因为这一行为增进了人们的利益。

功利主义派别很多，其中影响较大的是准则功利主义与行动功利主义。准则功利主义汲取道义论的规则论内容，主张存在着实现利益最大化的行为准则，只要人们的行动遵循这些行为准则就能保证行动产生最好的效果。行动功利主义则主张能产生最大功利的行动就是道德上应当采取的行动。

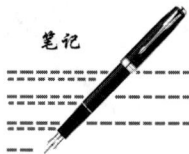

追求功利也是中国古代思想家墨子的思想的基本特征，其所谓"功"是指功业、功效，所谓"利"是指物质利益。功和利从实质上都可以理解为物质利益。"故所为功，利于人谓之巧，不利于人谓之拙。"（《墨子·鲁问》）那么追求功利的目的是什么呢？《墨子·经上》篇云："功，利民也。"可见墨子追求功利是为了广大民众。墨子将追求天下之利作为最高的道德要求和最高宗旨："吾将正求与天下之利而取之。"利的观念是墨子思想的核心，"兴天下之利"是墨子的终生追求。

功利主义作为一种规范伦理学的重要道德标准，其主张由于建立在人"趋乐避苦"的感性基础上而很容易获得人们的认同并被人们接受，具有运用的广泛性和简便性。另外，最大多数人的最大利益原则显然有助于促进人类的发展。不管怎么说，"恶劣的情欲是历史发展的杠杆"，更何况是实现了最大多数人的最大利益，而且以后果来衡量行为道德价值往往更简单易行，避免了抽象性、教条化和说教。

当然，功利论也存在诸多不足。建立在人性之感性一面之上的功利标准显然并不能涵盖道德标准的全部。并且，行为能否带来最大多数人的最大利益需要提前计算，而如何计算是很难解决的问题，因为快乐幸福本身是主观的、不确定的，即使能计算，能带来快乐幸福的价值选择也是多元的，因为人和人的价值观念差别是显而易见的，因此取舍的标准也难以确立。更大的问题在于，功利原则只强调行为的利益最大化，而忽视了这些利益在不同主体之间能否实现公平分配的问题，在实践中很有可能为了所谓大多数的利益而忽略甚至牺牲少数人的利益而导致不公平。

功利论对医学实践具有重要的指导意义。一般说来，在具体的医学实践中，我们都要以追求利益最大化来衡量和进行医学研究、医疗活动，其中利益相关者包括病人、医生、医院管理者等，利益内容包括健康利益、经济利益、社会利益等。这就对身在其中的行动相关者都提出了需要按照功利原则进行综合考量和行为选择的要求。

（二）道义论

道义论，即义务论，是以道义或责任为道德标准的伦理学理论。道义论注重根据人们的义务确定什么是合乎伦理的。在古希腊，苏格拉底首开道义论的先河，他主张"美德即知识"，试图给道德提供具有普遍必然性的理性基础。柏拉图在《理想国》中设立了最高的、绝对的"善"，认为人生的根本目的就是达到"至善"。这种传统理论经过笛卡尔、斯宾诺莎和康德的发展到达顶峰。道义论最著名的理论代表康德建立了"为善而善"的"目的王国"，这种道德理论经过格林、布拉德雷等的继承与发展，最终成为人类道德行为的一个重要价值标准。

道义论认为，理性才是人的本性，道德并不是建立在感性的基础上的。康德反对从感性的经验出发来论述道德问题，他说："一切道德的概念所有的中心和起源都在于理性，完全无待乎经验……就是因为它的起源这么纯洁，它才配做我们最高尚的实践原则。假如我们加上经验的东西，那么，我们加多少，就把这些道德概念的真实力量并我们行为的绝对价值减少多少。""大自然中的无理性者，它们不依赖于人的意志而独立存在，所以它们至多具有作为工具或手段用的价值，因此，我们称之为'物'。反之，有理性者，被称为'人'，这是因为人在本性上就是作为目的自身而存在……"康德认为，人的理性使人不受感性欲望和苦乐的支配，能够为自己立法。人的理性发出的"绝对命令"就是人应该遵守的普遍道德法则；人的理性发出的"绝对命令"不能附加任何假设条件，它的表达形式是"你应该做某事"；"绝对命令"是人人都应该做的事，因此，每个人必须"仅依据你能同时意欲它成为一项普遍法则的那项准则而行动"。在这个意义上，康德为道德法则确立了绝对性，从而排除了利益的干扰。

道义论有两个主要特征。第一，真正的道德行为是出于善良意志，以动机为理论基点来论述道德应该与不应该。善良意志是自在的善，是具有普遍道德价值的东西，这种善良意志不是因快乐而善、因幸福而善或因功利而善，而是因其自身而善的"道德善"，体现为一种绝对义务。人的行为一旦离开这种善良意志，就不能证明其道德性。第二，道义论强调道德行为的自律，通过有理性者的内在意志来实现道德价值。"每一个有理性者，都有一个制定普遍规律的意志。——这个原则，是使意志与普遍的实践理性得以一致的最高条件……一个意志遵从一个规律，也许是由于自己的利益，但是如果这个意志要使自己的行为准则成为普遍可行的规律，那他就必须不受任何自己利益的影响。""每一个有理性者，必然要凭他的行为准则把自己看成是普遍规律的立法者，并且用这个标准去评判他自己和行为。"也就是说，道德行为的约束和制裁力量是行为者自身内在的意志自律。

道义论有两种重要类型：行动道义论和规则道义论。行动道义论认为个人无须具体的伦理准则，只依凭良心，即不提出具体的道德原则、规范，而只依据一个逻辑公式——善良意志就行了，故行动道义论也可以称为形式道义论。规则道义论则认为行为的善恶由它是否符合特定的伦理原则而定，这些原则本身就决定了道德"应当"，即明确地提出道德原则、规范作为行为规则，故规则道义论也可以称为实质道义论。不过，行动道义论和规则道义论在理论内容上是一致的，即重义轻利。

在中国传统伦理思想中，儒家的伦理思想也具有鲜明的道义论内容。从孔子的"仁"到孟子的"义"再到荀子的"礼"，最后到董仲舒的"三纲五常"的演化过程，就是以"仁"为发端，从动机的角度建立的一整套道德原则和道德规范。孔子曰："仁者爱人。"怎么"爱人"呢？行"忠恕之道"就是行"仁"之方，即"爱人"。"己欲立而立人，己欲达而达人"乃是"忠"，"己所不欲，勿施于人"乃是"恕"。孔子的"忠恕之道"与康德的"仅依据你能同时意欲它成为一项普遍法则的那项准则而行动"的本质是一致的。

道义论作为规范伦理学的另外一种重要道德标准理论，主张把道德标准诉诸可以普遍化的道德原则，从而避免人们行为的主观性和随意性，由于人们的行为出于善良意志而合乎普遍性的道德准则，从而大大避免恶的产生。另外，道义论强调人是目的本身，认为每个人都应当得到尊重、得到道德对待，这也有助于文明的提升和社会和谐。

道义论也有一些缺点。首先，行为道义论将道德标准诉诸善良意志、善端等，不免抽象晦涩，并且难以保证行动的正确性；其次，规则道义论无法解决规则与规则之间的冲突问题，如"忠孝不能两全"；最后，"正其谊不谋其利，明其道不计其功"（《汉书·董仲舒传》），道义论对行为后果是完全忽视的，这就可能使人的思想完全脱离生活实际而僵化、教条化，不利于社会经济的发展。

道义论对医学实践也有重要的指导意义。道义论对善良意志的强调，对道德原则、道德规范的理性建构在医学伦理学中实质上就是要对医学实践主体应尽的道德义务和道德责任进行论证，从而提出一系列道德规范，使医学实践主体明确应该做什么、不应该做什么，从而规范医学实践主体的行为。肯定地说，道义论的这种功用，在推动医德进步、培养人道主义精神、促进医学健康发展等方面发挥着巨大作用。

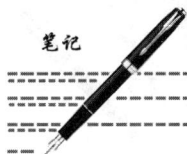

（三）德性论

德性论，又称美德论，是以作为目的本身的德性为道德标准的伦理学理论。德性论因强调目的而和功利论同属于目的论理论形态，从而区别于作为义务论理论形态的道义论；也因强调理性而和道义论同属于理性主义伦理学，从而区别于属于感性主义的功利论；又因以实施行为的行为者为中心来探讨道德标准，从而区别于以行为为中心来探讨道德标准的功利论和道义论。在德性论看来，行为的正当性，不是因为它合乎道德规范，也不是因为它的结果能够带来利益或功利，而是因为实施行为者本人具有人之为人的德性，这种德性本身就是目的"善"。"德性"一词来自拉丁文"vir"，意为男子气概，在希腊文为中意为显示出某方面的能力、特长、优势。古希腊德性论大师亚里士多德在《尼各马可伦理学》中明确指出，德性是一种使人善良，并使其出色运用其功能的品质。亚里士多德的德性论与康德的道义论都强调人的理性特性，都把理性视为道德原则或德性的根据，可以说，二者都属于理性主义伦理学，但不同的是，亚里士多德从人的理性特征出发引出的是德性。

"人何以有德？"亚里士多德追问道德本源的逻辑是：人不能停留在"是什么"的层面，必须上升为"人应当是什么"的高度才能超越一般动物。人超越动物是因为理性使人具有德性、使人成为道德动物。人应该是什么样的人决定了人应该具有什么样的德性。一言以蔽之，人的理性规定人要具有德性，德性源于对完善的人、真正的人的追求。德性是人区别于动物的本质特征，是实现人的本性灵魂的优良品性。所以，现代德性论的代表麦金太尔认为："在亚里士多德的目的论体系中，偶然所是的人与实现其本质性而可能所是的人之间有一种根本的对比。"现实的人只有具有了德性，才能从前一状态转化为后一状态，从而成为人本身，这就是人的自我完善、自我实现的过程，也是人的目的实现的过程。也就是说，德性论主张道德本身就是目的，德性是人性优化和完善的表现，它本身就是目的。用亚里士多德的话来说，德性是"因自身而被追求"。唯有出于德性本身而为的行为者才能称为德性之人。"合乎德性的行为则为行为者所有，还须行为者有某种心灵状态。只是做公正的事，并不足以成公正的人，还要像公正人那样做公正事。"在强调道德本身就是目的这点上，德性论与道义论具有共同的道德思想，只是对"道德本身是什么"的解释不同，一个解释为内在德性，另一个解释为道德义务。

按照灵魂的区别，亚里士多德把德性分为两类：一类是人的非理性灵魂接受理性的指导、约束，与理性相融合而成的心灵状态，如温良、谦恭、慷慨、节制等，此为伦理德性。伦理德性是在人伦关系中通过现实活动的重复练习成为习惯而形成的一种可称赞的品质。另一类是纯粹理性，灵魂自身功能的优秀，如明智、智慧、谅解等，此为理智德性。理智德性主要通过教导而生成，通过培养而增长，所以需要经验和时间。

德性论发展至今，在西方演化出 3 个颇具影响的流派。其中理论影响力最大的是以麦金太尔为代表的共同体主义德性论流派，其核心理论观点为："德性是一种获得性人类品质，这种德性的拥有和践行，使我们能够获得实践的内在利益，缺乏这种德性，人类就无从获得这些利益。"还有以努斯鲍姆为代表的普遍主义德性论流派，其主要思想为："德性之确定并不取决于某种特定的共同体，德性对于任何人都是同等地普遍适用的，并且对于赢得善好的生活是不可或缺的。"另外，还有以麦克道尔和伽达默尔为代表的明智论的德性主义流派，他们认为："明智这种理智德性占据德性的中心地位，因为合德性的行动，意味着一种正确的行动，而正确的行动则以人们知道在某种情形下何为正确为前提。"

德性论的优点在于它避免了道德主体与道德行为的分离，克服了道德规范的外在性特征，强调德性本身就是目的，这在很大程度上避免了合乎道德的行为的不稳定性。不足之处在于，随着社会的变迁，人不再以把人当作整体的人来看待从而去追求一种有意义的生活为目的了，现实中人的目的已经碎片化了，人之目的更多地专注于行为本身及其外在效果，这样就可能走向道德相对主义和道德工具化。可以说，传统意义上的德性论已经失去了实践性根基，需要借助功利论、道义论才能发挥对人们行为的指导作用。

中国传统伦理思想博大精深，德性论伦理思想也非常丰富。儒家思想认为，德性是人生而具有的向善的道德本性，以及圣贤君子人格所内具的种种优良品质、禀性和特征。在孔子那里，能行"恭、宽、信、敏、惠"即为"仁"也，核心就是仁德。孟子曰："仁义礼智，非由外铄我也，我固有之也。"而中国传统医德，就是以儒家的"仁爱"思想为本的，认为天道、人道和医道是融会贯通的，大医必大儒，因此，通过德性的力量实现维护健康和生命的目的就成为传统医德的重要体现。

德性论对医学实践的重要作用在于，它促使医务人员要以内得于己、外施于人的德性养成为行医目的，成为一个具有良好医德品质的人。所谓医德品质，是医务人员在长期的医学实践活动中形成和表现出来的医学道德气质、伦理习惯或特征。综合古今中外关于医德品质的论述，医学美德主要包括仁爱、严谨、诚实、公正、奉献等。在医患关系相对紧张的背景下，要提高医务人员的医德品质，就必须从源头上重视对医学生的医学德性教育。德性本身是获得性的品质，如果用我们都能接受的"利益"一词来界定它的话，它可以说就是一种内在利益，这种内在利益既完善了人本身，也成就了人自身的外在利益。追求内在利益的品质对医德教育具有重要的意义，可以在一定程度上避免医学实践变为追逐外在利益的工具，可以避免医学生变成单向度的外在利益人。对医学生来说，在医学实践中应主动塑造5种医学美德，养成科学审慎的态度，掌握精湛高超的医术，切实体会病人的痛苦，感受生命的意义、健康的价值和精神的充实，而这些医学实践的内在利益只有在医学实践中才能获得。立足于追求内在利益而获得的善，必然能提高医学生的医德水平。

**五、资源分配理论**

正义论和公益论都是关于社会资源分配的理论，由于二者理论视域、理论基础不同，它们主张的主要分配原则也不同。

（一）正义论

虽然人们在日常生活中总是提到正义，然而当我们追问正义究竟是什么时，却很难说得清楚。这种困难来源于正义含义的多重性，正如著名的法理学家博登海默所说："正义有着一张普洛透斯似的脸。当我们仔细查看这张脸，并试图揭开隐藏其表面背后的秘密时，我们往往会感到迷惑。"马克思认为："公正就是为一定的道德体系所认可的对社会成员之权利和义务的恰当的分配。"德沃金认为："正义是给予每个人按权利应当获得的东西。"

一般说来，正义是指应得者得到所应得之物。古希腊哲学家亚里士多德就提出过十分杰出的正义理论，该理论将正义区分为分配的正义、回报的正义和惩罚的正义。当前西方最著名的正义论的代表人物是美国哲学家罗尔斯，他用社会契约的理论解释他的正

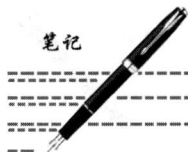

义原则，认为由于出身、社会地位、自然禀赋所造成的不平等是不应当存在的，必须通过政治过程而不是市场来安排公共利益的提供。罗尔斯没有具体论述医疗保健公正，但美国学者诺曼·丹尼尔斯通过保护平等机会的说明将罗尔斯理论延伸到医疗保健领域，他的理论对西方国家医疗保健公正问题的研究有很大的影响。

丹尼尔斯是平等主义理论的代表。他认为医疗保健公正就是给每个人同样的机会，使其基本的医疗保健需要得以满足。平等主义理论反对效率至上的功利主义原则，也反对按支付能力进行自由市场分配的极端自由主义原则。平等主义承诺给予人们平等地享有医疗保健资源的权利，从而给予每个人平等的机会。

丹尼尔斯认为医疗保健的主要目标是维持、恢复、补偿受限的机会和因疾病等失去的功能。医疗保健和其他社会物品的区别就在于医疗保健对于保证物种正常的功能很重要，这个正常的功能对于向个人开放的机会范围具有决定意义。因此维持物种的正常功能也就保证了公平平等的机会，医疗保健应该公平地分配，对于其他社会物品则不应该有这个要求。据此，丹尼尔斯指出，医疗保健和保护平等机会之间的关系表明医疗保健资源分配的公正原则是保护公平平等机会的原则。依据保护公平平等机会原则，医疗保健不应该依靠支付能力分配，政府必须参与医疗保健分配，为了保护公平平等的机会，政府将不得不配给部分医疗保健服务，保证公民最低限度的体面的医疗保健，使每个人都享有适度的最低限度医疗保健的权利。"所谓适度的最低限度是指：至少能让每个人最基本的机体功能不受妨碍，国家至少应该给每个人提供其追求人生目标时所需要的基本健康条件。"

我们国家解决医疗资源分配问题的正义原则，应该纳入当今社会主义初级阶段的社会制度现实、全面建成小康社会的时代背景的大视野中来确立。现阶段我国医疗资源分配原则应该是多层次的综合体系，具体包含 4 个层次。首先，是健康权的平等保护；其次，是基本医疗和公共卫生服务的均等分配；再次，是非基本医疗卫生服务的功利主义分配；最后，是贫困群体的医疗救助。

首先是平等原则。平等原则也称特定范围内的主体无歧视原则。罗尔斯在《正义论》中对平等原则的经典阐述是："每个人对与其他人所拥有的最广泛的基本自由体系相容的类似自由体系，都应有一种平等的权利。"即在特定范围内，只要个体之间平等地拥有某项权利，他们就在规则面前享有平等。由于规则公平本身是通过竞争性和排他性的市场价格机制在运作，故起点差异会在规则公平的结果中得到反映。在卫生服务公平的范围内，平等原则使得社会成员的种属尊严得到维护，生命健康的基本权利得到保证。世界卫生组织的章程也指出："健康是每个人的基本权利之一，每一个公民都应该享有卫生保健权利。"

其次是普及性原则。普及性原则代表的是国家依据个人和社会需要为所有公民提供社会福利的社会公民权利。普及性原则也是衡量社会公平程度的主要指标。普及性原则要求政府提供全民性、非商业化和平等性福利服务，从而实现社会公平的目标。社会平等、公平、需要和社会福利等公民权思想的主要内容是普及性原则的价值基础。普及性原则体现了机会均等的公平内容。基本医疗卫生服务是社会福利制度不可或缺的组成部分，也是具有普及性性质的全民福利服务，基本医疗卫生服务政策是社会政策框架体系的重要组成部分。因此，普及性原则是我国卫生服务公平观在社会功能方面促进社会公平的一个基本原则。

再次，非基本医疗卫生服务分配以效率原则为主导原则。卫生服务公平与效率在本质上是对立统一的关系。卫生服务公平的发展依赖于卫生服务效率。效率的提高有利于社会用更多的资源来支持基本医疗卫生服务公平分配，同时也有利于个人拥有和利用健康权利。没有效率或低效率，卫生服务公平就失去了发展的物质基础，此时建立的卫生服务公平只是一种低水平的公平。同样，卫生效率也依赖于卫生服务公平。提高效率要以公平为目标，只有体现卫生服务公平，才能增加发展机会，创造良好的效率。效率与卫生服务公平发展不应是矛盾的，而且效率应该能促进更高层次上的公平。

最后是补偿原则。补偿原则主要体现为对贫困群体的医疗救助。补偿原则进一步完善了对社会成员健康权和生命权的保障，保障了人权平等的重要内容，也是卫生服务公平性的关键措施之一。补偿原则以医疗救助的形式进行，其核心理念是维护社会公平，它可以改善社会流动或分层过程中弱势群体长远的健康预期，实现真正的健康权利平等和卫生服务机会均等。补偿原则确保了弱势群体能够获得最基本的医疗卫生服务，凸显了社会的公平正义，是构建和谐社会非常重要的一个方面。

（二）公益论

公益论的形成与发展，实际已走过了几十年的漫长历程。它起源于经济学中的公益概念。"公益"（或称"公共产品""公共物品"）一词最早出现在经济学领域中，是一个纯粹的经济学概念。亚当·斯密认为，国家提供的公益应包括维持货币的供应、明确产权、促进竞争、巩固国防、对社会实施法制化管理等，国家公益对于人民而言是一种根本需要，政府和市场必须共同努力予以提供。美国著名经济学家保罗·萨缪尔森则把"公益"定义为"公共消费的商品"，"每个个体都能享用和消费，且无须从其他任何个体对该种商品的消费中扣除"。1973年，美国加利福尼亚大学医学院的约翰逊教授和乔治城大学人类生殖和生物伦理研究所所长赫尼格斯提出了医学公益论。这一理论的提出背景是当今世界人们共同面临着环境污染、资源短缺、人口猛增、贫富差距等全球性问题，从传统正义理论中难以寻找到这些问题的解决之道，因此相关利益的整体性需要促使人们的公益意识提高。公益论认为人类的整体利益应置于更加重要的位置。

在医学领域，公益论和正义论都是关于医疗资源分配的理论。虽然都是分配利益，但着眼点不尽相同，正义论更强调个体利益指向，而公益论是一种以社会公共利益最大化为指向的一种功利主义的分配观，更强调整体利益的优先性。

医学公益论要求在病人的利益之外，还要关注病人相关的利益、医学界的利益、医学科学技术的利益、未来后代包括还未出场的人的利益、社会和整个人类的相关利益等。

随着医学社会化程度的加深，医疗机构作为独立社会机构出现，使得医患由过去的个体之间的关系转变为医务人员和病人两个群体之间的关系，这造成了医疗相关利益者范围的扩大。特别是随着现代高新医学科学技术的应用，医学的社会性影响日渐增加，技术应用是否适当会影响到整个社会甚至后代子孙。与此同时，医疗机构还负担着社会资源分配的任务，涉及更多的医学相关利益群体。因此，医务人员的决定会在很大程度上影响到社会、子孙后代甚至全人类的利益，各种利益都是医务人员必须要考虑的问题。在这种情况下，医学公益论为医务人员解决上述各种利益冲突提供了理论依据，使得公共利益能够得到伦理上的支持。

在医疗实践中，为了贯彻落实公益论，我们要坚持的原则有：集体利益和个人利益相结合的原则，必要时集体利益优先；长远利益和当前利益相结合的原则，注意维护长远利益的实现；整体利益和局部利益相结合的原则，努力实现整体利益前提下的局部利益。

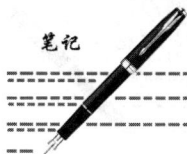

# 第二节　医德的发展趋势

## 一、中西方文化对医德发展的影响

中西方文化经历了长期的交融碰撞，在保留了各自民族文化特色的基础上，都在不断发展前进。文化的融合、碰撞对医德的发展也产生了巨大的协同整合作用，具体表现如下。

### （一）崇尚生命

在我国，以孔孟为代表的儒家伦理思想对医德思想的影响最为深刻，故称医术为仁术，要求医家对人、对生命要具有高度的仁爱精神。《素问·宝命全形论》指出："天覆地载，万物悉备，莫贵于人。"孙思邈《备急千金要方》的书名就来源于"人命至重，贵于千金，一方济之，德逾于此"。西方传统医德也认为医术为"神圣的事业""最高尚的技术"。《希波克拉底誓言》指出，医生乃是仁慈的、权威的、以病人之最大福利为己任的专家，其核心内容就是医生要尽自己最大的努力去追求病人的最大利益。西方的毕达哥拉斯也认为"生命是神圣的，因此我们不能结束自己或别人的生命"。总之，崇尚尊重生命的思想，使中外历代医学家把挽救人的性命、恢复病人健康作为自己的从医目的，并为此而严格要求自己，从病人的利益出发，提出了许多高尚的医德规范。

### （二）朴素的医学人道观念

基于生命神圣论，在怜悯同情病人的基础上，产生了朴素的医学人道观念。儒家的"仁"是其伦理思想的核心，儒家提出"医乃仁术"，提倡"济世救人""爱人、行善、慎独"；墨家的"兼爱互利"也体现了医学要"济群生"的伦理思想；庄子崇尚的"自然无为""少私寡欲"，至今仍为许多医家效法。德国柏林大学教授胡佛兰德的《医德十二篇》明确提出为人道而行医，"即使病人膏肓无药救治时，你还应该维持他的生命，解除当时的痛苦来尽义务。如果放弃就意味着不人道，当你不能救他时也应该去安慰他，要争取延长他的生命，哪怕是很短的时间，这是作为一个医生的应有表现"。

### （三）重视医德修养

我国历史上有许多不为名利金钱所诱、不为权势威武所屈的名医，龚廷贤在医学"十要"中强调，从医者必须"十勿重利，当存仁义，贫富虽殊，药施无二"。古罗马著名的医生盖伦也指出："我研究医学，抛弃了娱乐，不求身外之物……""作为医生，不可能一方面赚钱，一方面从事伟大的艺术——医学。"德国胡佛兰德说："医生活着不是为了自己，而是为了别人，这是职业的性质所决定的。不要追求名誉和个人利益，而要用忘我的工作来救活别人，救死扶伤，治病救人，不应怀有别的个人目的。"为救治病人，医生应不惜一切代价，倾其全部的智慧和力量，穷其所能，救死扶伤。中西方医生都应当具有这一高尚的职业品质。

### （四）强调工作态度

中西方都要求医生谨慎认真，对病人一视同仁。包括《备急千金要方·大医精诚》在内的历代许多医训都要求医家为病人服务时，要具有谨慎小心、认真负责、兢兢业业、专心一致的态度。甚至有"用药如用刑""用药如用兵"的说法，认为医家马虎大意会"杀人"（清代年希尧《本草类方》），并且应该以认真负责的态度对待所有的病人，不应该因病人身份不同而有所区别。如孙思邈所说，"不得问其贵贱贫富，长幼妍媸，怨亲善友，华夷愚智，普同一等"，《希波克拉底誓言》中也提出医生应有"严肃、冷静的判断"，"医生的动作不得冲动，也不可轻率，需保持镇静""无论至于何处，遇男或女，贵人及奴婢"，医生都应该尽自己所能，"为病家谋幸福"。

## 二、医学发展对医德的影响

科技革命的兴起大大推动了现代医学的进步，使医学服务和研究对象的范围都有所扩大。

随着人们对疾病认识的日益加深，以前认为与疾病无关的诸多因素进入了医学研究领域，大气污染、生态失衡、恶劣的生活环境等，都成为现代医学关注的因素。随着医学诊断技术的提高，一些不明确的病因逐渐明确，一些无法早期诊断的疾病诊断率得到了提高，新的病种不断被发现，疾病的绝对数量和相对数量均有增加。此外，医学越来越依赖与其他领域的共同合作，卫生政策的规定、卫生资源的分配、社会各界的支持、传统习俗的现状，都成为医学发展必须涉足的领域。同时医学诊疗也由医院延伸至社会每个角落，使每个人都对人类健康负有责任。更重要的是，国际合作的加强使医学视野大为开阔。

医学事业的发展和医疗范围的扩大，使医学道德具有了一些新的特点。

首先，时序依赖性。时序成为评价医德的一个重要参数，过去合理的道德，随着医学的发展可能变得不合理。例如，在以前，历代名医几乎都将人工流产作为医学的禁忌，行之则为不道德。但在人口急剧增长的现在，人工流产是全人类共同利益的需要，是合乎道德的。同样，现在确立的医德标准将来可能也要更新，这就是医德的时序依赖性。

其次，空间拓展性。医德的空间拓展性是指医德适应范围的延伸。既然医学已经涉及社会的每个角落，就需要有调节这些广泛联系的道德规范，这个道德规范已经不仅限于论证医学存在的合理性，而是越来越成为医学过程的必备因素，成为包括人类生态环境保护、人口控制等在内的行为规范。而人类生存环境的保护、人口控制、卫生防疫及医学科研的联合等，已经不是某一个国家自己的事，也不是一个国家就能做到的，医德必然向国际一体化方向发展。

再次，科学性。一方面，一系列医学成果进入人们的道德活动领域，例如人工授精术、试管婴儿的出现，直接冲击了千百年来形成的以血缘为基础的家庭伦理道德观，影响了人们的生育道德观；另一方面，伦理学吸收了自然科学的一些成就，使人们的道德观向科学领域渗透，例如伦理学与生态学、环境科学的交叉，形成了生态伦理学、环境伦理学等科学，使医学道德增添了新的科学内容。

## 三、医德的发展趋势

20世纪，中西方文化交流更加活跃、广泛，医学科学技术得到迅猛发展，医德也有了长足进步。21世纪已经到来，医学科学技术将会发生更加深刻的革命性变化，医德也将会有一个令人鼓舞的进步。根据经济、社会和医学科技的发展，我们可以预见医德在新世纪的进步趋势。

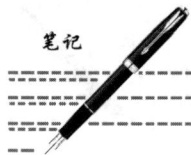

（一）革命性

医德，作为职业道德，是社会道德的一个组成部分，属于社会意识形态范畴。根据马克思主义原理，推动道德发展的最终动力（原动力）是社会经济的发展。也就是说，只要社会经济发生变革，作为意识形态的道德，迟早都要发生相应的变化。改革开放使我国的经济体制发生了根本性变革，由计划经济转变为市场经济，整个经济乃至社会的各个方面都发生了翻天覆地的变化。21世纪的到来，为我国的经济、社会发展提供了难得的机遇。我国将在新世纪中叶逐步实现现代化，经济社会的发展变化将是日新月异的。社会物质文明的发展，必然要求道德与之相适应，而且，也为道德的进步提供了强大的物质基础。因此，在21世纪，医德肯定会有一个革命性的进步，摈弃自身与经济、社会状况不相适应的内容，增加更有生命活力的新鲜内容。

（二）开放性

新世纪，随着经济全球化步伐的加快、世界各国文化交流的深入，人们的视野不断扩大，生活范围也不断拓展，包括道德在内的规范人们行为的准则也必将走出小圈子，打破封闭性。一是走出国界，在世界范围内相互渗透、扬弃、整合；二是会更加广泛地吸收其他行业的职业道德内容，以丰富完善自己；三是更广泛地与其他学科交叉融合。因此，在21世纪，医德的进步将在更广阔的基础上进行，冲破保守性，呈现出强烈的开放性。

（三）超前性

从道德的本质来说，道德的规范性，本来就不仅是对现实生活的呆板反映和直接折射，它包含着许多引导人们迈向更高道德境界的未来因素。如果不是这样，道德的激励作用就无从谈起。在21世纪，由于经济社会生活的发展、医学科技的进步，也由于20世纪人们对科技的过度依赖和对道德的忽视，医德的进步将会更加具有超前性，激励和规范作用将表现得更加强烈，也只有如此，才能保证医学科技的发展和医疗实践不至于走到道德的真空地带，给人类生活乃至生存带来忧虑和危险。这是20世纪末的医德难题之一，也是许多有识之士的共识。

（四）曲折性

如上所述，在21世纪，由于经济全球化趋势日益加快，文化等各方面的交流日益深入，世界各国各不相同的政治制度、文化、生活方式、传统习俗等在交流中会不可避免地相互碰撞。而道德本身在包含着未来因素的同时，也包含着陈旧因素，它的进步发展要受到自身的制约。"死的拖住活的，旧的拖住新的"，这就是马克思主义道德认识论中关于道德反映客观实在的双重性特点。因此，我们应当充分认识到，包括医德在内的道德进步，在21世纪将会曲折进行。

# 第三章 医德的基本原则与范畴

## 第一节 医德规范体系

### 一、医德规范体系的概念

医德规范体系是指所有医德要求按照一定的逻辑关系共同组成的医学职业行为规范系统。规范就是规矩、标准，即角色要求。医德规范就是对医者角色的道德要求。医德规范从维护医德主体和客体的利益出发，确定相应的义务、责任，集中体现医德的本质属性，是医德的主要内容与核心机制。医德规范体系通过行为规范与良心自律等途径约束医者个人的行为，调整医学领域中的各种利益关系，在医德的整体结构中发挥着极为重要的作用。

### 二、医德规范体系的构成

医德规范体系由医德原则、医德准则和医德范畴3个部分组成。它们在医德规范体系中居于不同的层次，发挥不同的作用，三者相互关联、相互影响、相互补充。

医德原则居于最高层次，是反映医德体系根本性质、体现医德基本精神、高度概括医德关系及其要求的医德规范。医德原则贯穿于医德发展的全过程，涵盖现实医德生活的各个方面，是区别不同医德体系的根本标志。

医德准则居于中间层次，是依据一定的医德理论和原则制定的具体医德规范。它是医德原则的具体化和现实体现，是医务人员在医疗活动中做出价值判断和行为选择的具体依据，是评价医务人员行为的直接标准。医德准则可分为一般准则和特殊准则两类。一般准则是医务人员在各种医疗实践中应该普遍遵守的医德准则，反映了医学领域中道德关系和道德行为的共同特点，是对所有医务人员道德行为的共同要求；特殊准则是不同科室、不同专业的医务人员各自应该遵循的特殊的医德准则，反映了具体科室和专业特有的道德关系和道德特点。

医德范畴居于最低层次，是反映医德现象及其特征和关系的普遍本质的基本概念。医德范畴可分为广义和狭义两种。广义的医德范畴指医学伦理学学科中的所有基本概念；狭义的医德范畴特指医德规范体系中的第三个层次所使用的基本概念，具有特定内容。

医德原则在医德规范体系中占主导地位，是调节医学领域各种道德关系的根本准则和最高要求，具有广泛的指导性和约束力，支配和制约着医德的各种准则、范畴和要求，是对医务人员的行为和品质进行道德评价的最高标准。

医德准则是医德规范体系中的主体部分，是医德关系普遍规律的反映。它具有5个方面的特点，即现实性与理想性的统一、普遍性与先进性的统一、一般性与特殊性的统一、稳定性与变动性的统一、实践性与理论性的统一。医德准则不仅具有很强的约束力

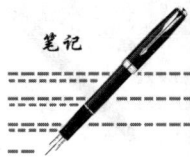

和指导性，还具有鲜明的针对性、可操作性和相对的稳定性。

医德范畴是医德原则和医德准则的必要补充，是医德原则和医德准则的具体化和个体化，主要体现为医德主体内在的自我要求，是医德他律转化为自律、外在道德约束转化为主体自觉行为的关键环节。

### 三、医德规范体系的意义

#### （一）在医学伦理学体系中处于主体地位

医学伦理学属于应用－规范伦理学范畴，主要或最终回答医务人员应该做什么、不应该做什么，怎样做善事而不做坏事等问题，但集中和直接回答这些问题的任务主要由医德规范体系承担。因此，医德规范体系是医学伦理学的主要组成部分，在医学伦理学体系中处于主体地位。

#### （二）具有指导医德实践的重要作用

1. 为医务人员提供行为准则，提升其职业精神　医务人员是医疗活动的主体，除了需要具备丰富的专业知识、熟练的技术和良好的人际沟通能力，还要有正确的价值观念作为自己行动的指南。然而，每个人的价值观都有可能不同，如果单纯以自己的观念指导行为，极可能出现行为不当的情况。有了社会公认和倡导的医德规范，医务人员就会明白什么当为、可为，什么不当为、不可为，从而摆脱思想困惑，避免不当行为的发生，还能依据医德规范及时进行自我调整，向积极、良性的方向发展。而"审慎""胆识""良心""荣誉""理智"等医德基本范畴，则有助于医务人员提升职业神圣感，激发其对理想人格的追求。

2. 维护医疗关系中各方面的利益　病人利益是医疗关系的核心，但维护病人利益并不意味着必然以牺牲医务人员的利益为代价。事实证明，通过某些约定可以调节不同层次的需要以及化解不同利益之间的冲突。医德规范体系便发挥着这样的作用。在医德规范体系的指导下，医务人员为社会提供良好的医疗服务，满足人们的卫生保健需求，同时获得精神满足和合理的经济报酬，从而使他们和病人的利益都能得到很好的维护。同样，医疗群体内部人员的利益也需要通过医德规范体系进行合理、有序的调节，以保证医疗关系的和谐与稳定。

3. 提高医疗行业的社会信誉　医德规范体系是社会倡导的职业规则，与医疗职业的形象和信誉密切相关。只有当病人和社会公众看到医务人员普遍、自觉地遵守医德规范体系时，才会发自内心地信任医学职业，医学职业圣洁的形象才会在全社会树立起来。

# 第二节　医德基本原则

### 一、医德基本原则的概念

医德基本原则是指医德规范体系中居统帅和主导地位的最高规范，也可简称为医德原则。它是医学某一发展阶段及特定社会背景下医德基本精神的集中反映，是医德规范体系的构建基础和直接根据，是调节各种医德关系必须遵循的最高要求。

医德基本原则有着深厚的伦理文化和道德哲学思想的支持，是医学伦理学基本理论

医德教育教程

交织与整合的产物。它以医学伦理学及普通伦理学的理论，例如生命论、义务论、美德论、人本论、功利主义、马克思主义伦理思想等作为思想来源，集中体现了人类的仁爱理念和医学人道精神。但由于存在着传统文化、现实国情等诸多方面的差异，在医德基本原则建构及表述方面，我国与西方有同有异。

### 二、我国当代医德原则

（一）我国当代医德原则概述

1981 年，在上海举行的全国第一届医德学术讨论会首次明确提出了我国的社会主义医德基本原则。其内容表述为："防病治病，救死扶伤，实行革命的人道主义，全心全意为人民服务。"20 世纪 80 年代中期，上述提法经修改确定为："防病治病，救死扶伤，实行社会主义人道主义，全心全意为人民身心健康服务。"根据汉语表达所追求的由繁到简、高度凝练的习惯，后来有些学者将其简称为"社会主义医学人道主义"。

医德原则的提出和确立是我国当代医学伦理学建设取得的一个具有划时代意义的理论成果。以此为契机和基础，我国学者广泛、深入地展开了医学伦理学的理论研究，很快扭转了我国整个医德建设长期存在的实践性强、理论性弱的"跛足"状态。这是我国当代医学伦理学界对理论建设和学科构建做出的一个伟大贡献。

（二）我国当代医德原则简析

社会主义医德基本原则的内容包含分工互补的 4 个层次。

1. 防病治病 防病治病从宏观层面指明了医学服务必须承担完整的医德责任，即无论医务人员身在哪一个工作岗位，无论医疗卫生单位属于何种性质，都必须肩负起防病治病的使命。这就要求医务人员克服狭隘的传统义务论，树立和形成由传统义务论与现代公益论整合而成的全新的医德义务观，正确认识和处理对病人个人、对健康人群、对生态环境、对每个人的全面健康需求等的多重义务之间的关系，彻底实现医学目的。医德基本原则把全面的医德责任作为其首要内容，这是社会主义制度和现代医学发展等多因素综合作用的必然要求。

2. 救死扶伤 救死扶伤是临床医疗服务的首要道德职责，即所有临床医务人员都应把病人的生命和健康放在第一位，为病人谋利益。"救死扶伤是临床医务人员的天职"这一医德思想，是古今中外先进医家的共识。我国医界从"医乃活人之术"出发，以"医之使之生"的含义来命名医生。一代又一代的先进医家以实践奠定和丰富了"仁爱救人"的优良传统。西医之父希波克拉底以"为病家谋利益"和"不伤害"等准则阐述着同一个伟大思想。我国当代医界的楷模赵雪芳（1936—1998）、华益慰（1933—2006）以及抗击非典的众多优秀医务人员，对"什么是救死扶伤"做出了最为精彩的诠释。

3. 实行社会主义人道主义 实行社会主义人道主义是处理好医学人际关系必须遵循的最普遍、最现实的底线要求。社会主义医学人道主义集古今中外医学人道精神之大成，是对革命人道主义传统的继承和发扬。它要求对人的生命加以敬畏和珍爱，对人的尊严予以理解和维护，对病人的权利给予尊重和保护，对病人的身心健康投以同情和关爱。

4. 全心全意为人民身心健康服务 全心全意为人民身心健康服务是社会主义医德基本原则的最高要求，也是社会主义医德的核心内容。首先，为人民身心健康服务应该是全方位的。要认真看病，更要真诚关心病人；要给予生物学方面的救助，更要给予心理学、社会学方面的照顾，从而满足人民大众不断增长的健康需求，使他们保持生理、心

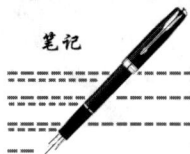

理、社会、道德等方面的良好适应能力和状态。其次，为人民身心健康服务应该是分层次的。为人民身心健康服务是基本要求、基本境界，经过积极努力，多数医务人员都可以达到；全心全意为人民身心健康服务是最高要求、最高境界，医务人员只有执着追求、养成和坚守医学职业精神，才能够达到。

社会主义医德基本原则的上述 4 个层次相互支撑、相互作用，共同传承和完善着我国"医乃仁术""白求恩精神"的医德思想精华。

### 三、欧美生命伦理原则

生命伦理学萌发于 20 世纪 50 年代的美国，兴起于 60 年代。20 世纪 80 年代，生命伦理学被介绍到我国，体现其基本精神的生命伦理原则受到广泛重视。目前对我国影响较大的美国生命伦理基本原则有"二原则说""四原则说""五原则说"等。

"二原则说"由美国生命伦理学家恩格尔哈特（H. T. Engelhardt，1941—）在《生命伦理学的基础》《生命伦理学与世俗人文主义》等著作中提出和阐述。他认为，允许（允诺）原则和行善原则是生命伦理的基本原则。"四原则说"由比彻姆和查尔瑞斯（J. F. Childress，1940—）在其合著的《生物医学伦理学原理》一书中提出和阐释。他们认为，自主原则、不伤害原则、行善原则、公正原则是生命伦理的基本原则。"五原则说"由蒂洛（Jacques Paul Thiroux，1928—2006）在其所著的被西方称为社会伦理决策指南的《伦理学理论与实践》一书中提出和论述。他认为，生命价值原则、善良原则、公正原则、说实话（或称为诚实）原则、个人自由原则是基本的伦理原则。虽然此学说并未直接以生命伦理学名义出现，但因其在西方具有重要地位和广泛影响，所以经常被应用于解决生命伦理学的实际问题。

在西方，由美国学者比彻姆和查尔瑞斯提出的生命伦理"四原则说"一直被视为伦理决策的首选，并被欧美等许多医学组织视为医生的执业行为依据。尽管与欧美文化背景不同的国家仍对其存在争议，但它还是被越来越多的国家所接受或借鉴。

生命伦理"四原则说"传入我国后，逐渐成为教科书中的主要内容，并被列为国家医师资格考试的内容，所不同的是，其中的自主原则被改称为尊重原则，行善原则被改称为有利或有益原则。

（一）尊重原则

1. 尊重原则的含义　尊重原则是指医务人员尊重病人的伦理原则。欧美一般称尊重原则为自主原则。狭义的尊重原则是指医务人员尊重病人及其家属的人格和尊严。广义的尊重原则，除尊重病人人格外，还包括对病人自主性的尊重。

尊重原则的合理性源于病人享有人格尊严和医疗自主权，但其实现取决于医务人员对其合理性的认同以及医患之间平等关系的认可和构建。临床医学的基本点是为病人服务，而服务的基本职业品德是对人的尊重。医务人员尊重病人，病人才会信任医生，才能建立真诚的医患关系，维护正常的医疗活动，避免或减少医疗纠纷的发生。

尊重原则是现代生物－心理－社会医学模式的必然要求和具体体现，也是医学人道主义基本原则的必然要求和具体体现。实现尊重原则是保障病人根本权益和建立和谐医患关系的必要条件和可靠基础。

2. 尊重原则的内容　尊重原则主要包括尊重病人的生命、人格、隐私权、自主权及处理好相关的一些特殊问题。

（1）尊重病人的生命。生命是人存在的基础，是人的根本利益所在。尊重病人的生命首先要尽力救治病人，维护其生命的存在，这是对人的生命神圣性的尊重。其次，要通过良好的医疗照护提高病人的生命质量，以维护其生命价值，这是尊重人的人格生命的具体体现。尊重人的生命及其生命价值是医学人道主义最根本的要求，也是医德的基础。

（2）尊重病人的人格。病人享有人格权是尊重原则具有道德合理性并能够成立的基础。所谓人格权，就是一个人生下来即享有并应该得到肯定和保护的权利。在我国，依据现行法律法规和价值观念，每一位公民都享有如下人格权：自然人的生命权、健康权、身体权、姓名权、肖像权、名誉权、荣誉权、人格尊严权、人身自由权等；人去世后仍享有的姓名权、肖像权、名誉权、荣誉权、遗体权等；具有人格象征意义的特定纪念物品的财产权。其中，自然人的生命权、健康权、身体权及其死后的遗体权等属于物质性人格权，其余的则属于精神性人格权。

（3）尊重病人的隐私权。隐私一般是指那些与他人和公共利益无关的纯属个人的私人事务。隐私权是使自己的个人隐私得到保护、不受他人侵犯的权利。其主要内容包括两个方面：一是个人的私密性信息不被泄露，二是身体不被随意观察。医疗职业的特点决定了医生常常需要了解病人的某些隐私，涉及病人从未向他人谈到或暴露过的身心领域。医生有义务为病人保守秘密，以免泄露信息给病人带来伤害。同时，医生也有义务在为病人实施检查治疗时保护病人的身体不被他人随意观察。

（4）尊重病人的自主权。自主主要指自我选择、自由行动或依照个人的意愿自我管理和自我决策。病人的自主权是指具有行为能力并处于医疗关系中的病人在医患交流之后，经过深思熟虑，就自己的疾病和健康问题所做出的合乎理性的决定，并据此采取负责的行动。这是病人享有的一种重要权利，与其生命价值和人格尊严密切相关。

在通常情况下，病人自主选择需要有必要的前提条件作为保障：一是病人有正常的自主能力，其决定是经过深思熟虑并与家属商讨过的；二是医务人员为病人提供真实、适量并且病人能够理解的医疗护理信息；三是病人的自主选择和决定不会与他人利益、社会利益发生严重的冲突。因此，医务人员有义务主动提供适宜的环境和必要的条件，以保证病人充分行使自主权。尊重病人的自主权对医务人员的伦理要求主要包括：要提供条件，尊重病人及其家属的自主性或自主决定，保证病人自主选择医生或医疗小组；治疗要经病人知情同意（狭义自主）；保守病人的医密，保护病人的隐私，尊重病人的人格等（广义自主）。

尊重病人的自主权，必须处理好病人自主与医方做主之间的关系，尤其要正确运用医疗干涉权。因为病人自主与医方做主既相容，又矛盾；医疗干涉既必要，又不可滥用。医方做主是指医务人员代替病人做主，实行时有两种类型，即全医主和半医主。全医主是指在做重大医疗决策时，事先不征求（不能征求或不宜征求）病人意见，而由医方全权代替病人做决定。半医主是指在做重大医疗决策时，先征得病人或其家属同意，或者先征得病人或其家属授权，然后由医方代替病人做出原则性的决定。

医方做主必然会在一定程度上影响病人自主，只有当遇到下列情况时，医方做主才既是合理的，又是必需的：①病人昏迷，病情十分危急，需要立即进行处置和抢救，来不及获取病人家属的知情同意；②病人患"不治之症"，本人或其家属将治疗权全权授予医生；③"无主"病人（身边没有人代其行自主权）需要急诊急救，而本人不能行使自主权；④病人患有对他人、社会有危害的疾病而又有不合理要求和做法。

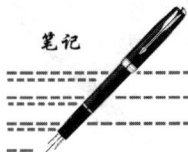

（二）不伤害原则

1. 不伤害原则的含义　不伤害原则是指医务人员在整个医疗行为中，无论动机，还是效果，均应避免对病人造成伤害。不伤害原则是底线原则，是对医务人员的最基本要求。临床诊疗中的任何手段都可能存在利弊两重性，有些伤害是难以避免的。例如，药物的副作用，诊断、检查中的痛苦，手术中的创伤以及其他不可预见的伤害等。因此，伤害带有一定的必然性。不伤害原则的真正意义不在于消除所有医疗伤害（这样的要求既不现实，又不公平），而在于培养医务人员对病人高度负责、保护病人健康和生命的医学伦理理念和作风，从而使医务人员正确对待医疗伤害现象，在实践中努力使病人免受不应有的医疗伤害，包括身体上、精神上的伤害和经济上的损失。

2. 医疗伤害的种类　依据不同标准，医疗伤害可以划分为多种类型。例如，依据伤害性质可分为正当伤害、不当伤害；依据伤害后果可分为躯体伤害、精神伤害和经济损失；依据伤害影响时间可分为近期伤害、远期伤害等。

与医学伦理关系最为密切的是与医方主观意志及其责任息息相关的医疗伤害分类。在临床医疗过程中，依据伤害与医方主观意志及其责任的关系，医疗伤害可以做如下划分。①有意伤害与无意伤害。有意伤害是指医方出于打击报复心理或由于极其不负责任拒绝给病人以必要的临床诊治或急诊抢救，或者出于增加收入等狭隘目的为病人滥施不必要的诊治手段等所直接造成的伤害。与此相反，医方并非故意而是实施正常诊治所带来的间接伤害，则属于无意伤害。②可知伤害与不可知伤害。可知伤害是医方可以预先知晓也应该知晓的诊治给病人带来的伤害。与此相反，医方无法预先知晓的诊治给病人带来的伤害是不可知伤害（例如麻醉意外）。③可控伤害与不可控伤害。可控伤害是医方经过努力可以也应该能够降低其损伤程度，甚至可以杜绝的伤害。与此相反，超出控制能力的伤害则是不可控伤害。④责任伤害与非责任伤害。责任伤害是指医方有意伤害以及虽然无意但属可知、可控而未加认真预测与控制，任其出现的伤害。意外伤害虽可知但不可控，则属于非责任伤害。

3. 不伤害原则的相对性　在医疗活动中，绝对的不伤害是不可能的。很多检查、治疗措施，即使符合适应证，医者也尽心尽力，但仍有可能给病人带来生理或心理上的伤害。例如肿瘤化疗，虽能抑制肿瘤，但也会对造血和免疫系统造成必然性的伤害。这种伤害令人很无奈，具有明显的正当性，因为只有如此，才能使病人获得较多的益处或预防较大的伤害。

不伤害原则的相对性特别提示关注伤害的双重效应问题。双重效应是指某一诊治行为既有预期的积极效果，也伴有非预期的消极效果。也就是说，该行为的动机、目的是善的，也确实带来了明显的诊治作用，即善效果的直接效应。但同时，该行为也带来了一些不可避免的伤害和副作用，即恶效果的间接效应。只要善效果明显大于恶效果，那么这类具有双重效应的诊治行为就不能被认为是恶的。因为其中的伤害并非是行为主体的过错，原因仅在于诊治手段的双重性，明显是不可避免而又必要的，具有伦理的正当性，至少是应该被容许的。例如引产救母、必要截肢、隔离治疗等。总之，具有双重效应的诊治行为若是善行，则必须完全满足以下条件：①医者的动机、目的必须明确指向和追求积极效应，即动机、目的性质为善；②行为总效果表明受益者从积极效应中得到的好处必须明显大于消极效应；③诊治手段确属必须且经筛选确为最优。

4. 不伤害原则的伦理要求　预防产生对病人的不应有伤害或将伤害减少到最低限度

要求医务人员：①培养为病人健康和利益着想的动机和意向，杜绝有意伤害和责任伤害；②尽力提供最佳的诊治、护理手段，防范无意但却可知的伤害，把不可避免但可控的伤害控制在最低限度；③对有危险或有伤害的医护措施进行评价，选择利益大于危险或伤害的措施等。

（三）有利原则

1. 有利原则的概念　有利原则是指把"有利于病人健康"放在第一位并切实为病人谋利益的伦理原则。有利，就是医务人员为病人做善事。这一原则在西方被称为行善原则。它的基本精神是做好事，不做坏事；制止坏事，扬善抑恶。有利原则由两个层次构成，低层次原则是不伤害病人，高层次原则是为病人谋利益。因此，有利包含不伤害，不伤害是有利的起码要求和体现。

有利于病人是中外公认的优良的医德传统。在中国，利他性的助人思想是最早的医学道德观念的精髓，后来逐步形成了"医乃仁术"的行医准则。在西方，《希波克拉底誓言》明确提出并阐明了"为病家谋利益"的行医信条。到了现代，"有利于病人"成为医学伦理第一位的、最高的原则。

2. 有利原则的主要要求　有利原则要求医务人员：①树立全面的利益观，真诚关心病人的以生命和健康为核心的客观利益（康复、节省医疗费用等）和主观利益（正当心理学需求和社会学需求的满足等）；②提供最优化服务，努力使病人受益，即解除由疾病引起的疼痛和不幸，照料和治愈有病的人，照料那些不能治愈的人，避免早死，追求安详死亡，预防疾病和损伤，促进和维持健康；③努力预防或减少难以避免的伤害；④全面权衡利害得失，选择病人受益最大、伤害最小的医学决策；⑤坚持公益原则，将病人同有利于社会健康公益有机地统一起来。

（四）公正原则

1. 公正原则的概念　公正原则是指以形式公正与内容公正的有机统一为依据分配医疗卫生资源和实现健康利益的伦理原则，即具有同样医疗需要以及同等社会贡献和条件的病人应得到同样的医疗待遇。与公正原则相对的是，不同的病人享受有差别的医疗待遇。公正原则强调的是，在基本医疗保健需求上保证公正的绝对性，即应人人同样享有；在特殊医疗保健需求上保证公正的相对性，即只有具备同样条件（主要是经济支付能力）的病人，才会得到同样的满足。公正与公平、正义、公道的意思相同。

2. 公正原则的伦理依据　公正原则是现代医学服务高度社会化的集中反映和体现，其价值主要在于合理解决日趋尖锐的健康利益分配的基本矛盾。在现代社会中，医疗公正的伦理学依据主要有：病人与医务人员在社会地位、人格尊严上是平等的；病人虽有千差万别，但人人享有平等的生命健康权和医疗保健权；病人在医患关系中处于弱势地位，理应得到医学所给予的公平、正义的关怀。这些因素决定了医疗公正的必然性与合理性。

3. 公正原则的伦理要求　公正原则主要体现在两个方面，即医疗卫生资源分配公正和医学人际交往公正。这两个方面对医务人员及参与医学服务的所有人提出了如下伦理要求：①公正地分配医疗卫生资源，在其中，医务人员既有宏观资源的分配建议权，又有微观资源的分配权，因此应该公正地运用自己的权力，尽力保证病人享有的基本医疗和护理等平等权利的实现；②公正地保障诊治质量和服务态度，平等待患，特别应该给予老年病、精神病患者及残疾人、年幼病人等以格外的医学关怀；③公正地处理医患纠纷、医护差错事故，坚持实事求是，合理兼顾各方利益。

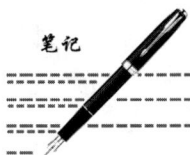

医疗卫生资源分配公正对医方的总的要求是：以公平优先、兼顾效率为基本原则，优化配置和合理利用医疗卫生资源。医疗卫生资源是指满足人们健康需要的可用的人力、物力、财力的总和。其分配包括宏观分配和微观分配。宏观分配是各级立法和行政机构所进行的分配，需要解决的是确定卫生保健投入占国民总支出的合理比例，以及此项总投入在预防医学与临床医学、基础研究与应用研究、高新技术与适宜技术、基本医疗与特需医疗等各层次、各领域的合理的分配比例的问题，目标是实现现有卫生资源的优化配置，以充分保证人人享有基本医疗保健，并在此基础上满足人们多层次的医疗保健需求。微观分配是由医生针对特定病人在临床诊治中进行的分配，主要是住院床位、手术机会以及贵重、稀缺医疗资源的分配。临床上，公正原则针对微观医疗卫生资源分配，主要依据医学标准、社会价值标准、家庭角色标准、科研价值标准、余年寿命标准等综合权衡，在比较中进行优化筛选，以确定优先享用稀缺医药卫生资源者的资格。其中，医学标准主要考虑病人病情需要及治疗价值，社会价值标准主要考虑病人既往和预期的贡献，家庭角色标准主要考虑病人在家庭中的地位和作用，科研价值标准主要考虑该病人的诊治对医学发展的意义，余年寿命标准主要考虑病人治疗后生存的可能期限。在这些标准中，医学标准是首要标准。

医学人际交往公正对医方的要求是：平等待患，即与患方平等交往和对患方一视同仁；与同事、同行公正交往，即互助合作、合理竞争，正确对待同事、同行误诊误治的情况，正确处理医学鉴定、司法鉴定等事宜。

除上述四原则外，也有学者将互助列为生命（医学）伦理的基本原则。互助原则是指在医学服务中互助互惠、互相合作的伦理原则。互助是医德关系本质的反映。医学关系既包含物质交往（医药资源），也包含精神交往；既包含技术互动，也包含道德互动。在现代的信托、契约式医患关系中，互助精神更为突出和重要。现代医学高度社会化，交往多元化，如果缺少各种互助合作，就不可能有良好的医学服务，也不可能实现医方的价值。互助原则涵盖医患关系和医际关系，要求医务人员尊重病人、平等待患；尊重同事、团结协作。

# 第三节 医德基本范畴

## 一、医德基本范畴的概念

范畴是人们对事物认识和分类的产物，是人在思维过程中用来把握事物、现象、关系等方面普遍本质的基本概念。世界上的事物纷繁复杂，人们要认识世界，就需要对相关事物进行认识、分类。列宁曾对范畴做过精辟的论述："范畴是区分过程中的一些小阶段，即认识世界的过程中的一些小阶段，是我们认识和掌握自然现象之网的网上纽结。"任何一门学科都有自己的范畴。如果没有范畴，人们就无从认识、研究这门学科。例如哲学中有物质、意识、运动等，经济学中有商品、价值、货币等，解剖学中有系统、器官、组织等。

如果把全部道德关系比作一张大网，那么道德原则就是网上的纲，道德准则就是网上的经纬线，道德范畴就是网上的纽结。道德范畴，是反映道德现象的一些基本概念，是人与人之间的道德关系中某些本质方面的概括和总结。

医德范畴是一般道德范畴与医学实践相结合的产物，是一般道德范畴在医学职业中的具体应用，也是对医德实践的概括和总结。医德范畴有广义与狭义之分。广义的医德范畴包括医学伦理学所使用的全部基本概念，例如医德善、医德恶、医德理念、医德行为、医德自律、医德他律等。狭义的医德范畴是指医德规范体系中全部的医德基本概念。

## 二、医德基本范畴的特点

### （一）抽象性

医德基本范畴一般都是由一个字、一个词或一个词组表述的，从字面上通常看不出基本范畴对人提出了什么样的医德要求，这与由句子表述的医德规范明显不同。只有从理论上揭示医德基本范畴的本质，才能知道在医德活动中应该如何使用善恶概念进行医德评价，才能厘清自己在医德活动中该承担的医德义务，才能明白医德活动的结果为何会有荣辱之分，才能知晓在医德活动中遵守医德规范的自觉性在于良心。

### （二）常用性

医德基本范畴之所以"基本"，从理论上说，在于它贯穿于某一学科或领域的各个方面，离开了它就无从对相关学科或领域加以认识和研究；从实践上说，在医德评价、医德教育及日常生活中，医德基本范畴使用频率较高，甚至成为人们日常用语的重要组成部分，例如医德良心、医德情感、医德荣誉等。

### （三）内在性

作为一种概念，医德基本范畴是直接针对人的内在心理提出的品质性道德规范，而不是直接针对人的行为的规定。这与医德原则、医德准则不同。医德原则、医德准则既有直接针对行为的规定，也有直接针对品质的规定。而且医德原则、医德准则一般都表述为一个句子，既可以是否定性的表述，也可以是肯定性的表述。

### （四）基础性

医德基本范畴在组合上能够与其他词语搭配，构成下一层次的范畴或概念。例如，"权利"可以延伸出"医者权利"与"病人权利"，而要理解"医者权利"和"病人权利"就必须先弄清什么是"权利"。也就是说，理解"权利"是释义其下一层级相关范畴的基础。

此外，每个医德范畴所包含的道德要求都互不相同。也就是说，医德范畴之间基本不存在因内容重复而表述不一的情况。这一点也与医德准则有所不同。

## 三、医德基本范畴的作用

### （一）医德原则及医德规范体系得以确立的必要前提

在医德规范体系中，医德原则对医德准则、医德范畴具有统摄作用和指导作用，居于规范体系的核心、支配地位。但是，核心与支配地位只是就一个规范体系建立之后而言的，不是说在规范体系尚未确立之前，就先天地存在着一个制约医德范畴的医德原则。事实上，在人类社会生活中，人们最常提出而且又必须首先解决的问题，是涉及医德基本范畴的问题，例如医疗实践中的"善恶""公正"等问题。要回答这些问题，就需要提出反映当时社会经济及医疗技术发展状况的善恶、公正等医德范畴，以统一医务人员的行为及评价标准。因此，在这个意义上，如果没有规定医德基本范畴的内容、性质，就无法形成医德原则，而缺少医德原则的医德规范体系，也就不能称为医德规范体系；

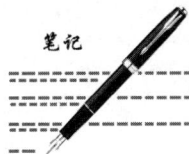

另外，医德原则和医德准则的实质就是不同层次、不同系列医德范畴的抽象概括的结果，从认识上看，没有对具体的善恶、良心、义务等医德基本范畴问题的探讨，没有基本的医德范畴，医德原则乃至医德规范体系的建立就难以实现。

（二）医德原则、医德准则发挥作用的必要条件

在医德规范体系中，一方面，医德原则和医德准则制约着医德范畴，也就是说，有什么样的医德原则和医德准则，就有什么内容的医德范畴，医德范畴在医德规范体系中居于从属地位；另一方面，医德范畴具有能动性，其能动性取决于自身的本质特征，即医德基本范畴在医德规范体系三个层次中最具主体性特征，与医务人员个体医德行为关系最近。这也是它成为医德规范体系中不可或缺、不可替代的一个"成员"的根本原因。医德范畴的能动性充分体现在它能够成功地实现客观、外在的医德要求（他律）向主观、内在的医德要求（自律）的转化，实现外在医德原则和准则的内化，变社会医德要求为个体医德行为及品质。因此，医德范畴不仅是医德原则和医德准则的补充，而且是医务人员借以把握医德要求的关键环节，还是检验医德原则和医德准则是否得以贯彻落实的依据。事实上，医务人员只有将个人内心的医德意识上升至医德范畴，产生强烈的医德责任感，才能按照一定的医德原则和医德准则主动自觉地选择、调整和评价自己的行为，使医德原则和医德准则得以在实际生活中发挥作用。相反，如果在医务人员的内心不能形成权利、义务、良心、荣誉等医德观念，医德原则和医德准则就会因流于形式而成为空洞的说教。

（三）实现医德调节功能的根本途径

作为一种社会调节手段，医德完全是依靠医务人员的内心信念来维持并实现调节的。而内心信念在医德实践中的作用又是通过对善恶、权利、义务、良心、荣誉等范畴的理解和运用来实现的。内心信念引导着医务人员选择一种符合内心医德标准的善的行为，在这种信念的支配下，若完成了自己的选择行为，即履行了医德义务，就会问心无愧，进而就会以这种自豪感、荣誉感激励自己持之以恒地履行义务，在不断地履行义务的过程中获得特有的精神满足，从而体会到人生幸福的内涵。反之，若一个人的行为不符合内心的医德标准，未能完成应尽的义务，就会在良心上自我谴责，感到内疚并立即改变自己的行为。可见，内心信念的确立及其在医德实践中的作用离不开医德范畴，它是善恶、义务、良心、荣誉等诸多医德范畴在医务人员心灵深处的融合。医德范畴就是通过内心信念影响医务人员医德行为的选择和评价的。

（四）医德认识发展阶段的标志

医德范畴是对医德原则和医德准则这些医德要求的一种独具特色的概括和总结。一方面，不同历史时期、不同社会背景及医学科技水平状况下的医德范畴不完全相同，离开客观现实的医德范畴是不存在的；另一方面，医德范畴既然是特定历史时期及特定社会条件下医德要求的反映，就不会总是停滞在一个水平线上，它将随着社会的发展，随着人们对医德认识的提高而发生变化，而变化发展了的医德范畴则反映了特定社会条件下的人们对医德关系认识的发展阶段。

综上所述，医德范畴是实现由客观的、外在的医德要求转化为主观的、内在的医德要求的关键节点，发挥着医德原则、医德准则不可替代的作用。因此，只有认清了医德范畴独特的作用，才能克服忽视医德范畴的倾向，使之与医德原则、医德准则形成调节合力，使医德发挥出整体的调节作用。

# 第四章 医德教育概述

## 第一节 医德教育的概念

医德教育是医德自律和他律的起点，因而也是行为主体全面养成医学伦理素质的起点。医务人员并非生而知之，只能在参与、接受医德教育等他律过程中习得这些素质。

所谓医德教育，就是指一定的社会医疗卫生机构，遵循医学人才成长和医学教育的客观规律，有目的、有计划、有组织地对受教育者施加系统的医德理论、观念、规范等有效影响的活动。其近期目的是：通过医德教育，解决现存的医德医风问题，和谐医患关系，优化服务质量；远期目的是：在持续的医德教育过程中，全面提高医务人员的医学伦理素质，推动医学事业健康发展，促进和谐社会建设。处在成才阶段的医学生积极参与、接受医德教育的主要任务是：提高医德认识、陶冶医德情感、树立医德信念，为在实践中养成良好的医德行为习惯奠定坚实的基础。

医德教育是医务人员思想品德教育和道德教育的重要内容，是培养和塑造医务人员高尚情操、良好形象的重要途径。然而，"医生思想品德"的内涵是什么？什么样的教育才是"培养和塑造医务人员高尚情操、良好形象"的教育？对于医德教育范畴的具体理解与界定，从不同的角度切入往往可以得出十分不同的结论，这是不同德育观的反映，而不同德育观对具体的医德实践也会产生不同的影响。对医德教育概念理解的不同之处主要集中在两个方面：一是医德教育的内容包括哪些，二是如何理解医德教育的过程。

顾明远在《教育大辞典》中指出：德育——旨在形成受教育者一定思想品德的教育。在中国，德育包括思想教育、政治教育和道德教育；在西方，德育一般指伦理道德教育以及有关的价值观教育。

如前所述，道德作为伦理下的二级概念，表明的是生活本意的性质，医德即医务人员的职业道德，是医务人员应具备的思想品质。医德教育的内容应包括对医务人员的理想信念的教育，也包括对医务人员基本道德素质的教育，还包括对医务人员职业行为的规范和职业的提示。事实上，医德教育的基础是道德教育，一个基本道德品质不合格的人，无法担负起救死扶伤的重任。中国古代教育强调治国、平天下的远大理想抱负要从修身、齐家开始，医德教育的基础也同样如此。医务人员医德的树立必须从修身开始，首先要有一颗善良的心，有高尚的道德基础，然后才能够进入医疗行业，没有仁爱思想的人是不会拯救疾苦的。齐家、治国的理念在医务人员中应体现在不同的诊疗对象范围中，以高尚的医德悟化精湛的医术，在修身的基础上扩大诊治服务范围，进而达到齐家、治国。平天下则体现在整个医疗行业的目标上——解除人类病痛，为人类追求理想自由而奋斗。不积跬步，无以至千里；不积小流，无以成江海。医疗事业的发展正是由每个医务人员最基本的道德修养中孕育而来，因此医德教育应建立在对医务人员基本道德素质教育的基础之上。

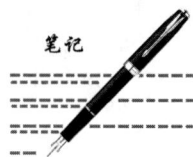

　　医务人员还要具有高尚的理想和信念。什么是理想？《现代汉语词典（第7版）》对"理想"是这样解释的："对未来事物的想象或希望（多指有根据的、合理的，跟空想、幻想不同）。"每个人都有理想，因为每个人都有未来，都会对未来有想法，这就是理想。作为一名医务人员，必须要有一个高尚的理想。毛泽东在《纪念白求恩》一文中写道："白求恩同志是加拿大共产党员，五十多岁了，为了帮助中国的抗日战争，受加拿大共产党和美国共产党的派遣，不远万里，来到中国。去年春上到延安，后来到五台山工作，不幸以身殉职。一个外国人，毫无利己的动机，把中国人民的解放事业当作他自己的事业，这是什么精神？这是国际主义的精神，这是共产主义的精神，每一个中国共产党员都要学习这种精神。""白求恩同志毫不利己专门利人的精神，……每一个共产党员，一定要学习白求恩同志的这种真正共产主义者的精神。……一个人能力有大小，但只要有这点精神，就是一个高尚的人，一个纯粹的人，一个有道德的人，一个脱离了低级趣味的人，一个有益于人民的人。"理想是行为的源泉，医学生必须树立远大的理想，做德才兼备的医学人才，时时处处以病人利益为重，做一个济世爱民的医生，成为深受人民欢迎和尊敬的医生，并形成以真、善、美为核心内容的高尚医德理想，做到社会利益、集体利益、个人利益三兼顾、三统一。医务人员必须要有高尚的理想和信念，有这种精神的支持和鼓舞，才能够在病人最需要的时候、最需要的地方出现。《孟子》说："万钟则不辨礼义而受之，万钟于我何加焉？为宫室之美，妻妾之奉，所识穷乏者得我与？"

　　医务人员职业行为的规范和职业的提示是指医疗行业对医务人员医德的要求。作为一种职业道德，医德的职业性特点决定了它要遵从许多行业的要求。救死扶伤是医疗行业的最基本要求，同时又是最高的要求，因为要做到这一点，需要每一名医务人员从点滴做起。比如，一个优秀的医务人员是不会醉酒的，因为他时刻可能面对病人的需求；再比如，一个优秀的医务人员是不分昼夜的，因为随时可能有危重病人，他需要随时能出现在病床边。同时，救死扶伤还表现在对病人的无条件救助上。

　　医德教育作为德育的一种，其教育过程与德育过程相同。在我国，人们对德育过程也存在着不同认识。我国德育定义中认为德育是一种由外而内向受教育者施加影响的过程，认为思想道德等纯粹是从外部"转化"进学生的头脑的，如《中国大百科全书·教育卷》（1985年）就认为，德育是"教育者按照一定社会或阶级的要求，有目的、有计划、有组织地对受教育者施加系统的影响，把一定的社会思想和道德转化为个体的思想意识和道德品质的教育"。由此可见，对于德育，在很长的时间内人们都认可"转化理论"，即将外因（一定的社会思想和道德）转化为内因（个体的思想意识和道德品质）。但我们认为，按照唯物辩证法的观点，事物发展的外因只是条件，内因才是根据，外因必须通过内因才能起作用，医德教育过程固然强调医务人员所在的医疗或教育环境所带来的价值性环境和影响，但这个环境和影响起作用的先决条件必须是医务人员接受影响这一内因，医德教育实际上也是医务人员和医学生自身在道德方面不断自主建构的过程。因此，我们认为医德教育应该是教育者组织或构建的适合医务人员和医学生医德成长的价值环境，以及促进医务人员和医学生在道德认知、情感和实践能力等方面不断提升的教育活动。

## 第二节　医德教育的对象和主体

### 一、医德教育的对象

在探讨医德教育的对象之前，我们必须明确一个问题：单就教育内容而言，医德是可教的吗？古希腊时期曼诺曾向苏格拉底提出"道德是可教的吗"的命题，这一命题同样适用于医德教育。

苏格拉底以"美德即知识"的命题而闻名，在他看来，作恶的原因是对善的无知，科学和道德的真知都是智慧或知识，道德知识只是知识的一部分。一个有知识的人，他的灵魂是智慧的，一个智慧的人，他的灵魂会指引他采取正确的行动，有善的灵魂就不会做出不道德之事。所以苏格拉底的结论是"美德是可教的"。

由这个命题可以看出，从学科教学的角度去看，把医德看作一种知识，医德也是可教的。在中国的传统教育中也有相同的验证。如《大学》开宗明义地说："大学之道，在明明德，在亲民，在止于至善。"王夫之言："天无所不继，故善不穷；人有所不继，则恶兴焉。"但医德教育的特殊性在于，这种教育不仅是通过概念的界定去明了的知识性教育，更是知识以外的东西，是人们践行道德的一种识见，所以医德教育不可能仅仅通过说教和学习来完成。

当医德教育成为一种学科教育后，医德教育的对象就好确定了。在医德教育中，教育对象就是接受教育者，也就是医务人员和医学生。在对医德教育对象的教育中，从人道和科学出发，就要因材施教。第一，应当根据教育对象的实际年龄进行医德教育。个体意识倾向性因素有一个逐步发展的过程，不同阶段的医德教育对象个性特征可能具有共性，应当根据这些年龄阶段的共性去开展对应阶段的医德教育。第二，应根据教育对象的个体特征进行医德教育。每一个教育对象的个性心理特征都不相同，应根据教育对象个体不同的能力、气质、性格特征组织开展教育。第三，在不同年龄和不同个体特征的基础之上，要根据教育对象的综合实际，而不是按照一般心理学、教育学的规定进行教育。

在医德教育中，也存在着个体在自身医德发展的不同阶段的不同教育需要，这一发展过程可以用"他律－自律－自由"三个阶段来阐释。他律是医德教育的初始阶段，在这一阶段，教育对象自身缺乏对医德的认识，需要通过教育者或教育者所建构的医德教育价值环境去体会认识医德规范，并且教育者所建构的这一医德教育价值环境要不断地影响教育对象的行为取向，从而促使教育对象形成医德的规范意识，建立个体对医德规范的认知。在此基础之上，教育对象就可以进入自律的医德发展阶段了。医德有一个要求，就是"慎独"，这就需要教育对象有严格的自律性，自律就是指医德教育对象能够借助自身的道德判断、情感认知等因素自觉地认识和遵守医德规范。医德发展的自由阶段实际上是道德的最高境界，达到"与天地同流"的"天地境界"。在这一阶段，教育对象对医德的认知已经达到了所谓的"化境"，对道德判断的认识达到了炉火纯青的境界，具有悲天悯人的道德情感、彻底的人道主义精神，医务工作中的医德行为完全是"从心所欲不逾矩"的，是医德价值的自然流泻，是高尚医德与医术的完美结合，而这种结合又是"月亮不是有意照水，水也不是有意映月"的良好境界的体现。

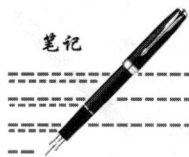

### 二、医德教育的主体

谁是教育的主体？这是教育理论中争议极大的一个问题。20 世纪 80 年代以来，中国关于教育主体问题存在单主体论（教师主体或学生主体）、双主体论（教师和学生都是主体或互为主体）、主体转化（教师开始是主体，然后学生逐渐成为主体）等不同的讨论和论述。

目前在我国比较统一的、流行的观点是教育的单主体论，即以教育者（教师）为教育的主体，这种理论的基础在于在教育过程中，教师是教学的主导者，在对教育资料的掌控中居于主导地位，因此是教育的主体。

但对于医德教育，它是一个主体转化的教育过程。如前所述，医德教育不可能仅仅通过说教和学习来完成，不仅是通过概念的界定去明了的知识性教育，更是知识以外的东西，是人们践行道德的一种识见。而医德教育的终生性又与医德作为职业道德的一种而具有的职业性紧密联系，医德教育的过程包括在校教育和在岗教育。在校教育中，教育者（教师）构建适合医学生医德成长的价值环境促进医学生在道德认知、情感和实践能力等方面不断提升，在这一过程中，教育的主导是教师，他们掌握着教育资料，传递着教育信息，引导着教育对象在道德认知、情感和实践能力等方面的提升，所以教育者（教师）是毋庸置疑的教育主体，这与我国通行的教育理论是一致的。一旦医学生进入岗位，这种教育活动的主体就发生了转变，医学生成长为医生（甚至提前到见习或实习阶段），医德教育就从说教和学习变为道德的识见，医德教育就变为社会构建的适合医务人员医德成长的价值环境，促进医务人员在道德认知、情感和实践能力等方面不断提升的教育活动。在这一过程中，教育是以教育对象的个体选择为主导的，教育者（医德模范人员）自身并不具有教育的主动性，甚至教育者的带动作用连教育者自身都不知道，而是完全取决于受教育者的选择。简言之，社会构建的医德成长的价值环境，如宣传栏目等，可能教育对象根本不予理睬，而一些医务人员在工作中的一些小的细节（这些细节可以微小到实施主体都没有意识到）却会对教育对象产生深刻的影响。因此，基于职业的特点，医德教育应为主体转化的教育过程，在校教育中，教育的主体是教师，由教师选择教育的方式、掌控教育资料；在岗教育中，教育的主体是受教育者，由受教育者选择教育媒介、教育资料。

## 第三节　医德教育的历史

人是目的性动物，有了目的，人类的活动就不再是一种无反省的动物性本能，而是一种追求理想和完美的创造性实践活动。医德对人类生活的目的性来说是一个重要因素，在人类生存发展的历史长河中，医德这一起源于医学而又超越医学自身要求的职业道德，对人类社会的延续和推动起到了基础性作用：没有高尚的医德指引，就没有精湛的医术；没有精湛的医术，就没有健康的人类社会，更谈不上社会的繁衍、发展和人类生存目标的实现了。

中国传统的医德教育是建立在中国传统的个体教育基础之上的，师承授受是中国历史上文化传承的一种重要方式，也是中医药学和中医医德发展演进的重要方式。在中国传统医德教育中，仁爱、济世和律己成为医德教育的核心内容。

与东方传统观点不同，西方医德教育是以医学伦理学为基础的。古希腊文化是西方文化的源头，伟大的医学家希波克拉底被称为西方医德的奠基人，著名的《希波克拉底誓言》强调了医学的目的是为病人服务，把病人的康复视为医生的崇高职责："我决心尽我所能，遵守对病人有益的生活规范，严禁对病人的一切毒害和妄为。"伴随着西方社会文明的发展，在基督教《圣经》的影响下，西方医德教育宣传了一种"牺牲精神"，要求个人的品德为爱心、信心、虔诚、忍耐和节制。随着 1948 年《日内瓦宣言》和1949 年《国际医德守则》的颁布，医学伦理学在规范体系、理论基础方面都得到进一步完善。

由上文可以看出，中国传统医德教育侧重的是医德学的研究和教育，西方医德教育侧重的是医学伦理学的研究和教育。由于伦理和道德长期以来一直处于概念模糊和逻辑混乱状态，我国主要的医学道德学论述大多以医学伦理学命名，混淆了以理性为基础的医学伦理和以和谐关系为基础的医德的概念。自"西学东渐"以来，伦理和道德两个概念经过碰撞和融合，划界与范畴已逐步清晰，伦理是伦理学中的一级概念，而道德则是伦理下的二级概念。在这两个概念中，从西方重理性的思辨、东方重人际关系的和谐来分析，伦理表明的是社会规范的性质，而道德表明的是生活本意的性质。在医德学及医德教育的研究中需要对此进一步加以明晰。

我国近代的医德教育是以集体教育为基础进行的，但具体的文献资料少有问世。1933 年 6 月宋国宾主编的《医业伦理学》是我国第一部比较系统的医学伦理学专著。抗战时期，毛泽东在《纪念白求恩》中提出的"毫不利己专门利人"的工作作风成为医学道德的指导思想，1941 年毛泽东为延安的中国医科大学题词"救死扶伤，实行革命的人道主义"，成为我国医学道德的基本原则，为我国现代化的医德建设奠定了基础。

医生这一行业自身的要求中便包含着强烈的道德要求，因此医德教育无论是对单一的医务人员，还是对整个医疗行业而言，都尤为重要。医德教育一方面要对从医者进行教育，另一方面还要在教育的过程中探索总结医德规范及其评价体系。在我国高等教育从精英教育走向大众教育的进程中，医疗卫生专业入行者的素质参差不齐，如果没有一个完整的医德教育体系，欠缺一个完善的医德规范评价体系，则医疗卫生行业无法健康发展，而这一与人之生命健康密切相关的行业一旦出现问题，就会引发一系列的社会问题，因此，在医学院校中开展医德教育已成为势在必行的重要教育举措。同时，我国现代医德教育还要在学校教育的基础上进一步发展，医务人员除了在校期间要接受医德教育外，还要把涉及医德与法规的结合形成的各种制度，如《医务人员工作守则》《全国医院工作条例》《卫生部部属医院院校学生守则》《中华人民共和国医务人员医德规范及实施办法》等，作为医务人员终生医德教育的读本。医德教育的内容也要融合东西方医德教育和医学伦理学教育的内容，形成兼容并包、具有职业特点的德育教育体系。近年来以《医学伦理学》为标题的著作层出不穷，为我国医德学和医学伦理学的研究提供了大量宝贵而详尽的资料，而作为制度的要求，在执业医师的资格考试中，医德学和医学伦理学也成为重要考点，这些都说明我国社会对医德学的关注度越来越高，对医德教育的要求也越来越高。因此，医德学迫切需要设置为独立学科并提出教育要求，必须尽早走到医学教育中去。

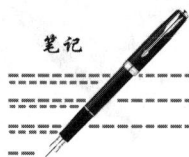

# 第四节　医德教育的目标

进行医德教育的一个核心问题是：医德教育的目标是什么？或者说，什么样的人才是具有医德的人？

人是目的性动物。尽管现代社会人的"机械化"使许多人自觉或不自觉地陷入了"机械论"的可悲境地，否认或忘却了人的目的性，但目的性仍然是人和动物的分水岭。有了目的，人类的活动就不再是一种无反省的动物性本能，而是一种追求理想和完美的创造性实践活动。有了目的就有了活动的目标，有了目的就有了反思活动得失成败并使之趋于完善的标准。医德教育的目标就是要确立医务人员义务活动的目的和标准。

医德教育目标的确定具有强烈的主观性，要反映一定的价值取向和教育理想，同时，医德教育目标的主观性又以客观性为存在的前提，恰当的医德教育目标的制定必须考虑到社会发展的现实和要求，符合受教育者身心发展的规律。因此，确定医德教育的目标的基本依据可以概括划分为主观和客观两个方面。

1. 确定医德教育目标的主观依据　医德为道德的一个方面，医德教育目标的确定与德育目标的确定依据一致，人们在考虑德育目的时往往会非常直接地受到形而上的理念、人性假设和理想人格等观念和价值取向的影响。医德教育目的的实质就是教育活动中人的价值选择。

人是天生的形而上的动物。一方面，人有追问世界根本的兴趣；另一方面，自觉或不自觉的形而上的理念会对人的一切活动产生影响。最大的影响是对教育目标的影响。比如，柏拉图认为，一切感官所得都属于现象，宇宙的根本是绝对理念。因此，个体如要追求真理就不能诉诸感官的体验而应当依赖理性，而理性能力与生俱来，不假外求。教育的目的不在于灌输知识，而在于启发理性、认识绝对理念。与之相似，我国古代医学家陈实功也提出"先知儒理，然后方知医理"。相反，经验主义者洛克、爱尔维修等认为，先有外物的存在，然后才有感觉经验，所以一切知识来源于后天，都要通过感觉经验，因此教育的目的应当是培养人对外在环境的兴趣，包括接受人与人之间的影响。中国古代教育思想家们的教育目的论也往往建立在他们对宇宙之根本如"天""道""理""性"等问题看法的基础上，认为德育的根本目的在于教学生领悟宇宙和人生的根本，从而从根本上修身养性。由此可以看出，不同的世界观或形而上的理念都会对道德教育的目标产生影响。

医德教育目的的确定还受到思想家们或制定教育目的者的人性假设的影响。古代基督教思想家曾经由原罪说引申出必须对儿童采取严厉的态度，以祛除他们身上的"撒旦"的结论。卢梭却认为"出自造物者之手的东西都是好的，而一旦到了人的手里，就全变成坏的了"，认为教育的目的在于求得儿童顺其自然的发展。与之相似，孟子是中国古代性善论者，他认为人皆有恻隐之心、羞恶之心、辞让之心和是非之心，这"四心"乃是仁、义、礼、智四种美德的开端。所以"学问之道无他，求其放心而已"，德育的目的无非是要人将失掉的善心找回来，恢复人的本性并发扬光大。孙思邈在《大医精诚论》中谈到的"凡大医治病，必当安神定志，无欲无求，先发大慈恻隐之心，誓愿普救含灵之苦"也有这种含义。荀子作为性恶论的代表，提出"目好色、耳好声、口好味、心好利、骨体肤理好愉逸"，故人性皆恶，其善者"伪"，所以道德教育要使人去性而就伪。

道德教育的要义之一是用理想的道德人格塑造自我，故教育目的的设定还要受到教育主体有关理想人格观念的影响。在我国古代，佛教倡导与世无争的人格，道教塑造长生久视的神仙世界，儒家倡导成仁取义的圣贤人格，在西方国家，卢梭主张自然发展的人格，洛克倡导绅士人格，杜威提倡所谓的民主社会公民等，这些都寄托了他们对于理想人格的向往，这些理想人格也就成为他们设定的教育目的的重要组成部分。

2. 确定医德教育目的的客观依据　确定医德教育目的的客观依据首先是指医德教育目的的制定必须考虑一定的社会历史条件，医德教育的目的受社会历史条件制约，主要是指受生产力与科技发展以及社会经济制度的制约。

首先，医德教育目的的确定受社会生产力和科学技术水平的制约。在古代，生产力水平和科技水平低下的现实不允许全体医务人员都接受系统的医德教育，所以当时的医德教育目的是不明确的，医德教育也是在不同的医师的言传身教中进行的。现代社会，伴随科学技术和生产力的发展，医务人员如果没有一定的科技、文化和品德素质，就无法适应现代社会卫生事业发展的要求，故医德教育作为职业教育的一种，开始在学校教育和岗位教育中推行。同时，由于信息时代和知识经济时代对全体社会成员文化和科技素质的推动，医德教育的目标要求也越来越高。

其次，医德教育目的的确定还受一定社会经济和政治制度的制约。道德是上层建筑的一种意识形态，受一定社会生产关系的制约。我国以公有制为基础的社会主义制度的性质，决定了我国以共产主义理想为核心的社会主义精神文明的特征。医德作为一种职业道德，有它自己的特殊性，但它不是脱离共产主义道德思想体系而独立存在的道德类型，这是由我国社会制度的性质和事业奋斗的目标理想所决定的。社会主义医德是共产主义道德在医务领域的具体体现，它是以马克思主义道德科学的一般原则为指导的。社会主义医德必须以共产主义道德观、人生观、世界观为思想基础来确立医务人员的行为规范。白求恩医德之所以高尚，能够做到毫不利己、专门利人、极端负责、极端热忱，就在于他从实践中找到了共产主义的伟大理想，把医疗卫生工作同解放全人类的事业联系在一起。吕士才也深有感触地说过："我认为品德是人的精华，没有共产主义道德品质，就等于是个废物。"理想和道德是不能分开的，有远大的理想才能有高尚的医德。社会主义的高尚医德同共产主义的理想和实践是血肉相连的，它反映着社会主义社会中人与人之间新的关系。

再次，医德教育目的的确定必须考虑历史发展的进程。德育中的一个重要的分歧就表现在社会发展和个性发展的关系上，社会本位的教育家往往强调教育的使命在于为社会培养合格的成员，德育目的的核心是使教育对象社会化，形成一定的社会人格；个人本位的教育家往往强调个人价值，认为德育目的应当从人的本性出发，求得个性的自由发展与个人价值的充分体现。实际上，社会人格的培养和个性发展之间是一种历史的辩证关系。社会发展与个人发展在总进程上是统一的，一方面，社会进步是个人发展的先决条件，由于生产力、科技发展的制约，也由于一定社会经济制度的制约，一定历史阶段的社会发展程度决定了个性发展需要或被允许的幅度；另一方面，个人又是社会生活的主体，发展个性，实现个人价值对整个社会的进步具有重要意义。如南丁格尔推动护理工作发展就是基于社会和个人人格的双重需要。然而，社会发展和个人发展、社会人格和个人人格之间又有矛盾的一面。社会发展对个人发展有规范和制约的一面，社会总是要求人的个性朝合乎社会发展需要的方向发展。

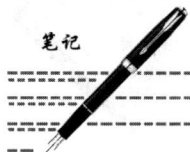

综合这些医德教育目的的影响因素，以及我国现阶段的文化特征和教育原理，我国医德教育的目的可以依据中华人民共和国原卫生部 1981 年 10 月 8 日颁发的《医院工作人员守则和医德规范》和 1988 年 12 月 15 日颁发的《医务人员医德规范及实施办法》中的有关规定来确定。

《医院工作人员守则和医德规范》中的医德规范部分指出，医务人员要"遵守公德""热爱医学""救死扶伤""高度同情""尊重病人""讲究卫生""廉洁奉公""团结互助"。《医务人员医德规范及实施办法》指出，医德规范为："①救死扶伤，实行社会主义的人道主义，时刻为病人着想，千方百计为病人解除病痛。②尊重病人的人格与权利，对待病人，不分民族、性格、职业、地位、财产状况，都应一视同仁。③文明礼貌服务，举止端庄，语言文明，态度和蔼，同情、关心和体贴病人。④廉洁奉公，自觉遵纪守法，不以医谋私。⑤为病人保守医密，实行保护性医疗，不泄露病人隐私与秘密。⑥互学互尊，团结协作，正确处理同行同事间关系。⑦严谨求实，奋发进取，钻研医术，精益求精。不断更新知识，提高技术水平。"

从这两个规范的比较中我们可以看到，医德教育的目的应该包括：对医务人员基本道德的要求——遵守公德和文明礼貌；对医务人员职业精神的要求——救死扶伤和热爱医学；对医务人员业务促进的医德要求——严谨求实，奋发进取，钻研医术，精益求精；对医务人员服务过程的医德要求——高度同情、尊重病人；对医务人员职业习惯的医德要求——讲究卫生；对医务人员之间关系处理的医德要求——团结互助；对医务人员廉洁方面的医德要求——廉洁奉公。这些要求的统一构成了医德教育的目标。

# 第五节　医德教育的意义

医德教育是培养良好的医学道德风尚的基础性工作，是塑造医学生和医务人员思想道德信念，提高其政治水平和道德品质的重要方法，对培养德才兼备的医学人才、促进医疗卫生事业和医学科学的发展、构建社会主义和谐社会具有十分重要的意义。

## 一、培养德才兼备的医学人才

在医学教育过程中，重视医学生的医德教育，与为社会提供合格的医学人才有着密切的关系。医学生只有具备了良好的医德，才能真正发挥救死扶伤的医学人道主义精神，才能真正树立全心全意为人民服务的思想，才能成为真正合格的白衣战士。医学院校应致力培养医术精湛、医德高尚的医学人才。医学教育的目的，就是要提高医学生的综合素质，培养和造就既有现代医学理论、医疗技术，又有高尚医德的德才兼备的医学人才。

今天在校学习的医学生毕业后从事的医务工作，首要的责任就是拯救病人的生命、维护病人的健康。这一崇高的职业，决定了医务人员必须具有高尚的医德、良好的人文关怀品质，努力做到医术和医德的统一。医务人员的医德如何，直接影响到病人的生死安危、病人家庭的悲欢离合，如果具有高尚的医德，就能对病人充满同情和爱心，在医疗技术上不放松对自我的要求，认真负责，不断进取，精益求精，把可能发生的医疗差错尽量减少到最低限度，尽力为病人争取理想的治疗效果；反之，缺乏高尚的医德，在医疗实践中对病人就不能一视同仁，有亲疏贵贱之分，可能会置病人生命于不顾，甚至可能发生严重的责任事故。

高校医德教育是给思想上尚未成熟的医学生打基础的教育工作，在校医学生的医德教育将影响其毕业后工作中医德行为的养成。过去人们对人才的定义失之偏颇，仅仅与业务素质的优劣挂钩，而忽视思想政治及道德品质素养，重医术轻医德。医学院校在培养学生技术本领的同时，抓住这一特殊阶段大力进行医德教育会收到事半功倍的效果。通过教育把医德原则和规范转化为学生的个体品德，使之从思想上重视医德问题，并懂得医德的有关规范，从而为祖国培养出既有扎实的专业知识、技能，又有良好思想道德素质的合格的医务人员。这样的医务人员会对工作充满责任感，更好地胜任本职工作。

### 二、促进医疗卫生事业的发展

首先，加强医德教育是提高医疗质量的重要保证，是密切各级医务人员关系的重要条件。医疗质量管理是医院管理的核心，医院管理好坏的标志就是医疗质量的高低。如果在医院管理中忽视医德教育，医务人员医德不好、医风不正，在医疗过程中，就会缺乏同情心，出现责任心不强、粗心大意、敷衍塞责、操作粗暴等现象。即使技术水平较高，也不可能有较高的医疗质量，而且易致医源性和药源性疾病，甚至发生医疗事故。同时，医务人员的医风不正、服务态度太差，会增加病人精神、心理的压力，客观上促使病情恶化。所以医院医风的好坏直接影响医疗质量的高低。医务人员唯有树立良好的医德医风，才能自觉地做到相互支持、团结协作、共同努力、千方百计地为病人服务。

其次，加强医德教育是医务人员自觉执行规章制度的思想保证。古人说："不以规矩，不能成方圆。"规章制度就是医疗卫生事业管理中的规矩。离开规章制度，管理就是空谈；而有了规章制度后，关键在于贯彻执行。所谓规章制度，是为确保工作质量提出的符合本职工作内在规律，要求应该如何做和不应该做什么的规定。规章制度的实质就是职业纪律，为的就是约束那些随便应付、敷衍塞责的不负责的工作作风和行为。

医疗工作关系到病人的生死安危，要求医务人员对工作极端负责任，遵章守纪，做到审慎无误。医疗过程中的事故事例说明，贯彻执行规章制度离不开医务人员的自觉性，而自觉性来自对病人极端负责的高尚的医德精神，这种精神是自觉严守规章制度的内在动力。

### 三、促进医学科学的发展

医学是具有道德内涵的学科，医德的观念决定着医学发展应该永远保持其应有的道德品质。加强医德教育是提高医疗质量、推动医学科学发展的需要。当代医学模式已由生物医学模式转向生物－心理－社会医学模式，这种转变深化了医学和医德对社会产生的影响，推动了医疗卫生事业的发展，同时也对医学生和医务人员提出了更高的医德要求。事实上，医学每前进一步，都需要加强和建立新的医德观念，同时，加强和建立新的医德观念又会对医学科学的发展起促进作用。

在医学科学的发展过程中常常会发生新技术和旧观念相矛盾的情况，继而产生许多医学伦理道德的新问题，如：人工授精、试管婴儿的出现对传统婚姻观、血缘观的冲击，胎儿的地位与父母身份的伦理问题，处置有缺陷新生儿的道德是非问题，以及安乐死所引发的死亡标准探讨的问题，等等。从医学科学发展的角度看，加强医德教育，培养医学生——未来的医务人员优良的医德品质，对医学科学研究有着十分重要的作用。

另外，随着现代医学心理学的兴起，人们的心理疾病和健康问题普遍引起社会重视，实践表明，医德和医疗质量关系极为密切，高尚的医德是提高医疗质量的动力和保障，

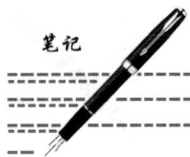

单纯用生物医学的知识是难以解决医疗质量问题的，良好的心理因素对疾病的治疗有明显的积极作用。如果医生辅以和蔼的态度、良好的语言暗示，通过心理和行为双重治疗，将大大提高医疗效果。因此，医德教育不仅是治疗疾病、促进医学科学发展的需要，更是医疗卫生事业发展的需要。

### 四、构建社会主义和谐社会

构建社会主义和谐社会是我党从全面建设小康社会、开创中国特色社会主义新局面的全局出发提出的重大战略思想，适应我国改革开放进入关键时期的新要求，充分显示了我党在促进社会主义建设中的"和谐互动、协调发展"的理念。然而，随着市场经济的发展，医院却面临着比以往更多、更复杂的矛盾和社会问题。医务人员的世界观、人生观和价值观发生变化，使得医患关系面临更多的压力，医务人员道德水平的下降给和谐医患关系笼罩上了一层阴影。这成为构建和谐社会的障碍，影响和谐社会的发展。和谐的医患关系是构建和谐社会的重要内容。和谐的医患关系可以预防医患冲突，有利于保障人们的生命健康，促进医疗卫生事业的发展，保障社会经济系统和谐发展。医德教育是实现和谐医患关系的关键，其作用主要体现在以下方面。

1. 医德教育能提高医务人员的道德水平　当前我们的医务人员队伍从整体上看是健康发展的，我们拥有一大批有理想、有作为、有贡献的优秀人才。但同时我们也应该看到，有些医务人员在道德观上也出现了这样那样的问题，如被眼前的经济利益所吸引，医德标准错位，以消极心理对待工作、追求物质金钱享受、收红包、受色食等，在不同程度上影响了医院正常的医疗秩序，破坏了医院的整体形象，影响了医患关系的正常发展。只有通过开展医德教育，扭转医务人员道德水平下降的局面，提高其道德水平，才能从根本上促进医患关系的和谐发展。

2. 医德教育能提高医务人员的服务意识　医院虽然大多属于事业单位，但它的本质是一个服务机构，是为病人提供医疗服务的。但现在仍然有很多医务人员带着官僚作风上岗，带着行政气派工作，与病人接触的发号施令、耀武扬威、盛气凌人。而这也导致病人对医务人员产生意见、医患关系紧张。通过开展医德教育，让医务人员树立服务意识，用心地为病人服务，必将推动医患关系和谐发展。

3. 医德教育能提高医务人员的责任意识　医疗服务是一项专业性极强的服务活动，需要医务人员具有较高的责任意识。但有些医务人员责任意识差，诊断马马虎虎、治疗粗心大意、服务敷衍了事、事后推卸责任、乱开药、乱下结论等现象时有发生，有的给病人带去了更多的痛苦，有的给病人带去了致命的损失，这也影响到了医患关系的发展。通过开展医德教育，提升医务人员的责任意识，可以使医务人员本着对病人负责的态度去开展医疗服务，减轻病人的痛苦和损失，这必然会促进医患关系的和谐发展。

4. 医德教育有利于改善医务人员同病人的沟通　沟通是解决问题的最好方式，沟通也是防止问题发生的最好方式。医患关系紧张，其实很多是由沟通不及时造成的。病人对医学知识了解不多，就更需要医务人员能随时为其解难答疑，但医务人员工作繁忙或没有耐心，不给病人沟通的机会，就会使病人感到不满意。通过开展医德教育，提升医务人员的道德水平、服务意识和责任意识，必然会促进医务人员与病人的沟通，从而改善医患关系，促进社会和谐发展。

# 第五章　医德教育的体系

## 第一节　医德教育的社会环境

环境是指生物体生存空间内各种条件的总和。人类生存的环境包括自然环境、社会环境和精神环境。其中以社会环境、精神环境对人的道德成长作用最大，而精神环境又往往与社会环境相重叠。影响学校医德教育的社会环境既指社会经济、政治、社会文化和心理环境，又包含大众传媒、社区、学校、家庭等，并以学校自身环境最为专门和规范。

以高等学校教育所提供的个体道德成长的情境相比较，社会环境（专指学校医德教育的外环境）带有许多显著特点。一是普遍性。社会环境是个体道德成长的空气和水分，从时间上影响着个体成长的全过程，从空间上包围着学校并渗透于学校教育，故社会环境的影响会远大于学校教育。二是隐蔽性。相比学校教育的系统性和规范性，社会环境教育有着更大的隐蔽性，社会环境对个体的影响不再是系统的规范性指导，而是一种润物细无声的潜移默化。三是创造性。社会环境对个体道德成长的意义，在于其不仅影响时空及作用方式，而且塑造了一定阶段和一定国土之上的道德。学校教育具有适应国家和社会需要的特点，所以学校教育往往受控于并不可避免地落后于社会和国家的需要，而社会环境教育本身就代表着国家和社会的需要，并不断创造着新的需要，在肯定－否定－否定之否定的命题中不断上升，因而具有对国家、社会需要的创造性。

当代社会，就宏观角度来看，全球正处于现代化的巨变当中，一部分已完成了工业化的国家在经济、文化诸领域已达到了人类社会的较高水平，但以工具理性和个人主义为特征的现代文明又带来了人际关系的紧张，造成了人的物化、主体的失落及其道德沦丧与精神麻木等。在医疗卫生行业中表现为在诊治的过程中紧张的医患关系，在具体操作中注重医疗技术而丧失医德培养，缺少对病患的人道主义关怀等。中国等发展中国家正处于现代化的入口，处在努力推进经济、政治体制的现代化转轨的过程中，人的现代化已成为当今社会发展的主题之一。人的解放不仅是政治解放，而且是经济解放、社会解放，目前我国进行的市场经济建设的一个重要作用就是解放人。在这个解放过程中，个人从人性压抑中解放出来，情欲的喷薄而出必然造成一定的泛滥，这一泛滥引起的社会心理和人的意识的形成导致了许多的社会问题，并使一些隐蔽的欲望从角落走向台面，如医生收受红包的现象及其引发的医疗腐败问题，如药剂人员收取回扣及其引发的天价治疗费用问题，如诊疗人员工作态度恶劣引发的医德医风沦丧问题。我国在现代化的进程中，既要面对西方社会的示范效应，又要克服传统与现代的矛盾，努力走出转型阵痛期。

社会环境对医德教育的影响通过环境本身的直接辐射来实现，在现今的医学高等学校教育中，医德教育也从传统的纯世俗性教育转向以学校教育为核心。社会教育已不再是单纯的个体成长的环境，也成为学校教育的环境。一定时期的经济、政治、文化、社会心理、大众传媒、社区、家庭等对学校教育的影响，可分为决定和修正两个方面的作用。一方面，社会环境对学校教育的范式（质）和规模（量）起着决定作用，同时对学校教育的目标起着决定作用。社会经济发展状况、政治文化要求和社会心理导向决定着学校教育的质量。在社会经济发展的初级阶段，生产力极度落后，政治文化处于起始阶段，社会心理对医疗的要求仅是有医药可用，神农的尝百草就成为医德的标准，但这一标准并不能成为教育的范本，因为此时的社会环境还无法促成医德的教育和研究，更无法促使形成学校教育去培育有尝百草精神的医德者。封建社会，社会经济水平有了较大提高，医德的教育具备了传播的条件，医德高尚者可以通过言传身教进行医德教育，但由于整个社会还处于个别教育阶段，故医德教育只能在小范围进行，而医德教育的目标也是适应封建社会要求的，对医疗秘方保密就是具有明显封建社会行会特点的医德要求。在现代社会，伴随社会化大生产的发展，医德教育已从单纯言传身教的个别性教育走向集体性教育，并由学校承担重要的教育任务，同时，伴随着社会问题的不断涌现，解决问题的医德标准也在不断调整，所以学校教育的目标也受到社会环境的决定。另一方面，社会环境，无论是整个社会文化、社会风气，还是某一社区、家庭、大众传媒，都对学校医德教育的效果起着强化或弱化的修正作用。如前所述，社会环境具有创造性的特点，这一特点决定着社会环境在创造积极的社会影响的同时也会创造社会道德的反叛者。在积极的影响上，毛泽东同志的《纪念白求恩》用受国际人道主义精神影响的社会环境创造了一大批医务人员，使我国在新中国成立初期吸引并培养了一大批医德高尚的医学人才（如林巧稚医生），这对于高校医德教育是一个好的推进，使医德教育成果更加显著。而在消极的影响上，一些社会上的不正之风，甚至一些不正确的家庭教育（如个别家长对教育医学生讲："好好学医，将来挣大钱。"）都会导致受教育者受教育目标的偏失，弱化了教育的成就。而这种消极影响的作用又往往是巨大的，如现在高校教育工作中经常列举的公式"5＋2＜5"，即在校5天的教育加上周末两天的社会影响，成果小于5天的教育。所以社会环境对教育成果的修正影响是巨大的。

　　由此可见，学校医德教育对社会环境的依赖是巨大的，学校既是医德教育的场所，同时也是医德教育的环境，从学校开始，到社区、家庭、大众传媒乃至社会文化、社会风气的德育环境建设已成为医德教育必不可少的研究课题。

# 第二节　医德教育的内容

　　近几年来，随着人们对医德教育的关注和重视，医德教育的内容也在不断发展，同传统医德教育单一的医德规范要求相比，对医德教育内容的学术研究扩展到了包括哲学、伦理学、法学、医疗实务等在内的各个方面。

　　现代医德教育不仅注重对医学共同价值观的教育，而且还根据学生的实际，讲授医学蕴含的某种特定的文化价值，把医德教育推及人类生活的诸多方面，如医学伦理教育、医疗法纪教育、医学文明教育、医学消费教育、生态伦理教育等；医德的内容已拓展到人们生活的各个方面，同社会生活紧密联系。这说明医德教育已经不单纯是医务人员的事情，而是整个医学领域甚至是全社会人类都要关注的问题。

　　狭义的医德教育内容主要是医德规范，而广义的内容还包括医学伦理学中的医德内容、思想政治教育中的医德教育、医学专业教学内容中的医德教育、职业教育和社会课程中的医德教育内容等，主要表现在以下几个方面。

## 一、医德规范教育

　　医德规范是传统医德教育的主要内容。医德规范教育是一种显性教育方法，对医学生和医护人员的医德意识形成具有直接影响功能和鲜明导向功能，是属于他律层次的医德教育。1988年中华人民共和国卫生部发布的《医务人员医德规范及实施办法》中将医德规范定义为"医德规范是指导医务人员进行医疗活动的思想和行为的准则"。

　　医德规范的内容主要包括：救死扶伤，实行社会主义的人道主义，时刻为病人着想，千方百计为病人解除病痛；尊重病人的人格与权利，对待病人，不分民族、性别、职业、地位、财产状况，都应一视同仁；文明礼貌服务，举止端庄，语言文明，态度和蔼，同情、关心和体贴病人；廉洁奉公，自觉遵纪守法，不以医谋私；为病人保守医密，实行保护性医疗，不泄露病人隐私与秘密；互学互尊，团结协作，正确处理同行、同事间的关系；严谨求实，奋发进取，钻研医术，精益求精，不断更新知识，提高技术水平。

　　《医务人员医德规范及实施办法》的发布，代表着国家用制度的形式固定和规范了医德规范的主要内容。到目前为止，国家还未在其他法律法规和规章制度中就这一内容有新的表述。因此，医德教育中的医德规范，仍是遵循这些内容展开的。

　　医德规范的外在表现形式是教条式的，但施行医德规范教育不能仅仅是对教条的解说和背诵。通过分析医德规范内容的各条款，我们可以将医德规范分为以下几个层次：人文关怀与人道主义精神要求、医事法律要求、医患沟通能力要求、职业精神和职业素质的要求。可以说，医德规范是纲领性的，在这一纲领统领下的各层次，共同形成了完整的医德教育体系。因此，医德规范教育应在对制度条款学习和理解的基础上，进一步结合医德教育各层次的内容，才能深入并内化为医学生的医德意识和医德情感，达到教育的目的。

## 二、医患关系教育

　　医患关系教育是医学院校医德教育的重要环节。医患关系，是医生和病人之间的一种特殊的人际关系，是医生和病人为了治疗或缓解病人的疾病而建立起来的联系。医患关系是医疗活动中一对主要的矛盾体。正常健康的医患关系应当是建立在相互理解、相互信任基础上的平等、合作关系，医患的共同目的指向是病人的生命健康，而不是有求于人的关系，更不是冲突和敌对的关系。正常有序的医疗活动是建立在医生和病人良好的沟通和合作的基础上的。

　　在生物－心理－社会医学模式下，医方在医疗活动中对作为医疗活动对象的病人的人文关怀和病人应享有的一系列参与并知晓医疗环节的权利越来越受到重视。随着医疗卫生制度的不断改革和人们物质生活的不断改善，病人对医疗质量的要求也不断提高。然而医疗服务工作存在着不同程度的缺陷，病人的个人素质和对医疗服务工作的要求也有一定的差异，故医疗纠纷时常发生，医患关系越来越紧张，医患关系一度成为社会的敏感问题和学术界讨论的焦点。虽然不是仅靠医德教育就能达到医患关系的最终调和，但医学院校学生今天的医德教育状况必将影响其日后的医疗执业水准和医疗服务质量。

　　从医学教育开始阶段就注重培养医学院校学生的医德素质、工作热情和全心全意为

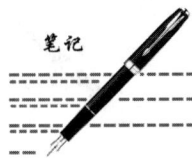

病人服务的理念，以促进医患之间的相互沟通理解，并获得病人的信任，有利于缓解医患矛盾，同时也是解决和降低医疗投诉的有效途径之一。它可以为端正行业作风、构建和谐医患关系起到积极的促进作用。因此，医患关系教育是医学院校学生医德教育中不可忽视的重要内容。

医患关系教育的内容包括对医患角色的认知、医患关系定位等。医患关系教育的目的，是要使医学生认识到，医疗活动的对象是具有思维和丰富情感的人，在生物－心理－社会医学模式下，治疗的目的是使人拥有身与心的健康，而不仅仅是解除人生理上的病痛。除了在课堂上进行医患关系理论教育，还应结合见习、实习等实践环节，强化医学生建立和谐医患关系的意识。

### 三、职业情感与职业道德教育

职业情感和职业道德教育不仅是医疗从业人员医德教育的重要方面，也是医学院校学生医德教育的一个重要方面。西方国家很早就将医德教育纳入高等医学教育的必须内容。比如美国医学教育的教学内容中就包含有职业道德教育、与人交流的技巧、如何照顾病人等。由此可以看出，美国已经把医德教育纳入到了医学教育系统之中，而职业道德教育就是医德教育的主要内容之一。日本对于医学教育的定位是"全人的医学教育"，这里有两个方面的含义，一方面是医学知识及诊治技术相关的知识、技能培养，另一方面是医学生自身使命感的教育。显然，日本的医学教育把职业情感教育作为了医德教育的主要内容。1999年国际医学教育专门委员会成立，2002年2月，该委员会制定并公布了《本科医学教育全球最低基本要求》（GMER），在这个要求中指出了"敬业精神和伦理行为"是医疗实践的核心，应把"职业价值、态度、行为和伦理"同"医学知识""临床技能"一样作为保证医学毕业生具备"基本要求"所规定的核心能力和基本素质之一。这一提法将职业情感和职业道德教育整合进了医学教育，明确了医德教育在医学生培养中的重要性。

职业情感是医学生医德良知形成的情感基础。要将一定的医德认识转化为个人道德意识中的稳定成分，为形成道德良知奠定基础，就必须要经过医德情感这种非逻辑力量的催化。医学生即使已经认识到医德的重要性，能遵守医德规范，也大都处于他律水平，只有医德情感才能把医学生引向道德自律。医德认识只有被医德情感所接受，并渗入医学生的心理深层，才能成为构成道德良知的稳定成分。

对职业道德的理解和认同是医学生医德良知形成的认识基础，包括什么是医务人员的"应当"、"应当"的内在道德根据、违背"应当"的后果等。医学生只有真正认识和理解医学职业道德，才能向往和遵守医德规范。

职业情感和职业道德教育是一个潜移默化的过程，通过新生入学前教育和《医学生誓言》宣誓仪式教育以及日常教学过程中教师言传身教的示范教育、就业前的职业培训等，都可以对医学生进行职业素质培养。

### 四、医德实践教育

医德实践教育是医学生医德教育的必要内容。医学生医德教育的实践性特点决定了医德实践教育在整个医学生医德教育过程中的重要地位。同其他高等教育相比，医学教育的实践环节在整个高等教育过程中占了更大的比重。在高等教育中，大学本科学制大多数为4年，其中实习阶段以不超过半年者为多，而医学教育是高等教育中为数不多的学制为 5 年的本科层次教育之一。医学的实践教育除了在理论学习阶段的临床见习课和实验课程，还专门设有 1 ~ 1.5 年的临床实习，足见实践教育在整个医学教育中的重要性。基于医学教育对实践环节的特殊高要求，医德实践教育在整个医德教育过程中具有举足轻重的作用。

西方国家医学教育中关于医德实践教育的理论，也可以帮助我们理解医德实践教育在整个医德教育中的重要性。西方伦理学认为，对医学伦理学内容的理解只是起点，体验和实践才是深入医德教育核心的根本途径。在美国医学界和医学伦理学界的观点认为，让学生早期参与临床医德实践是医德培养的有效途径。美国医学院校注重把课堂医学教育应用于实际，实现课堂理论教育、医疗实践和医德实践的有机结合，让学生走出课堂，走进医院，接触病人，开展类似"关爱生命"的义工活动，深入到医院为病人提供一些基本的护理，急病人之所急，培养医学生的道德情感。一些医学院校还通过网络创办"道德教育社区"，收集一些医疗道德事件，为医学生创造进行自由讨论的条件，使他们交流真实想法，使道德教育更具开放性和互动性，从而大大增强了道德教育的效果。

医德实践教育既是医学生医德教育的重要内容，也是医德教育理论深化和发展的需要，是使医德教育理论有效内化为医学生自身素质的必然需要。通过道德实践教育，可以培养医学生的医德行为习惯，让医德认识、医德情感和医德行为具有理论和实践的统一性，这是医德素质形成的关键环节。只有通过医德行为才能强化医德认识，坚定医德情感，内化医德良心。医德实践教育应贯穿医学教育全过程。目前的医学教育越来越提倡早期接触临床，培养学生的医学实践能力，医德教育也应同步跟进，在进行医学实践的同时，有意识地强化医德实践教育。通过医学实践中医学生与病人的正面接触，让学生感受与病人进行有效的医德互动带来的正面情感体验，这是使医学生将医德理论教育转化为自身医德素质切实可行的方法。此外，在课余时间，可以通过党团、社团等活动形式，丰富医德实践教育的内容，并开展义诊、送医下乡、关注社会弱势群体的医疗服务等活动，使医学生认识到良好医德行为的社会价值和自我价值体现，巩固医学生的医德意识并指导其医德行为。

# 第三节　医德教育的特点

## 一、医德教育的综合性

医德教育的综合性包含两方面的意思：一是医德教育必须使医护人员在道德认识、情感、意志、信念、习惯几个方面同时得到锻炼和提高，且这种对知、情、意、信、行的教育过程不是彼此孤立的，而是相互联系的；二是医德教育必须与社会主义思想教育、共产主义道德品质教育结合起来，与人生观、世界观教育结合起来，与加强医院管理、建立规章制度等结合起来，进行综合治理。

## 二、医德教育的针对性

医德教育的针对性就是必须根据不同的人员层次，不同现实情况，提出不同的教育要求，进行因人施教、因材施教，切忌搞"一锅煮"和"一刀切"。因为客观环境是千变万化的，各单位的情况也是错综复杂的，各医务人员所处的地位和医德水平也都不一

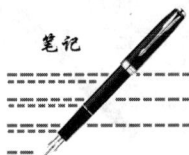

样，所以必须要从调查研究入手，根据不同情况，抓住最有代表性的问题，矛盾最突出的问题和可能获得最佳效果的薄弱环节，进行针对性教育。也就是说，对于不同层次的人员，要针对知、情、意、信、行的发展过程中的薄弱环节来加强教育，必须对具体情况做出具体分析，不能千篇一律。

### 三、医德教育的渗透性

医德教育是根据不同层次的实际情况，通过提高医务人员的内心信念，来实现良好渗透的医德品质的教育。这种教育必须以实事求是的态度，通过医德基本原则等信条的启迪，良好医德榜样的示范，光辉医德形象的显现，自觉遵守医德基本规范的气氛的感染，热爱病人的强烈情感的激发，人人讲究高尚医德环境的熏陶等显性和隐形的教育形式，潜移默化，使人们从感知、体验、领悟中接受教育。只有这样才能使医务人员即使在独处和无人察知的情况下，也能自察和慎独，对各种医学实践行为做出正确的道德是非的判断。

### 四、医德教育的反复性

医德教育必须坚持锲而不舍的原则，因为加强医德教育、培养良好的医德品质是一项长期持久的工作，树立正确的医德认识，陶冶高尚的医德情操，锻炼坚强的医德意志，绝不是靠一两次医德教育就能一朝一夕解决的。医务人员的医德认识是由浅入深、由片面到全面的过程，医德情感和医德信念要有一个不断积累和不断增强的过程，医德习惯也只能逐渐养成。也就是说，培养良好医德品质的过程绝不是一种容易的事，不能设想一个早上就能使人们几年、几十年形成的医德习惯得以改变，也不能设想一夜之间就可培养出一位"圣人"，要特别注重"知"和"行"的统一，使医德信念和医德行为互为补充，身体力行。医务人员只有通过反复教育和长期磨炼才能培养成良好的医德品质。

### 五、医德教育的渐进性

医德教育是一个不断发展和逐渐完善的过程，不能要求立竿见影，要使这项具有战略意义的建筑"精神大厦"的工作完成得很好，必须从认识的高度、工作的深度、教育的广度和下功夫的力度上去不断深入。古人曰："不积跬步，无以至千里；不积小流，无以成江海。""积土成山，风雨兴焉；积水成渊，蛟龙生焉。"坚持医德教育，就要认识到医德教育的渐进性，使医德教育伴随着医疗卫生事业的发展而发展，伴随着人类的进步而进步，并发挥保证、支持和推动作用。

### 六、医德教育的舆论一致性

医德教育在很大程度上有赖于社会舆论和人们内心的良心发挥作用。对于医务人员，良心作为医德行为的"自动调节器"和"道德法庭"，其重要性不言而喻，但由于医德教育是一种灌输、转化性的工作，要使广大医务人员无形中形成必须遵守医德品行的强大压力和动力，社会舆论十分重要。社会舆论对个体行为有极大的影响，如果医德舆论缺乏一致性，扭转医风就会障碍重重，例如医务人员发生了违背医德原则规范的行为时，理应受到批评教育，必要时甚至须予以处分，周围群众都表示同情并为之辩解；对于一些已受到批评教育和处分的人，周围群众都表示异议或对领导责难，这种舆论的一致性，是非不明、荣辱不分，就不可能对违背医德的人形成强大心理压力。所以，正确、一致的社会舆论，才能使医务人员自觉地运用良心这一种强大的内省力来对个人的医德行为进行自我矫正。

# 第四节　医德教育的过程

医德属于道德的范围，是医学生和医务人员的道德品质。道德品质形成的主要机制是内化和外化。道德品质，也称品德，指的是一定的社会或阶级的道德准则转化为个人的道德信念和道德意志并在言行中表现出来的稳固的心理特征。道德品质的形成过程是在学校德育和学校德育以外的整个社会生活的影响下，思想品德社会化的过程。其机制为：学生根据自己的需要，有选择地接受社会思想品德规范的要求，并将之转变为个体的品德心理；学生将品德心理通过一定方式表现出来，外化为个体品德行为。前者称"内化"，后者称"外化"。有人认为，这两种转化过程是学生良好道德品质形成的内在过程，这两次转化的规律也是德育过程的基本规律。通过内化，道德的客观现实被转变成了个体道德的主观现实；通过外化，个体道德的主观现实又被转变成了道德的客观现实。

医德教育作为提高医务人员的医德认识，铸造医务人员灵魂和品质，是一项系统工程。道德品质在心理结构上，主要包含4个要素：道德观念、道德情感、道德意志、道德行为。我国著名伦理学家罗国杰教授提出的认识、情感、意志、信念、习惯"五因素说"准确概括了道德品质的构成规律。医德教育旨在对医务人员的品格进行陶冶和塑造，使医德原则、规范转化为医务人员的内在品质，以提高医务人员的医德认识，培养高尚的医德情感，锻炼坚强的医德意志，树立坚定的医德信念，养成良好的医德行为和习惯，使医务人员更加自觉地履行自己的职责和义务，更好地为人民的健康服务。医德教育的过程基本上有以下5个方面。

## 一、提高医德认识水平

所谓医德认识，是指医务人员对医德理论、原则和规范的理解和掌握。医德认识是医德品质必要的思想基础，是医德经验和理论的总和，可以使医务人员从不自觉到自觉，从不系统到系统地认清什么是社会主义医德的基本原则和内容，什么是高尚的医德，什么是低劣的医德；什么是善，什么是恶；什么是对，什么是错；什么是荣，什么是辱，并以此判断自己的道德思想和行为。

在医德教育中，有意识地提高对社会主义医德认识的水平十分重要，因为认识是行为的先导，没有正确的认识，就难以形成良好的道德行为习惯。医务人员的全部医疗实践活动都是在一定的思想认识指导下进行的。医德的形成都是建立在一定的医德认识基础上的。同时，医务人员医德观念的形成，医德判断能力的提高，又是医德认识能力提高的重要标志。有的医务人员之所以有不合乎医德的行为甚至侵犯病人的合法权益，往往并不是他们故意要违反道德要求或诚心破坏医患关系，而是因为他们对医德知识、原则和规范缺乏正确理解或了解得不全面。医德教育中，有意识地培养提高医德的认识水平，使医学生和医务人员认清社会主义医德的规范和内容，掌握判断自己医务行为是否合乎医德标准十分重要。

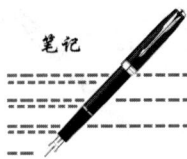

## 二、培育高尚的医德情感

医德情感是指医务人员对客观事物的态度，也就是医务人员在医德认识的基础上，从科学的人生观、世界观和革命人道主义的道德观出发，对医疗卫生实践中的各种医德关系和行为的爱慕和憎恨、喜好或厌恶的内心体验（包括情绪和态度）。医务人员医德认识的提高，为医德行为提高提供了认识基础，但并不等于就能自动转化为相应的行为，要保证施行医德原则的要求，就需要医务人员热爱本职专业，关心病人疾苦，痛病人之所痛，对病人有高度的同情心，甚至为了病人不惜牺牲个人的一切。

社会主义医德教育，能够帮助广大医务人员真正树立起救死扶伤的革命人道主义精神，激发医务人员的责任心和事业心，使之对医疗卫生工作产生情感。医德情感是培养高尚医德的基础，有些医务人员之所以在医德医风上存在问题，有认识上的原因，但其基本点是对病人缺乏高度的同情心和责任心。因此，在医德教育中要解决医德认识的问题，更要重视医德情感的培养和陶冶。

情感比认识更保守，改变情感要比改变认识难得多，长久得多。列宁曾说过："没有人的感情，就从来没有也不可能有对真理的追求。"情感是行为的内在动力。良好的医德情感一旦形成，医务人员必然会在工作中对病人高度负责，甚至为了病人，不顾个人的得失。因此，通过医德教育，在提高医德认识的基础上，陶冶医务人员高尚的医德情感，形成良好的医德行为精神支柱，是提高医德水平的重要环节。

## 三、锻炼坚定的医德意志

医德意志是指医务人员选择道德行为的决断能力和施行医德原则、规范时克服困难和障碍的毅力，它将决定医务人员的医德行为方向和方式。也就是说，如果没有医德意志，医德认识就不能转化为医德行为，医德情感也不易持久，所以它是保证医德品质有效性、果断性和持久性的重要条件。坚毅果敢的医德意志，是医务人员达到一定医德水平的重要条件。

坚强的意志是高尚行为的精神支柱，它是一种自觉地约束和规范自己以及防止不轨行为的内在潜力，也是激励自己不断前进的精神动力。救死扶伤的职责，决定了在医疗实践过程中，医务人员会遇到许多这样或那样的困难和阻力，加上自己的心理也不可能每时每刻都处于最佳状态，所以如果没有坚强的医德意志，就可能被困难吓倒，在履行医德义务时，忽冷忽热、患得患失，甚至随波逐流。只有意志坚定的医务人员，才能自觉地克服履行医德中遇到的任何困难，不受各种利益的引诱或影响，矢志不渝地去实现自己的信念，对于职业，表现出真诚和强烈的责任感。

## 四、树立牢固的医德信念

医德信念是指医务人员根据一定的医德观念、情感、意志而确立起来的、发自内心的对某种医德义务的真诚信仰和强烈的责任感，它是推动医务人员产生医德行为的动力，是使医德品质坚定、稳定、持久的必要条件，也是促使医德认识转化为医德行为的重要的中介因素。医务人员一旦树立了牢固的医德信念，就能锲而不舍，持之以恒，在任何情况下都能根据自己的医德信念，判断自己和他人的医务行为的善恶。

医德信念是在医德认识的基础上的医德认识、情感和意志的有机统一。医德信念的基本点是医务人员的道德良心，它是推动医务人员对医德行为进行善恶、是非、好坏评价的最直接的内在动力，人们通常所说的凭良心说话、按良心办事，就是对事物善恶的感受和评价。

医德信念在医德品质构成中居于主导和核心地位，医务人员只有具有坚定的医德信念，才能培养出高尚的医德品质，在医疗实践中自觉遵循医德原则和医德规范，自觉履行医德义务。白求恩同志能够为中国人民的解放事业鞠躬尽瘁、死而后已的一个重要原因就是他具有崇高的医德信念。

### 五、养成良好的医德行为和习惯

医德行为是指医务人员在一定的医德认识、医德情感、医德意志和医德信念的指导、影响下所采取的医疗行为，是医务人员的医德品质在态度、言语、行为、习惯等方面的外在表现，也是衡量医务人员医德水平高低的重要标志。医德习惯是指医务人员根据一定的道德原则和规范在日常工作中形成的高度自觉的、自然而然的、经常持续的医德行为。医德习惯的养成可能会出现反复，不可设想一蹴而就，只有经过长期的反复教育、感染、陶冶、磨炼，才能收到一定的效果。

医务人员一旦建立起医德习惯，在医疗实践中遇到各种复杂情况时，就不必时时事事都要经过深思熟虑，也不必一定要在社会舆论、他人监督下才能鞭策和规范自己的医德行为，达到通常所说的"习惯成自然"的地步。所以，在医德教育过程中，不仅要求医务人员能够自觉地按照医德准则和规范行事，而且要求医务人员能将良好的医德行为转化成医德习惯。因为，医务人员只有形成了良好的医德习惯，并持之以恒，医德品质才算成熟，才会成为具有高尚医德的医务人员。

我国古代伟大的思想家荀子有"积善成德"的名言，其意思就是道德要依靠积累，要形成习惯，才能保持较高的水平。列宁同志说过，"应该把已经掌握的学问，真正深入到我们的血肉里去，真正地、完全地成为生活的组成部分"，共产主义新人道德品质上的突出特点是"人们对人类一切公共生活的简单的基本规则就会很快从必须遵守变为习惯于遵守了"。因此，帮助广大医务人员逐步养成良好的医德习惯是医德教育的更高要求。因为只有习惯遵守医德准则的人越多，习惯程度越高，医疗卫生单位的医德水平才能越高。

医德认识、医德情感、医德意志、医德信念、医德行为和习惯是构成医德的基本要素，其各个环节是相互联系、相互作用、相互渗透、相互影响的一个有机统一体。它包括意愿和行为的统一，动机和效果的统一。医德认识是医德情感树立和转变的基础，医德情感又对医德认识的提高起到促进作用，并对医德行为和方式的选择，以及完成医德行为产生重要影响。没有医德认识作指导的医德行为是盲目的行为，没有医德认识就不能形成医德情感和医德信念。但是，只有医德认识而没有医德情感和良好的医德行为的人，也不能被视为具有良好医德的人。总之，医德品质的形成，医德认识的提高是前提，医德情感的培养和医德意志的增强是两个必要的内在条件，医德信念的树立则是核心环节，医德行为和医德习惯则是结果。所以，医德教育只有顺应这种发展规律，并采取晓之以理、动之以情、导之以行、持之以恒的方法，才能使医务人员在医德认识、情感、意志、信念和习惯几个方面同时得到锻炼，才能不断提高广大医务人员的医德品质。

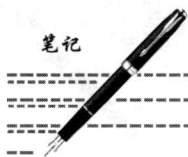

# 第五节　医德教育的问题与对策

## 一、医德教育的问题

目前，我国医务人员的职业道德主流是好的，反映了我国医学界职业道德教育和大学生医德教育取得的成绩。但是，随着市场经济的利益驱使，医疗卫生改革的不断深入，人们的思维方式、价值取向、道德观念发生了深刻变化。各种观念的撞击，加上高校扩招的影响，使得医德教育出现了一些令人担忧的问题，这些问题的长期存在势必会影响我国医学卫生事业的长期发展。

（一）医德教育在医疗机构中存在的问题

1. 医德教育与医院改革发展及现代医学技术发展不相适应

（1）医德教育的理论研究不够。医学界缺乏足够的、有专业水准的医德教育理论工作者，使医德教育缺乏我国传统的、民族的、现代的特色，医德理论研究进展比较缓慢。

（2）对医疗行业中不断出现的新问题、新矛盾，现有对策显得苍白无力，缺少超前性、针对性、控制性措施。

（3）医德教育工作基本处于上无归口部门、下无专业干部的状态，各单位各部门管理渠道不统一，领导干部凭着感觉抓，政工干部凭着良心抓，基层科室长、护士长被动抓，维持医德教育现状已力不从心，何谈高层次、新领域的医德教育。

2. 医德教育专业人才不足　医疗行业的这种状况，同全国其他行业政工干部不足一样，带有普遍性。在思想政治工作边缘化的今天，本来就已严重缺员的医院医德教育专业干部显得更加窘迫：在职干部不安心，干部队伍老化；医疗业务干部不愿转行，本行业选拔专业干部有困难；受行业限制，干部交流问题也得不到解决。后备干部青黄不接的矛盾已日益突出。

（二）医德教育在医学院校中存在的问题

1. 教育理念落后　单纯将医学教育看成是知识的单向灌输，将教育对象看成是一个有待铸造的实体，而不是一个有头脑、有思想、有创造力、有心理感受的人。认知心理学认为，人道德行为上的错误大多是由于缺乏正确的道德观念，大部分不道德的举动是由于愚昧无知和缺乏对各种事物概念的健全了解所形成的。当前的医德教育未充分与学生医德修养心理有机结合，缺乏必要的心理适应性与针对性，使得医德教育难以深入学生的心灵，造成许多学生对医德一知半解。

2. 课程设置不合理　现行的执业医师资格考试中设立了医学伦理学的考试内容而无医德学相关内容，从医学生就业要求上放弃了医德的独立学科地位，导致现有课程设置忽略了医德学的独立学科地位。事实上，医德学与医学伦理学并非一个笼统的概念，中国传统的医德教育更倾向于医德学，而现在各高校的学科设置上，专科院校几乎不设立相关科目，本科院校所设立的相关科目均为医学伦理学，忽略了医德学的概念，混淆了道德和伦理的概念。

3. 教学内容滞后　教师的认知停留在对个人和教材架构的系统知识上，尽可能向学生传授这些过于理论化的知识，但一些伴随科技进步而产生的新型医学课题在教材中反映甚少,如关于安乐死问题的道德和伦理的争辩、病患终极关怀的道德要求等,而医学生作为当代青年,更愿意关心这些热点问题。

4. 教学方法简单 医德教育是德育的一种,德育要求教育者为教育对象传输的不只是系统的知识和学识,更重要的是"知识以外"的东西,是人们践行道德的识见,是"润物细无声"的感性教育,因此在医德的教育方法上,应注重身教。而现行的教育中,医德教育者的主体是学校的教师,教学仍是以说教为基本形式,教师最习惯的仍是一支粉笔、一张嘴的灌输式教学,老师在讲台上自顾自地大发宏论,却丝毫不顾讲台下学生的想法与感受,也很少与学生进行交流。这种教学方法忽略了学生的主体性,不太考虑学生的兴趣和他们的内在需要,也不给他们选择的机会和权利,学生仅仅被当成纯粹的被塑造的客体,其个性差异和独立人格得不到应有的尊重。灌输的作用不容否认,但这种方法取消了教育对象的主体性,总体上不利于提高学生的道德认知能力,更加不能有效推动学生对医德规范由"知"到"信"的转化。

5. 医德教育与主体实践脱节 现有的医学伦理学教材大多侧重医德理论的阐述,在校医学生缺乏临床实践,没有教师的恰当导引,对理论的理解必然是肤浅的。而我国从事医学伦理学教学的教师大多毕业于人文社科专业或医学专业,少有跨学科性人才,在教学中,他们对医德理论与医疗服务现实的结合、说明、论证往往不够到位,对一些医学高新技术运用中伦理难题的判断、推理和讨论显得力不从心。不仅如此,由于各种原因,医德教师们似乎也不太愿意在学生的医德实践方面动脑筋、下功夫,不能为学生创设更多实践机会,不注意通过以学生为主体的医德实践来帮助学生领会理论的真谛。医德教育仅仅局限在课堂上,于是学习成了背条文,用来应付考试,这样的教学特点使得学生很难对教学有认同感,反而产生本能的漠视甚至是抵触。而当医学生进入临床实习阶段,跨入行业工作的时候,面对复杂的社会环境,往往发现单纯的理论阐释是解决不了问题的,这个时候医学生已离开了医德教师的教育范围,其受教育范围内的带教医生则多数仅对医学生的治疗技术进行指导,从而使医学生入行时的医德教育进入真空状态。

## 二、加强和改进医德教育的对策

### (一)完善医德教育内容

1. 确立医德教育多层次课程设置 合理的课程设置是确立医德教育多层次教育目标的核心。传统医德教育课程设置单一,缺乏整体性和系统性,缺乏层次性和实践性,使医学生在校学习期间受到的医德教育效果不明显,不能满足步入社会和工作岗位后的职业需要,因此,有必要对医德教育课程进行改革和完善。目前,大多数高等医学院校医德教育课程还是以《医学伦理学》为主,辅之以"思想政治理论课"、医学心理学等少数课程,而医学本科生现有的课程难以满足临床需要,如果仍然按照传统的课程设置进行教学,想要取得良好的效果是不现实的,实现人才培养目标更无从谈起。

为使课程设置更合理,更加符合专业人才的实际需求,应当建立以《医学伦理学》中医德内容块为中心、多层次教育的课程设置,把相关内容有机整合,使医德教育更具针对性、实用性和指导性。多层次的课程设置可包含人文社科课程模块,以重点强化学生世界观、人生观和价值观教育,另外,也可将生命伦理学、医学心理学、医学人类学、医学美学、医学语言艺术等加入其中,着重培养学生在以后实际工作中的职业道德修养。

同时,要充分发挥德育的渗透性功能。我们可适当借鉴国外一些医学院校的做法,

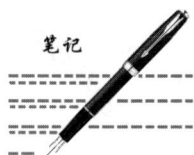

将医学教育教学延伸到医学生本科教学的各个阶段，尤其要强化医学伦理学、医学心理学、生命伦理学及学术道德等方面的教育。在基础医学教育阶段，以医学高新技术伦理问题为主要教学内容，让学生了解医学高新技术的不当应用会引发道德问题；结合思想政治理论课，加强《中华人民共和国执业医师法》《医疗事故处理条例》等医疗职业法律教育；在医学生中开展关于"仁爱济世"的儒家文化、《希波克拉底宣言》《大医精诚论》《公民道德实施纲要》等法规、文献学习。临床医学教育阶段，则侧重让学生掌握和体会医学伦理学的理论和原则，帮助学生树立"无德不从医"的思想，学会用伦理学的理论分析医疗活动中出现的伦理问题。在临床实习阶段，让学生掌握医务人员的医德规范，学会用医学伦理学的理论进行医疗决策。如通过医学社会学，学会用社会的方法、文化的观点去考察医患关系；通过医学法学，提高对医疗工作中潜在的法律问题的敏感性；通过医学心理学，深刻理解病人的感情、心态、处境和期望；通过语言、文学、艺术、历史的学习，确立一种深厚的文化根基和审美根基。医学学科学术活动可以起到德育课程难以直接起到的作用，有利于医德观念的内化，培养优秀人才。

另外，为了树立全面的医德观，可根据专业特点，以点带面。在实施整体性教育的基础上，根据学生所学专业的不同而有所侧重，使医德教育更具针对性和实效性。这样的多维课程的合理设置、运用既可以调动学生的学习积极性，又能够在教学中潜移默化地完善他们的人格，为实现人才培养目标打下良好的基础。

2. 医德规范、医疗法规的更新与学习　医德规范是医务人员在医学活动中道德行为和道德关系普遍规律的反映，是社会对医务人员的基本要求，也是医务人员的医德意识和医德行为的具体标准。换句话说，医德规范就是在医疗活动的长期实践中形成的，对哪些是应该做的、哪些是不应该做的具体行为的规范，明确而具有可操作性。它是医务人员进行医德行为、从事医务活动的理论指南，发挥着把医德目标变成医德实践行动的作用。

改革开放以来，医疗卫生法律法规层出不穷，各种条文渗透于医疗机构和医疗行为的方方面面。应当看到，传统医德规范放松了市场经济条件下的道德教育，忽略了对现代道德意识的吸纳，未能及时有效地建立起适应市场经济的医德建设机制和思想道德体系，不符合时代特点，很难解决当前极为复杂的医德医风问题。以1988年卫生部颁行的《医务人员医德规范》这一权威文献为例，医德规范体系内容陈旧，盲区不少，条款过于简单、口号化、说教性过强，情境化、实用性太差，对很多新问题回答不了，对医务人员的职业行为缺乏贴合实际的医德理念和道德观念的指导与约束，容易使人们荣辱颠倒，是非混淆。与此同时，现代生物技术的迅猛发展，产生了许多伦理问题，有些伦理问题难以用传统的社会伦理、医学伦理去解答，如何在医学道德方面全面、正确地认识这些新技术并解决由此带来的伦理难题，如何构建新的医德规范来支持医学新技术的发展，成为医学道德建设面临的新课题。无论是从医德医风的现状来看，还是从医学科学的发展趋势来看，建立与时俱进的医德规范，并使医学生学习和掌握新的医德规范都是时代的必然要求。

医学生是未来的医务人员，承担的是"健康所系、性命相托"的重大使命，它要求医学生在校学习时，不仅要具备扎实的医学专业知识和技能，更要牢记"救死扶伤，忠于职守；钻研医术，精益求精；一视同仁，平等待患；语言文明，礼貌待人；廉洁奉公，遵纪守法；互学互尊，团结协作"的医德规范，并决心"明日医生，今日做起"，否则一旦进入工作岗位，面对日益复杂的医学领域和不同社会背景的病人，就会无所适从。

同时，道德和法律是相辅相成，辩证统一的。道德规范必须经过立法程序才能上升为法律，从某种意义上说，法律是一种强制性道德规范。法律的主要功能除了惩罚，更重要的是促使医务人员在医疗过程中更加自律，使医德意识真正转化为医德行为。加强道德与法律教育，对于医学生未来的依法行医有着不可低估的作用。

现代社会随着人们法律意识的提高，病人常常会拿起法律武器来捍卫自己的权益，医务人员要建立和谐的医患关系，最基本的要求就是依法行医，提高防范医疗差错事故的自觉性，最大限度地预防和减少有损病人的医疗行为的发生，努力让病人满意，以减少医疗纠纷。作为医学生，应系统学习医学伦理规范和医学法律，明确医患双方在道德和法律方面的权利及义务，将这种学习延伸到临床实习阶段，在临床实践中服从带教老师的指导，保证诊疗操作规范并加以思考，从而将医德教育真正贯彻于书面与现实的完美结合之中。

社会主义市场经济体制下的道德教育，光靠弹性约束是远远不够的，面对出现的困惑和新挑战，只有构建与实际相适应的医德规范、医疗法规，并强化医学生学习的他律性，辅以制度力量，医德教育才能尽快奏效。

3. 医学职业精神的熏陶　在目前医患纠纷增多、医德教育效果不明显的时期，提高医生职业精神是非常有必要的。医务人员应当坚持的根本宗旨是全心全意为人民身心健康服务，这是医学实质，也是道德原则在医疗职业中的具体要求。要做到这点，就需要医务人员热爱医学职业，维护医学职业的神圣，在这种强烈的职业感指导下，充分认识到作为医生不但要有精湛的技术，更要有为人们所敬佩的职业精神，而职业精神中又首推医德。

从目前医务人员的职业精神现状来看，有必要在医学生中强化下列职业精神教育：敬业精神、人本精神和钻研精神。

（1）敬业精神：热爱自己的本职工作。不能凭一时热情忽冷忽热，而应当在立志后坚定不移地朝着目标前进，不计名利全心全意地为人民的生命健康服务，勤勤恳恳，兢兢业业，救死扶伤，为医学事业倾注满腔热情，奉献全部精力。

（2）人本精神：尊重病患，平等待人。人本精神即关注人的自身命运和价值，维护人的尊严与权利，以平等原则为主要特征与伦理内涵。救死扶伤、治病救人是医务人员的职责所在。医务人员的服务对象来自社会各个行业、各个阶层，他们存在着职业、身份、地位、贫富，甚至性别、民族、国籍等多方面的差异。但不论存在什么样的差别，他们的医疗权利都是平等的，只要是病人，就应当给予其平等对待、热心关怀和认真治疗。医务人员必须在工作中、感情上对所有病人一视同仁，绝不能将病患分三六九等，对有权有势有钱者一味迁就照顾，对普通百姓群众苛刻刁难、冷眼相待，这也是医务人员最基本的道德规范之一。

（3）钻研精神：勤奋钻研，精益求精。我国医学历来提倡医者必须好学不倦，勤奋钻研，历代不少医家学而不厌，为后世树立了良好的榜样。面对当今世界医学科学的迅猛发展、新兴交叉学科的产生、医学知识的不断更新细化，医务人员只有自觉地勤奋学习，刻苦钻研，掌握最新的技术和方法，才能不断提高自己的医术水平，紧跟时代发展的步伐。

4. 实现医德教育的人本精神、人文关怀　医学是一门以维护人的生命健康为根本目的、始终围绕着人而展开的实践科学。而人的本质规定的社会性，决定了医学不仅是科学技术的代名词，还具有伦理的本性。医学发展需要正确处理人与自然、社会的关系，

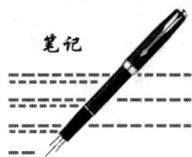

遵守相应的伦理准则：为了广大人民群众的健康，消除疾病，确保生命；关心人民群众的基本权利，使医学大众化、平民化；增进人类健康，促进社会进步。

爱因斯坦曾就科学功用和科学家道德的关系问题发表见解。他指出："科学是一种强有力的工具，怎样用它，究竟是给人类带来幸福还是灾难，全取决于人自己，而不取决于工具。"他曾语重心长地对当时的大学生、未来的科学家和工程师们说："如果你们想使你们一生的工作有益于人类，那么你们只懂得应用科学本身是不够的，关心人的本身，应当始终成为一切技术上奋斗的主要目标。"

医学是科学，更是人学，医学所面对的直接对象是人，具有生物与社会的双重属性，因此，医学知识水平的提高、医学的进步并非孤立的科学行为，医学不仅要符合科学标准，还需得到社会价值观的认可，从某种意义上说，医学上的许多问题，不是医学技术本身的问题，而是人的伦理观念和价值观念问题。

医德的伦理本性在中西方传统医德中都有体现。中国传统医德教育强调的仁爱救人、赤诚济世、一视同仁等体现了中华民族固有的传统爱心、同情心和人道主义美德。在西方，医学被看作是一门维护病人尊严和权利的艺术，它以医学人道主义为核心，主张医生对病人要有同情心、义务感，要特别尊重病人的个人健康权利。

随着科学的进步和社会的发展，医学内容中技术因素的影响快速膨胀，而人道因素没能得到相应的张扬，医学院校教育也越来越追求纯粹的技术知识的提升，于是出现了过分技术化的倾向。现在医学院校进行的医德教育偏重学生对专业知识和技能的掌握，缺乏利用社会热点问题引发学生思考医学这一职业的社会意义，以及引导学生关注隐藏在医术之后的人文、伦理特征等。然而，随着时代的发展，医术精湛、医德高尚、具有人文关怀精神的标准取代了以往占主流的医术精湛就是好医生的标准。

因此，我们应该探索新的教育思路，尝试推行有"人文关怀"的医德教育方式方法，坚持以人为本的科学发展观，既满足人民群众的基本健康需求，也成为卫生改革发展的目标和落脚点。实现医德教育的人本精神、人文关怀，需要注意以下几点。

（1）医学生的培养不再以技术为最终着眼点，而以重视人的生命、尊重人的权利为出发点和根本目标，这是医德教育的核心，也是医学人道主义的要义。

（2）追求医学生道德个性的彰显。重视学生个性的培养，全面发展人、完善人。心理学中的个性又叫人格，它的形成受生物因素和社会因素的影响，其中社会因素起决定作用。一个人的理想、信念、追求、兴趣、世界观构成个性倾向，它既是人的行为导向，又是人的行为活动的内驱力。为此，医德教育应充分了解和尊重医学生的个性差异，加强个性化教育，使医学生的个性在原有基础上得到发展。

（3）强调在人文基础上对医学生进行医德素质培养。教育医学生通过医学心理学，深刻理解病人的心态、处境和愿望；通过医学社会学，充分认识影响健康的社会因素；通过医学法学，提高对医疗工作中潜在法律问题的敏感性；通过对语言、文学、艺术、历史的学习，确立一种深厚的文化根基和审美根基。另外，学生人际交往能力的培养也是医德教育需要增强的部分。有些学生很有才华和能力，却总是不得志，原因是其没有稳定的、良好的人际关系。人际交往是人生课堂的重要学问，是人才成长的有利载体，是人才发展的必要条件。所以，医德教育也应加强对学生与人交往、与病人交流的能力的培养，这对医德的养成至关重要。

中外有识之士都认为"人文精神是人类不能失落的精神家园"。社会上的一些医德滑坡现象已经向我们敲响了警钟，在以人为本的科学发展观成为社会主流诉求的大背景下，我们必须使医德教育回归到它的真正对象——"人"的主体上来，关注生命，始终将人作为终极关怀，不断地调整教育方式，重建符合时代要求的医德价值观，塑造以人为本的医德教育理念，促进社会主义和谐社会的形成。

（二）创新医德教育方法

1. 激发医德情感

（1）运用医德典范、警句，激发医德情感。我国是传统礼仪之邦，从历史上看，我国历代医学家非常重视医德问题，从我国早期的医学典籍《黄帝内经》的"非其人勿教，非其真勿授，是谓得道"到林逋《省心录·论医》的"无恒德者，不可以作医"，从《诸氏遗书》的"夫者，非仁爱之士，不可托也；非聪明理达，不可任也；非廉洁淳良，不可信也"到唐代医学家孙思邈《大医精诚》的"人命至重，有贵千金，一方济之，德逾于此"，再到近代著名爱国学者宋国宾所著的第一部《医业伦理学》，对医德都有许多重要的论述。医学家们不仅仅著书立说强调医德问题，而且身体力行，践行医德，如扁鹊、张仲景、华佗、李时珍等，不仅医术精湛，而且具有谦虚朴实、严肃认真、不图名利富贵的医德医风，堪为后世的楷模。清代名医吴瑭曾经说过："天下万事，莫不成于才，莫不统于德。无才固不足以成德；无德以统才，则才为跋扈之才，实足以败，断无可成。"学高为师，德高为范。在当代中国，医学界涌现出了许多对医学无限热爱，对医术精益求精，对病人深切同情，对工作极端负责，具有无私奉献精神的白求恩式的好医生，为中华医学道德增添了新的光彩。在教学过程中，可以把这些医德典范的事迹介绍给学生，同时注意选择讲述一些与课程内容有关的、符合医德原则的、真实的医德案例，增强学生辨别医疗行为是非的能力和对医德情感的体验，用榜样的力量激发医学生不断前进，并深刻体会医生之所以高尚，不仅是因为能救人于急难，更因为拥有无价之医德。

（2）培养学生责任心、同情心和仁慈心。责任心、同情心、仁慈心是建设社会主义和谐社会的内在要求。面对当前社会上所出现的职业情感缺乏，金钱至上；职业责任感减弱，医疗事故频发；职业荣誉感淡薄，以医谋私等情况，应在医学生世界观、人生观、价值观形成的黄金时期，培养其责任心、同情心、仁慈心。这是医德教育的基础工程，也是当前医德教育的重大课题。

教育医学生从大处着眼，正确认识自己所承担的社会责任；引导医学生从小处做起，注重培养在学习、生活、工作各方面的责任感，摒弃马虎大意、放任自己、只考虑自己而忽视他人利益、把病人当成单纯练手对象的思想。把他们培养成有责任感的人，将来从事临床医疗工作时他们才能兢兢业业，把病人视为亲人，急病人之所急、想病人之所想，赢得病人的信赖，承担起社会的重任。同情心、仁慈心是医务人员必须具备的情感。现在大学生中，有一部分学生具有强烈的个性，优越感十足，常以自我为中心，在临床实习中往往缺乏对病人的同情心、仁慈心，只关注疾病而不关注病人，因此，在教学和实践带教过程中，除了培养学生的医疗本领，还必须大力培养医学生同情心、仁慈心。

2. 培养医德信念　医德不仅是一种知识，还是一种信念。近几年来，医疗行业出现了医务人员情感匮乏、爱心缺乏、责任淡薄的现象，虽说原因是多方面的，但这一现象与医务人员医德信念动摇，背离了以病人为中心的思想和原则有直接关系。如何让学生将医德作为信念，需要我们对医德教育进行重新认识，使学生接受医德价值是医学价值的重要组成部分。

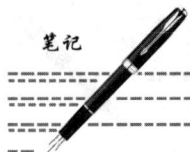

马克思说:"'价值'这个普遍的概念是从人们对待满足他们需要的外界事物的关系中产生的。"即事物的价值取决于人们对该事物的效用和人们的需要之间关系的认识。事物越能满足人们的需要,价值就越大,反之则越小。伦理学对价值的认识如下。"伦理学中的价值不同于政治经济学中的价值,它是指社会生活中人们对他周围事物的评价,是人们在生活中形成的对客观事物的趋向。任何客观事物和社会现象都具有一定的属性,这种属性标志着他们对社会、阶级和个人具有一定的意义,这个一定的意义就是一定的价值。"即价值在伦理学中就是指人们所认识到的事物对社会、群体和个人具有的一定意义的属性。

价值论认为,事物价值的大小,取决于两个因素,一是该事物自身的作用,二是人们对该事物需要的程度。前者是客观的,后者是主观的。后者实际上取决于人们对该事物的认识,因而往往更重要。如医德教育,对刚刚涉足医学领域的医学生来说,由于对医德的客观作用认识不够,可能认为医德教育只意味着培养对病人良好的态度,而这对于自己完成医疗救治任务无足轻重,他们在主观意识上无法对医德教育产生强烈的需要感,也就不会赋予医德教育较大的价值。体现在实践中就是不努力学习医德知识,不注意在临床实践中运用医德知识解决实际问题等。事物的价值在主观方面取决于人们对该事物的认识与体会这一点提示我们,医德教育价值与医德本身的客观作用有关,但更重要的是医学生、医务人员对医德的认识。对于医德教育的认识越深刻,医学生、医务人员赋予医德教育的价值就越大,其在临床实践中也就越能自觉地遵守医德要求。为了取得医德教育的良好效果,当前医学院校教育者必须从医疗卫生工作的实际出发,更加注重对医学生医德信念的培养。

3. 确立重视医疗实践体系的教学方法　医德教育教学方法应该顺应现代教育规律,站在理性认识的基础上实施有效的教育活动。多年的教学实践表明,在课堂上对医学生进行医德教育的教学模式,突出了知识性、系统性,但却存在教育方式单调死板、重说教轻实践、效果不明显等问题,而学生为应付考试,只死记硬背一些概念和理论,这种从书本到书本的模式很难使医学生将医德原则和规范转化为自身的医德修养、行为。

为了使医学生真正提高医德素质,医德教育不能只限于进行简单道德叙述的课堂教学,而应重视实践教学,着重引导学生结合临床见习、实习,走向社会,消化理论。具体可以体现在:在临床见习、实习的学习操作中,教师在讲解疾病的名称、症状时,一定要让学生意识到这不仅仅是一个个简单的医学名词,而是病人实实在在的痛苦;在讲解疾病的治疗时,要让学生意识到医术的重要性、医患间交流的重要性……通过这样的提醒,使医德教育内容由理性化、知识化向感性化、行为化延伸,将知、情、意、行结合起来。

"以问题分析为基础"的课程教学形式是近几年来在医学教育上兴起的一种实践教学新方法,国内外许多大学的医学院已实施了该教学模式。"以问题分析为基础"的医学教育,旨在将传统的基础课程和临床课程相整合,形成基础中有临床、临床中有基本技能的教学,学生动手的机会和参与思考的积极性增多、增强,因此,可以有效地提高医学教学的质量。如果我们在医德教育过程中,也引进这种"以问题分析为基础"的实践教学模式,让学生多接触一些实例,在教师的指导下,把医德理论与临床实践紧密结合起来,不但能提高学生的学习兴趣,还可以进一步提高医德教育教学的质量。

另外,在医德教育系列内容中,医德情感异常重要,因为医学是一项特殊的科学,医生手里掌握的是人宝贵的生命,如果医生缺乏医德情感,对病人没有深切的同情心和

**医德教育教程**

爱心，就不会急病人所急，想病人所想。为了培养医学生良好的医德情感，可以在课堂上列举并分析讨论目前临床医生医德情感方面存在的诸多问题，如对病人的疾苦麻木不仁、漠不关心等。在查找原因、寻求对策的同时，可以组织学生走出课堂、进入社会，通过义诊等形式，让学生亲身体会人民的劳苦与艰辛；利用青年学生求知、好胜的心理特点，开展医德知识竞赛，巩固课堂上所学的知识，加深印象；把医德教育内容渗透到丰富多彩的活动之中，如组织学生观看医德系列电教片，举办医德医风演讲比赛等，使学生受到熏陶与感化。

另外，实习期是学生医德养成的关键时期，应把医德行为作为学生每科实习结束时综合考核的内容之一，建立包括医德、专业基本知识、技能的教师评价综合体系。大多数经过临床实习、社会实践的医学生能够增进对劳动人民的感情，将全心全意为人民服务的话语落实到行动中去。也可适当增加医学生实习课时，请医院富有经验的临床医师或护士长多结合医疗护理实践进行医德专题讲座。

4. 把医德教育纳入制度化轨道　制度是行为规范的外在保证，有些医学院校和医院管理者对此认识不足，医德教育缺乏制度化，缺少相应的医德教育考核标准、考核制度，结果导致医德教育质量滑坡。要搞好医德教育，必须加强制度建设，建立有效的监督机制，保证医德教育的顺利进行，保证医德教育真正内化为医学生的思想信念，促使医学生形成高尚的医德品质。

（1）设立医德档案，对医学生医德教育的学习情况和行为表现进行记录。医学院校可以为学生设立医德教育档案，对医学生的自我品德评定、医德教育学习感受、参与的医德实践、是否违反医德规范等进行记录，并将考核情况体现在学生的综合测评和奖学金评定中，为医学生学习医德相关知识、参与医德实践增加动力。

（2）设立实习阶段医德规范体系，增强医德教育的实效。医德教育的最终目标是提高医学生的综合素质和医学技能，使医学生转变为具有高尚医德的医学人才，医德教育可以围绕这一目标进行考核和测评，检验、评价教学和教育成果。制定切实可行、形象具体的医学生医德行为规范，使临床实习学生有法可依、有章可循，如制订《实习生守则》《实习承诺书》等，组织医学生认真学习和贯彻执行。

（3）设立医德教育实践考核机制。临床带教教师结合具体病例对学生进行临床知识和医德规范的考核，促使实习学生养成严谨治学和对工作认真负责的态度，促进其临床技能和医德水平的提高。可定期到各科室进行实习检查，听取科室负责人、带教教师和病人的意见，制订履行医德规范个人阶段小结表，采用个人自评和组织鉴定相结合的方式，对学生进行医德评价，评价结果计入医学生实习年度的综合素质测评。同时，强化各项考核惩处制度，对少部分拒不接受医德教育规范和纪律的学生，视情节轻重给予批评教育、停止实习、退回学校，甚至纪律处分。通过一系列的医德教育考核制度，帮助学生进一步明辨是非，规范行为，使已养成的良好医德得到肯定，使不良的医德认识和行为得到纠正，全面提高医德教育成效。

（三）建设医德教育的师资队伍

在医德教育过程中，德育专业教师、临床医师以及思政辅导员都应是医学生医德教育的承担者，他们的自身素质、医德观、医德行为对医学生起着潜移默化的作用，对医德教育效果具有深刻的影响。高等医学院校必须重视师资队伍的思想政治素质和业务素质的提高，加强教师教育责任，这是提高医德教育效果、培养合格医学生的重要方面。

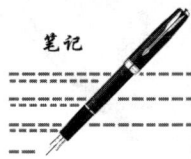

1. 加强德育教师的作用　　医德教育岗位上的教师应积极成为医德教育改革创新的倡导者和实践者，努力提高自身综合素质，牢固树立教育改革意识，加强对备课环节的把握，在教学方法上努力将课堂教学和临床实践有机结合，引导学生提高综合学习能力，破解医德教育困境难题，在新的起点上开创德育工作的新局面。课堂教学是医德教育的重要途径之一，它的目的是使学生在视觉上尽早接触病人。

课堂教学离不开教科书，但有时书本内容更新不够及时、缺乏新颖性，不能作为讲课的唯一教材，这就要求德育教师必须做好充分的备课工作，在课余时间必须通过各种知识途径，了解本学科的最新进展，拓宽知识视野、更新知识结构、发展教学理念、提升科研水平，增强教书育人的本领。

同时，德育教师也需要临床实践。大多数德育教师知识结构较为单一，影响了医德教育效果的提高，医学院校专业课老师会经常去临床学习，德育课老师也应多深入医院、社会了解第一手资料，只有这样，在上课时所举的例子才更具有真实性，才更具有道德教育的价值，才能充分调动学生学习的主动性和自觉性，才有引导学生走向更广阔空间的能力。

新形势下课堂教学的有效性的关键在于使医学生正确认识医德教育理论教学中的科学性、现实性和针对性的关系，加强理论教育的时代感。专业教学必须在课堂上进行，但有远见的教师会引导学生更多地走向实践，在理论联系实际原则的基础上，开辟多种教育渠道，形成合力，使医德教育常抓常新，真正落到实处。教师可以有目的地联系实际，渗透临床内容，加强学生对知识的理解。不再停留在从概念到概念的原有教学模式上，而选取学生亟待解决的、深层次的思想理论问题，作为理论联系实际的"最佳结合点"，尽量做到形象化、直观化、清晰化，借助现代多媒体手段，将知识有机地溶入医德教育体系之中，尤其要从不同的层次和角度去论述理论性较强、内容陌生而且枯燥的篇章，要尽可能将章节内容与临床病例相结合，并提出针对性的思考题，启发学生认真思考并积极回答，如对他们受拜金主义影响而暴露出来的类似"医德无用""红包无害"等错误倾向，要有的放矢地找出思想方法上的错误根源，让其深刻认识到该思想危害性。在此过程中，教师要加强与学生的互动，使学生对所学的知识记忆深刻。

由于大学生正处在人生观、价值观的形成期，他们思想敏感，善于接受新鲜事物，善于自我思考，经常会向教师提出社会生活中存在的使他们感到困惑的实际问题，例如如何看待现在收受红包现象、"医德滑坡"现象等。这些问题的回答有一定难度，需要教师在平时就注重自身政治理论素养的积累，教师既不能回避，也不能泛泛而谈，单凭简单空洞的说教是难以令学生信服的，要使学生明白，不能把市场经济的价值取向当成一切社会生活的价值取向，更不能将原始市场经济的某些交易原则引入到医德领域中来，不管市场经济如何发展，救死扶伤、全心全意为病人服务永远是社会主义医德的集中体现，医德的时代特征永远离不开无私奉献精神。

目前很多传统学科的界限被打破，学科之间相互渗透，而课堂教学无法使书本知识涵盖这些新概念、新知识、新方法。这时就需要教师引导学生在重视自身学科的纵向学习之外，重视与其他相关学科的横向联系。这样贴合实际的教育方法不仅可以使较为枯燥的教学内容变得具体生动，活跃课堂气氛，而且可以激发学生的形象思维能力，提高学生学习积极性和参与性，让他们学会通过独立思考来获取知识，从而加强教学效果。

另外，德育教师也可结合医学生专业性质进行医德实践教育。医德实践教育不同于医德理论的课堂教学，它是按照专业理论体系进行医德教育的；也不同于一般的教书育人活动，它是有目的、有计划、有步骤、有考核的教学活动。医德实践教育的形式相对灵活，如对护理专业的医学生侧重于加强沟通方面的医德教育；在讲述医德理论观点、历代著名医学家的专业学术成果时要介绍他们的人生态度、价值观念、高尚医德及其对他们取得学术成就的作用，使学生认识到医德和医术一样，是医家必不可少的基本条件。

2. 加强临床教师的作用　医学根植于中国优秀传统文化的母体之中，我国自古便将医术称为"仁术"，将"仁爱"始终贯穿于中国传统医德思想。作为医德教育思想的传播者，也应该拥有"仁爱"之德。夏丏尊先生说："教育之下不能没有感情，没有爱，如同池塘不能没有水一样。没有水，就不能成为池塘；没有感情，没有爱，就没有教育。"仅仅实现医德教育的公正、平等仍然是有缺陷的，因为那可能是一个有脑无心、有理无情的状态，一个和谐的医德教育需要具备互敬互爱的表征。而构建这样的医德教育效果需要发挥教育人员的个体美德，不只是要有正义感，还要有公益心、道德宽容，甚至还需要某种个体牺牲精神，更加概括地说，这种"个体美德"、道德内驱力实际上就是仁爱之德，具体落实在医德教育中，就是要以人育人、以德育德、以素质育素质。

医德是在医学研究和医疗实践中产生和发展的，医德思想、医德行为的准则和规范是和医护人员的医疗活动紧密联系在一起的，从这个意义上讲，进行医德教育是医学专业教育课题中应有之义。带教老师要把医学专业教学纳入医德教育体系，使临床实践成为既是学生学习专业知识和专业技术的课堂，也是接受医德教育、培养医德情感的课堂。榜样的力量是无穷的，教师的素质和能力直接影响德育的实施效果，这一点在临床带教老师身上体现得最为突出。医学生在完成基础课程学习后进入专业科室，在带教老师的指导下从事医学实践。带教老师是医学生走向工作岗位之前的极为重要的一任老师，担当着双重角色：一方面是救死扶伤的白衣天使，另一方面是教书育人的灵魂工程师。他的一言一行、一举一动都将影响着医学生今后的工作风格，如果他们在实验室、医院带教等的示范操作，通过言传身教将医德教育融入医学生医学实践之中，真正做到古人所云的"传道、授业、解惑"，会对医学生医德观念的建立产生事半功倍的效果。

古代教育家孔子说过："其身正，不令而行；其身不正，虽令不行"，道德规范教育是一个理论问题，更是一个实践问题。临床带教老师应表现出高度的责任心及良好的职业素质，严于律己、为人师表，使自己成为学生的楷模和表率。在传授临床知识时，不仅要靠自身丰富的知识基础、深刻的思想内涵、独到的见解，更要以其自身完善的人格、高尚的情操去感染、影响学生。凡是要求学生做到的，教师就要首先做到；凡是禁止学生做的，教师坚决不做，使学生找到仿效的榜样。在实践中，把教书育人的工作融入上门诊、查病房及抢救病人等日常活动的每一个环节中，结合具体问题进行针对性教育，让学生多接触病人，并与学生交谈、沟通，培养学生热爱病人、理解病人、帮助病人的理念，锻炼学生临床实践的能力。当学生在医院见习、实习时看到带教老师对病人如亲人、不怕脏不怕累、拒收病人钱物、无私帮助病人等感人场面，就能从耳濡目染中接受医德教育。如果老师只在口头上讲医德，在行动上却反其道而行之，那无疑会抵消教育效果，助长学生的逆反心理。在临床教学过程中，带教老师还可以考核医学生的学习成果，认真观察了解学生接触病人、与病人交流的全部过程，包括语言内容、讲话方式、眼神及手势、治疗病人的方案，判断学生之言行是否体现以病人为中心的原则，使医学生在学习医疗技术的同时，明确服务对象是有思想有感情应当受到尊重的病人，在任何时候都要做到想病人之所想，急病人之所急，这样，才能把救死扶伤的人道主义精神、全心全意为人民服务的思想贯彻到医疗实践中去。

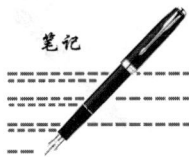

3. 加强思政辅导员的作用 高校里，思想政治辅导员的主要职责是提高学生的思想政治素质和道德素质。由于医学职业的特殊性，医学院校应将医德教育作为学生思想政治工作的重要内容之一，充分发挥好思政辅导员在医德教育中的作用。但纵观目前高校形势，思政辅导员的医德教育成效不是很理想，工作中存在着"重思想政治教育，轻职业道德教育"的问题。针对这种情况，可以通过一些具体措施来提高辅导员队伍的医学伦理学理论修养，以促进医德教育工作的开展。如：定期开展医学伦理学教育理论培训，提高辅导员队伍的医学伦理学修养；鼓励、支持思政辅导员开展医学伦理学教育研究；也可聘请医学伦理学教师作为医学生班级的兼职辅导员、班主任等。学生以学为主，思政辅导员在对学生进行医德教育时有必要和学生的日常学习相结合，和学习成绩及社会实践的效果相结合，把学生的"思"与"行"有机统一起来，使思想政治教育既有"量"的体现，又有"质"的提高，形成学习中有思想政治教育，如此，才能增强思想政治工作的灵活性和主动性，才能有效促进良好学风的形成。另外，思政辅导员在工作中要增强教育的渗透性，利用思想政治教育、文体实践活动对大学生产生的潜移默化作用，创建整体育人氛围。

（四）加强医院医德培养制度建设

医德医风不仅关系到医院的发展，更关系到人民群众的人身安全，它的发展不可一蹴而就，而是一个不断发现和改善的过程，因此医院要通过多种途径，对职工进行医德教育，将医德医风提高到更高水平。

1. 改变观念，提高认识 医德医风是医务人员最基本的素质，也是从事医疗工作必须遵守的行为规范，医务人员对其履行深度不够的关键在于对其认识不够。因此，必须加强医务人员对医德医风重要性的认识，从思想中改变，从行为中提高。首先要增强思想道德教育，通过广泛宣传医德医风和医疗行为的作用和目的，让医务人员认识到全心全意为人民服务是医疗行为的宗旨，是所有活动的指南，是救死扶伤的根本；其次要加强对国家有关规定的学习，比如组织医务人员集体或自学相关制度，对其学习进行考核，并要求将规定落实到实际工作中；最后可进行实践教育，促使医务人员提高认识，改变观念，比如组织医务人员到贫困山区义诊，让其体会何谓艰苦，何谓对健康的渴望，何谓白衣天使的重任。

2. 加强医德教育，强化思想引导作用 通过组织医务人员对医德伦理、医德规范和医院规章制度的学习，提高医务人员的思想道德素质和职业道德水平。同时，通过学习全国各地和本系统单位的先进党员、优秀医护人员的事迹，发挥先进典型的标杆示范作用，使广大医务人员受到良好医德医风的感染和熏陶，从而统一思想，提高认识，不断提高医德医风建设的自觉性。

3. 发挥医院文化功能，对职工进行潜移默化的教育 医院文化是医院在长期发展过程中，把组织内部全体成员结合在一起的行为方式，是自觉优化形式的理想信念、价值观念和道德规范。医德医风建设与医院文化建设相辅相成、密不可分，医院文化建设的过程在某种程度上就是医德医风建设的过程，医院文化所积淀和倡导的价值观念很大程度上就是良好医德医风的体现。医院文化能唤起每一个医务人员对医院的归属感、认同感和自豪感，从而把员工的思想和行动统一到医院的发展目标上来，从而增强道德的约束力和感召力。

4. 加强管理，提高医德医风的实效 当今很多医院存在经济指标过硬而医德医风建设过软的现象，此现象的出现与管理有密切关系。要树立良好的医德医风必须加强管理。首先要密切关注医德医风的建设情况。管理者不仅是命令的下达者，更是命令实行的监督者和落实者，因此管理者要定时深入基层了解医德医风建设效果，避免只凭总结报告来断定医德医风建设的程度。其次要建立与各部门沟通的渠道。管理最基本的目的是使上下级信息畅通，作为管理者，必须全面了解基层的信息才能掌握事物的发展态势，从而制定改善对策。因此，可设立意见和建议箱、电子信箱等，广泛听取病人及职工的心声，在此基础上召开针对性会议，制定行之有效的措施。

5. 建立和完善相关制度　俗话说"没有规矩，不成方圆"，制度是医务人员的行为准则，也是促进医德医风建设的重要组成部分，更是整理不正之风源头的关键。对于现有的行为规范，比如《医务人员医德规范》，要将其从文字转化为实际，避免纸上谈兵。在实际工作中，严格按照规定考核医务人员的行为。通过建立健全院务公开制度，把办事程序、服务项目、收费标准、医德医风要求等公之于众，使医务人员的医疗行为处于社会和群众的监督之下；通过建立健全岗位考核制度，完善医务人员医德医风量化考核的办法和标准，使医务人员的医疗行为有章可循，从而在制度上规范医务人员的执业行为；通过建立健全医德奖惩制度，把医德医风问题和医德医风考评与科室达标、个人晋升、资金分配等切身利益挂钩，对收受回扣、索要红包、开大处方的行为坚决予以严肃处理。通过制定医德医风相关规章制度，坚持用制度管住人、管好人，使医德医风建设逐步走上制度化、规范化和经常化的轨道。

6. 建立医德医风监督机制，发挥舆论监督作用　医务人员个体素质和医德修养不可能都处在一个水平上，有人能主动遵守医德规范，有人却缺少自觉性，开展医德医风监督可以起到有效的防范作用。可以建立单位内部、上级主管部门、病人和服务对象、退休人员、社会监督员及新闻媒体"六位一体"的监督队伍，构筑全方位、多层面、社会化的内外监督体系。也可以通过成立单位内部的医德医风监督组、请上级主管部门定期考核、畅通病人投诉处理机制、聘请社会监督员、开展行风评议活动等形式将医务人员的医疗行为高度透明地置于公众的眼皮底下，从而发挥舆论监督的作用。

7. 建立医德评价考核体系，促进行风的根本转变　医院思想政治工作要与医德评价紧密结合，要完善医德评价标准和方法，根据标准和原则，对医务人员或医疗卫生部门的行为和活动进行医德评判，促使员工将树立优良的行业作风转变为自觉的行动。通过成立医德医风考评组织，制订和完善医德医风考评办法，建立医德医风考核档案和将医德考评结果与奖惩挂钩等方式对医务人员的医疗行为进行全面、综合的评价，对于那些合乎道德的医疗行为给予肯定和支持，形成一种鼓励向上的精神力量，促使医务人员养成良好的道德品质；对那些不道德的行为进行批判和抵制，形成一种舆论，以制止不良行为的发生，促进行风的根本转变。

（五）增强医学生和医生的医德自我教育

医德教育的传统模式是一种他律型德育模式，以德育目标的客体性、德育方式的强制性和德育过程的灌输性为表现形式。医学生普遍接受着单一化的教育要求，接受着纯医德知识的灌输，缺少医德情感的体验和医德意志的锻炼，更谈不上对自我判断、自我选择、自我教育等能力的培养。因此，这种教学模式造成某些医学生知行脱节、缺乏医德行为的自觉性。要知道，道德教育主要不是形成一种知识体系，而是要形成一种道德的信念以及与此相应的行为方式、生活方式，即让学生过一种好的健康的生活。而这种

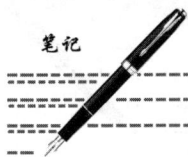

忽视自我教育、自我修养、重外律轻内省的学校医德教育模式已不能适应时代发展的要求，缺少现实的生活意义。医德教育必须遵循人性原则，激发医学生对真善美的追求，使其达到真善美统一，达到人性的最高境界，即从"他律"走向"自律"。

为此，医学院和医院的医德教育模式要有新的突破。

首先，要实现医德教育目标由客体性向主体性转变。医学生为教学主体，现有调查表明，部分医学生报考医学院的动机是看到从医社会地位高、收入可观而稳定、实惠多等优越性，学医的伦理思想准备不足，不了解从医的艰辛、劳苦，没有为病人甘于奉献或牺牲个人利益的思想准备。针对这一现象，医德教育应从教育方法上有所创新，不要把学生视为医德规范的被动接受者，将德育目标定位在医学生能够在医疗实践中服从《医务人员医德规范》和医疗单位岗位规则等这些客体性目标上，而应通过多种渠道，充分发挥学生在德育过程中的主体作用，使医德教育目标最终落实到学生的自我判断、自我选择和自我教育的能力的发展上来。

其次，要实现专业教育和医德教育有机结合，使德育方式由强制性向民主性转变。纯理论的医德教育本身易流于形式，甚至乏味、枯燥，而专业教育和医德教育有机结合，容易使医德教育"入耳、入心、入脑"。所以，要特别重视医德教育在医学教学中的渗透。例如，在讲解高血压脑出血时，指出病人的高颅内压症状（头痛、呕吐、视盘水肿、意识障碍、瞳孔变化）会随着病情的进展而迅速改变，此外应适时教育学生要像对待亲人一样，不辞辛苦，严密地观察病情变化，以便病情恶化时能够及时发现，能在最短时间内采取手术以抢救病人生命及残存功能，争取好的愈后；当讲解影响组织再生修复的局部因素时，可举出临床上由于手术中操作不慎把纱布、器械留在病人体内，导致手术切口长期不愈合，不仅给病人带来不应承受的痛苦，还可能会危及病人生命，引起医疗纠纷的实例。教育学生"医本治人，学而不精，精而不诚，反为夭折"，适时对其进行以操作严谨、锲而不舍的敬业精神为主要内容之一的医德教育。

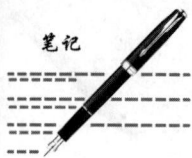

# 第六章 医德与医术的关系

人类从动物中独立出来之前，就有了与疾病和痛苦做斗争的历史。那是一种原始的，近乎动物本能的自救、互救活动，被后人称为本能医学。劳动使人走出了动物圈，在劳动过程中创造、运用语言，表达劳动生活中的各种情绪和复杂感受，并开始用大脑来思考、分析观察到的客观世界，总结自己或别人的经验教训。伴随着这些活动，人们认识了疾病，并不断积累防病治病的知识，逐渐形成了系统的医学知识体系，经验医学便由此产生。随着生产力的发展以及人们对于自然界和自身认识的逐渐深化，人类的医学实践活动又经过了实验医学阶段和现代医学阶段，但无论在哪个阶段，医学都与人类对疾病的研究紧密相连，在研究过程中逐渐形成了对疾病的治疗方法，即医术的内容。同时，人类对自身的关注也日益增多，尤其是自身的品德、修为以及对病人的态度，即医德的内容。从某种意义上讲，医学的发展是伴随着人类医德和医术的形成和发展而进行的，这两方面是医学实践的核心，而且辩证统一于医学实践，推动医学事业的发展。由于人们对这两方面的不断追求，古今中外产生了众多优秀的医务人员，他们在医学领域彰显出了独特的人格魅力和精湛的医术，所以医德和医术是相辅相成的。

## 第一节 医德对医术的促进作用

医德、医术在人类的医学实践中产生，随着生产力的发展及对人类自身疾病的研究，其内容日益丰富并形成了相应的理论体系，在医学领域，对医务人员的要求及审核也主要集中在这两方面。

我国古代的医学家通过他们的身体力行以及他们对自身经历的总结，不仅向我们展示了他们精湛、高超的医学技术，而且也让我们深深地体会到他们的"大爱"精神以及人性中最善意的一面，同时我们也可以从他们的研究中领悟到医德与医术的完美结合，领悟他们"胸怀天下苍生"的气魄，感悟他们由于民族情怀、百姓情怀而对医学研究孜孜不倦、精益求精的精神。

当今的生产力是古代社会生产力的多少倍已无从考究，但古代医学家的医者精神在今天、在我们的医学领域同样闪耀着光芒。今天，我们可亲可敬的医学家们同样日日夜夜奋斗在医学第一线，担忧病人的痛苦，为医学难题默默钻研，攻下一个又一个难关，为我国医疗技术的提高无私地奉献着，直到生命的尽头。

2006年1月9日，中国科学院院士、著名肝胆外科医生吴孟超因荣获2005年度国家最高科学技术奖而家喻户晓。这位外科医生在长达50年的时间里，为13 600多名病人切除了肿瘤。如今，83岁的他只要不外出，仍然坚持上台操刀，每年要做200例以上的手术。作为83岁的医学专家，吴孟超坦言，作为医生，医德比医术更重要。所以他选弟子，德最重要，其次是才。他认为，医德好，医生才会更加尊重病人，对病人负责，对

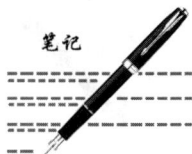

病人极端热忱，对工作极端负责，对技术精益求精，而医疗行为也会自始至终认真、规范。这样病人就会信任医生，医患之间就能建立起良好的合作，而良好的医患关系也有利于促进医生发挥技术。医生的工作需要面对病人，所以医生自己首先要学会怎么做人。

希波克拉底依据自己的经历和对医学事业的热爱，明确提出了医生行为规范的誓言，即希波克拉底誓言。

在 2003 年，我国也制定了医务人员医德规范，即：①救死扶伤，实行社会主义的人道主义，时刻为病人着想，千方百计为病人解除病痛；②尊重病人的人格与权利，对待病人不分民族、性别、职业、地位、财产状况，都应一视同仁；③文明礼貌服务、举止端庄，语言文明、态度和蔼，同情、关心和体贴病人；④为病人保守医密，实行保护性医疗，不泄露病人隐私与秘密。

无论是希波克拉底誓言，还是国际医务人员道德规范，或是我国的医务人员道德规范，从内容上看，它们的精髓都体现在要求医生要尊敬师长，在诊疗过程中保持端庄和良心，把病人的健康和生命放在首位，为病人保守秘密。

我们可以看到，从古至今，自国外到国内，时代不同、国籍不同，但医学精神却是相同的。医生被视为一种神圣、纯洁的职业，医务人员要有一种高尚的道德，这种道德不论是作为人类最初的朴素情感，还是作为今天职业的要求，都向我们昭示了医德对一个医务人员的重要性。它既是医务人员必备的基本素质，是医务人员成为白衣天使的道德基础，同时也能有力地促使医务人员挖掘自身的潜力，虚心学习、刻苦钻研，勇攀医学高峰，使自身在医术方面取得长足进步的同时为医学的发展留下宝贵的理论财富。古今中外的医学大家无不是这样的典范，他们先有"忧民"的情怀，而后才有流芳百世的佳话，才有济世救民的良方与良计，才能为国泰民安、繁荣昌盛做出贡献。

"高尚的医德悟化出精湛的医术"，我国古代的医学大家很早就有这样的觉悟，并且古今中外的医学家也用自己的身体力行淋漓尽致地诠释着这一内容，而且医学事业随着时代的发展而取得不断进步也有力地证明着这一点。医务人员高尚的医德和医德的不断发展及完善都极大地推动着医学技术的进步。具体而言，医德对医术的促进作用主要表现在以下方面。

1. 高尚的医德是医术发展的推动力　医学的发展使医务人员与病人之间的关系不只限于治疗与被治疗的关系，还包括合作关系、平等关系等。合作关系是指医患在疾病诊治过程中的相互协同、相互配合的关系。它要求医患间不仅在诊治疾病本身合作，如病人如何配合手术，还要求医患双方在治疗疾病的成功与否之间心理合作，包括医者对病人设身处地关切和病人对医者合乎情理的理解。而具有高尚医德的医务人员则非常注意与病人建立良好的医患关系，这种良好的关系不仅保证了诊治的顺利进行，而且使医者在发现自己不足的同时，能自觉弥补这些不足。平等关系则是指医者与病人不应是恩赐与被恩赐的关系，也不仅是服务与被服务的关系，而是平等的关系。疾病的诊疗是医患双方共同完成的。病人参与诊治方案对医者而言是一种极大的推动力，因为拙劣的医术是得不到病人信任的，这样病人也就不可能真正平等地参与诊治，故平等的关系有助于促进医务人员医术的提高。所以医务人员在治疗病人过程中，一定要考虑到他们之间的这种合作关系和平等关系，这既是对医务人员品德的考验，也是对他们医学技术无形的促进，同时也推动了和谐医患的构建。

高尚的医德体现为医务人员对病人的无私奉献，即使遇到医学疑难问题，也会坚持不懈地去实现自己的理想。没有这种奉献精神，就可能使医务人员放弃那些即使奋斗终生也可能毫无成果的劳动，转而从事容易被社会尽快承认的医疗实践，那么医学的发展就会受到影响。

2. 医德进步推动医学科学实验的深化　医务人员在医学实践中的大部分行为都与病人发生联系，这就必然涉及道德范畴。医学要发展，必须进行大量的科学实验，医学科学实验要在临床上推广必须要经历人体试验。因为动物实验不能代替人体试验，只有通过临床观察和实验，才能做出明确的、有利于病人的结论。在这过程中必然会涉及医德规范问题，医务人员只有明确哪些行为合乎道德，哪些行为不合乎道德，才能正确地、人道地开展医学科学实验。若没有明确的医德概念及客观标准，医务人员在实验中就可能做出不人道的行为。

3. 高尚的医德有助于医疗过程的顺利进行　医学发展使医疗过程的分工越来越细，合作趋势愈见明显。一个病人从求诊、检查、治疗直至康复，需要门诊医生、临床医生、护士、检验医师及药剂师等多方合作方能完成。这就要求各方面的医务人员与病人有和谐的医患关系，确保诊疗的成功。医学的社会化使医学诊疗受到社会因素的制约。从宏观上看，政府的分工、从事卫生工作的人员对医药资源的分配，医疗、预防保健与社会的配合，都直接影响着医学的发展、医务人员的积极性及医学过程的物质保障；从微观上看，医学过程是医患相互作用的过程，和谐的医患关系是医疗成功的关键之一。而医患关系的构建除了要求医务人员具备高超的医术，还要求他们具备认真的工作态度及对病人细致入微的服务，这些都是具备了高尚品德的人才能真正做到的。

4. 医德进步使新医学技术的实施成为可能　新医学技术是人类健康的需要，也是医学科学发展的必然，新医学技术可能遇到两类医德难题。

第一，新医学技术冲击了一系列传统道德，使医学科学和传统道德观念发生矛盾。例如，人体试验和脏器移植无疑对医学科学发展是有利的，但传统道德常拒绝供给用于移植的脏器，对人体试验加以斥责，阻碍了医学发展。改变旧的、不利于医学发展的传统观念，建立新的、适应医学发展的伦理道德，是医德的进步，可使新医学技术的实施成为可能。

第二，新医学技术的出现，要求迅速建立与医学新技术的发展相适应的新的医德观念。例如，试管婴儿的成功，提出了父母伦理问题，遗传工程产前诊断的发展提出了解决有缺陷儿堕胎标准和性别选择问题，遗传学的发展提出了缺陷人的标准问题等，这些新医学技术都要求摆脱传统观念的束缚，形成新的科学回答。事实证明，医学的每一个进步，都会推动人们建立新的伦理观，新的伦理观反过来又为新技术的进一步发展提供伦理支持。

5. 医德发展提出的"终极关怀"可促使医术进一步提高　"终极关怀"即"临终关怀"，这是医疗机构对临终阶段的病人包括家属的一种特殊服务，同样也是一种对临终病人死亡的态度与方式。临终关怀与安乐死存在着本质的区别，它主要是向临终病人及其家属提供包括医疗、护理、心理和社会等各方面的照护，使临终病人的症状得到控制，痛苦得到缓解，生命质量得以体现，生命受到尊重，同时病人家属的身心健康也能得到关照，最终使病人能够无痛苦、无遗憾、安详、舒适、满怀尊严、宁静、坦然地辞别人生。临终关怀主要是以病人为中心，不仅对病人进行积极的治疗和护理，最重要的是对病人进行心理和精神上的指导，使病人坦然面对死亡。而安乐死则缺乏这种"人性的关怀""人间的温暖"，所以安乐死只不过是医务人员众多医疗行为中的一种，但对病人实施的临终关怀则会使医务人员更多考虑"服务的质量"及是否有更好的治疗和护理方法。

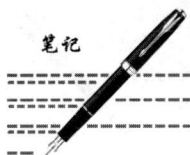

随着人们生活水平的不断提高，老年人的预期寿命也在不断增长，整个世界都面临人口老龄化的问题，而我国已经步入老龄化社会，所以对老年人实施临终关怀服务已显得日益重要与紧迫。

我国临终关怀事业起步比较晚，发展还面临很多问题，如经费不足、提供专业临终关怀的医院数量有限，但从长远来看，临终关怀必将受到政府和全社会的重视，为其提供完善的政策及充足的资金，使临终关怀事业无论在设施方面，还是在相关医务人员的培养和提高方面都获得一个长足的发展，所以，临终关怀作为社会发展的一种趋势，必将成为体现人类生命价值及幸福的重要方式。

# 第二节　医术对医德的发展要求

## 一、新形势下医德面临的新要求

医德和医术是相辅相成的，高尚的医德能促进精湛的医术产生，但是随着生产力的高速发展、社会主义市场经济的日益完善，社会日益呈现出矛盾的纵横交织、错综复杂，对医德也提出了相应的更高的要求。尤其是面对今天日益新增的、复杂的疾病和医务人员与病人之间错综复杂的关系，医德受到重新审视或挑战。

这种挑战既是对传统医德的重新思考，也是对传统医德的进一步完善，更是对传统医德中精华内容的继承。在传统医德中，为医者必须要时刻谨记：无论是何种情况，医生都要竭尽全力挽救病人，并要做到一视同仁；自身也要不断学习，总结经验，进行医学的创造性实践，从而更大限度地为人们服务。这些都是传统医德的精华，无论在何时何地，作为医务人员都应该牢记遵循，并身体力行。但在新时期，除了这些要求外，在医德方面还需要医务人员的"牺牲奉献精神"，需要医务人员在医疗过程中拥有时刻面临死亡的坦然。带领人们抗击非典的钟南山就是在这方面的杰出代表。

2003年初，一种人类从没有见过的疫病——严重急性呼吸综合征（SARS，曾称传染性非典型肺炎、非典型肺炎）在广东部分地区悄然肆虐。广东广大医务人员奋起抗击，谱写了一曲可歌可泣的壮歌。这其中，有一个忙碌的身影格外引人注目，他就是中国工程院院士、著名呼吸病专家、广东省非典型肺炎医疗救护专家指导小组组长钟南山。

钟南山临危受命，他领导的呼吸研究所成了非典型肺炎救治的技术核心与攻坚重地。面对一些医务人员的顾虑情绪，钟南山毫不犹豫地说："医院是战场，作为战士，我们不冲上去谁上去？"他懂得，要取得抗击非典战役的胜利，必须有一支强有力的医务队伍。这支队伍不仅要技术过硬，更要思想过硬。为此，他以自己独特的方式来凝聚这支队伍。钟南山身先士卒，全力以赴投入工作。他亲自检查每一个病人，制订治疗方案，甚至抓起人工气囊为病人输氧。在他的带动下，医院上下拧成一股绳，形成一个团结战斗的集体，表现出了大无畏的献身精神。

由于广州医学院第一附属医院是收治非典型肺炎危重病人的重点医院，重症监护室病房的病人几乎都出现了细菌感染，多数已出现多器官衰竭。据文献报道，人体有四个以上的器官衰竭时，死亡率将在90％以上。通过死亡病例的尸检发现，非典型肺炎病人的病理机制主要是"肺硬"，即肺组织纤维化。要治疗好非典型肺炎病人，必须解决肺组织纤维化问题。

71

在掌握了这一情况后，钟南山知难而上，组织成立了由医院老中青呼吸病专家组成的攻关小组，配合广东省非典型肺炎医疗救治小组夜以继日地查阅文献，严密观察病人的变化，细致记录各种可供研究的资料。终于，他们找到了突破口：当病人肺部阴影不断增多，血氧结合度有下降时，及时采用无创通气，病人的氧气吸入量就会增多，能较好地改善病人症状；当病人出现高热和肺部炎症加剧时，适当给予糖皮质激素，从每日 80 mg 至 500 mg 不等，能有效地减轻肺泡的非特异性炎症，阻止肺部的纤维化病变；而当病人继发细菌感染时，必须有针对性地使用抗生素。实践证明，这是一套行之有效的救治方法，大大提高了危重病人的抢救成功率，降低了死亡率，并且明显缩短了病人的治疗时间。两位生命垂危的病人，经以上方法抢救，病情有所缓解。这在很大程度上都要得益于钟南山在医疗技术方面的独到正确的见解。

钟南山不顾个人安危为抗击非典所做的一切为他赢得了"抗击非典第一功臣"的美誉。2003 年 6 月，广东省举行"抗击非典表彰先进大会"，钟南山被授予唯一的特等功。他还荣获了 2003 年中国五一劳动奖章、中国医学基金会华源医德风范奖。2003 年 4 月中国社会调查所做的一项电话民意调查显示，在北京、上海、广州等地的 1 200 位受访民众当中，有 89% 的人认为钟南山是一位英雄。

"科学只能实事求是，不能明哲保身，否则受害的将是病人。"这是钟南山非常质朴的一句话，但足以让我们动容。生命时刻受到威胁，时刻面临死亡，他承担的压力可想而知，但他却表现出不同寻常的镇静与从容，勇于接受挑战，攻克难关，而没有计较个人的生死。他的这种大无畏的精神也为今天医务人员的医德提出了更高的标准，为了医学事业，为了挽救百姓生命，必须时刻具有牺牲精神。这是时代发展的需要，也是对医务人员在探索医学难题时提出的要求。

人类医学的发展需要钟南山式的人物，也需要他的那种甘于奉献的精神，但在今天的医学界也存在一些明显与医务人员职责不相符的一些现象，尤其表现为少数医务人员对职业道德的轻视以及对人道主义精神的漠视。这也让我们深切感到加强医务人员医德建设工作的紧迫性与持续性。

## 二、加强医务人员的医德建设

针对我国某些医院医务人员医德素质出现的滑坡现象及我国传统医德面临的严峻考验，加强医务人员的医德建设已成为现在的首要任务。

古人云："医无德者，不堪为医。"医德作为一种特殊的职业道德，一直受到社会各界、舆论的经常关注，并被提出了很高的要求。作为健康所系、性命相托的接受者，医护人员身上的责任是沉甸甸的，对他们的道德和作风的培养显得尤其重要。

加强医务人员的医德建设，需要突出以下三方面。

第一，增强敬业意识。治病救人不同于商业活动，医务人员毕竟是为社会服务的，在"以病人为中心"的今天，医务人员的敬业精神比一般从业人员的敬业精神更具有特殊性和社会意义。但是，少数医务人员受经营承包责任制、坐堂门诊、专家门诊等多种办医模式的影响，不安于现状，走出医院大门，热衷于外面的工作，而放松了本岗位的职责，使正常工作受到了影响。面对这样的情形，我们既要通过思想教育的办法让医务人员真正懂得"不敬业就失业"的深刻道理，同时，又要大胆采用科学的管理方法，使"不敬业就失业"在医务人员中得到合理体现，以增强职业教育的严肃性，让大家意识到思想教育并非空头说教。

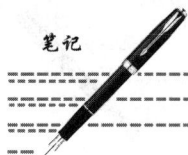

　　第二，增强责任意识。社会主义医德就是救死扶伤，防病治病。医务工作关系到人的生命，连着家庭，连着社会。医务人员不仅要为病人的生命安危争分夺秒，竭尽全力，积极救治，还要对病人的生命安危和身心健康履行责任，故广大医务人员要以高度的责任感对待病人，用高尚的医德情操救治病人，以优质的服务搞好医疗业务工作，促进病人早日康复，增进人民健康。凡具有强烈责任心的医务人员，对自己所从事的工作，决不只在于一般的技术发挥，更重要的是在发挥技术的同时考虑社会效益。

　　第三，增强人文意识。理解、体谅病人的人文意识是医务人员最起码的医患感情。而社会主义国家的医务人员，人文意识应更高和更自觉。这就要求医务人员全心全意为病人服务，不能对病人熟视无睹、麻木不仁、冷若冰霜；更不能拒之门外，见死不救；不能分贫富贵贱、地位高低、远近亲疏；更不能厚此薄彼、媚权重势、重利轻义。而是要想病人之所想，急病人之所急，帮病人之所需，视解除病人痛苦为天职，视给病人提供方便为义务，视关心安慰病人为良知，视努力满足病人要求为己任，从而发挥中华民族医学先辈的优良传统，建设社会主义精神文明。

　　医疗行业坚持以人为本的科学发展观就是满足人民群众的基本健康需求，全心全意为人民服务，这也是医疗卫生改革发展的目标和落脚点。通过强化医疗"质量"服务、护理"微笑"服务、管理"环节"服务、经营"薄利"服务、价格"标准"等一系列优质服务意识，树立起"病人需求就是我们的追求"的人性化服务理念，使医院工作真正落实"一切为了病人、一切方便病人、一切服务于病人"，进一步加强医患之间的了解和沟通，减少医患矛盾，密切医患关系，逐步建立起一种良好的"以病人为中心"的相互信任、相互配合、相互理解的人性化的新型医患关系。

# 第七章 医德教育与社会主义核心价值观

党的十六届六中全会首次提出要建设社会主义核心价值体系，明确将马克思主义指导思想、中国特色社会主义共同理想、以爱国主义为核心的民族精神和以改革创新为核心的时代精神、社会主义荣辱观作为社会主义核心价值体系的基本内容。党的十七大报告强调要坚持把社会主义核心价值体系融入国民教育和精神文明建设全过程中。2012年11月，党的十八大报告首次概括了社会主义核心价值观的具体内容："倡导富强、民主、文明、和谐，倡导自由、平等、公正、法治，倡导爱国、敬业、诚信、友善，积极培育社会主义核心价值观。"把社会主义核心价值体系融入医德教育中，践行医德教育的社会主义核心价值体系，使医学生和医务人员在价值多元化的社会背景下，正确认识和认同社会主义核心价值观，为医学生和医务人员加强自身修养、锤炼优良医德、成长为德术并举的社会主义医疗事业的合格建设者和可靠接班人指明了方向。

党的十九大报告指出，社会主要矛盾已经由"人民日益增长的物质文化需要同落后的社会生产之间的矛盾"转化为"人民日益增长的美好生活需要和不平衡不充分的发展之间的矛盾"。并且指出，人民群众对美好生活的需要日益广泛，不仅对物质文化生活提出了更高要求，而且在民主、法治、公平、正义、安全、环境等方面的要求也日益增长。为了有效回应这些新需要，解决社会的新矛盾，十九大报告在加强和创新社会治理领域，提出要建立共建共治共享的社会治理格局，并且提出了社会治理的制度建设、提高四化水平和加强四个体系建设。

## 第一节 社会主义核心价值体系引领医德教育

### 一、社会主义核心价值体系的内容

社会主义核心价值体系主要由坚持马克思主义指导思想、坚持中国特色社会主义共同理想、坚持以爱国主义为核心的民族精神和以改革创新为核心的时代精神，以及坚持社会主义荣辱观组成。

1. 坚持马克思主义指导思想 马克思主义是我们立党立国的根本指导思想。在我国社会主义核心价值体系建设中，马克思主义为我们提供了正确的世界观和方法论，提供了正确认识世界和改造世界的强大思想武器。建设社会主义核心价值体系，第一位的就是坚持马克思主义的指导地位。马克思主义是科学，它始终严格地以客观事实为根据，总是随着时代、实践和科学的发展而不断发展。我们坚持的马克思主义，是发展着的马克思主义。只有坚持用发展着的马克思主义武装全党、教育人民，才能真正发挥马克思主义认识世界和改造世界的强大思想武器的作用，马克思主义才能真正成为我们的行动指南。这就要求我们把坚持和发展马克思主义自觉地统一于建设中国特色社会主义的实

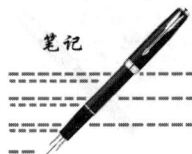

践中，在坚持中发展，在发展中坚持，自觉做到两个"坚定不移"、两个"不能含糊"：坚持马克思主义的立场、观点、方法，坚持马克思主义的基本原理，这一点要坚定不移，不能含糊；贯彻解放思想、实事求是的思想路线，坚持勇于追求真理和探索真理的革命精神，这一点也要坚定不移，不能含糊。

2. 坚持中国特色社会主义共同理想　理想是一个民族、一个社会的灵魂所系。马克思主义对理想问题做了科学阐述，把理想问题与人类历史发展规律联系起来，使人们对理想问题有了更为科学的把握和自觉的认识。以马克思主义为指导的中国共产党人，始终坚持崇高的理想，坚持理想主义与现实主义相结合，使崇高理想成为我们党、我们民族精神生活中不可或缺的一部分。随着改革开放和社会主义市场经济的不断发展，加强理想教育越来越具有重要意义。对共产党人来说，最高理想是实现共产主义。在现阶段，建设中国特色社会主义是我们全社会的共同理想。这个共同理想，既实在具体，又鼓舞人心。这个共同理想，集中代表了我国工人、农民、知识分子和其他劳动者、建设者、爱国者的利益和愿望，具有很强的广泛性和包容性。这个共同理想，把国家、民族与个人紧紧地联系在一起，强调了国家要基本实现现代化、民族要实现伟大复兴、人民要过上宽裕的小康生活，有利于调动全体人民的积极性。这个共同理想，既体现了现阶段党的奋斗目标，又体现了党的最终奋斗目标，要求共产党员把为最高理想而奋斗同为现阶段共同理想而奋斗统一于建设中国特色社会主义的实践。

3. 坚持以爱国主义为核心的民族精神和以改革创新为核心的时代精神　民族精神和时代精神是一个民族赖以生存和发展的精神支撑。一个民族，没有振奋的精神和高尚的品格，不可能自立于世界民族之林。江泽民同志深刻地指出："有没有高昂的民族精神，是衡量一个国家综合国力强弱的一个重要尺度。"胡锦涛同志指出："民族精神是我们民族的生命力、凝聚力和创造力的不竭源泉。"在五千多年的发展中，中华民族形成了以爱国主义为核心的团结统一、爱好和平、勤劳勇敢、自强不息的伟大民族精神。在改革开放新时期，中华民族又形成了勇于改革、敢于创新的时代精神。这一民族精神和时代精神，包括了天下兴亡、匹夫有责，富贵不淫、贫贱不移、威武不屈，先天下之忧而忧、后天下之乐而乐等民族优良传统；包括了我们党领导人民在长期革命斗争中形成的井冈山精神、长征精神、延安精神、西柏坡精神等优良传统；包括了在社会主义建设时期形成的大庆精神、雷锋精神、"两弹一星"精神等优良传统；包括了在改革开放新时期形成的"64字创业精神"、九八抗洪精神、抗击非典精神、青藏铁路精神等优良传统。这一民族精神和时代精神，是中华民族五千多年来生生不息、发展壮大的强大精神动力，也是中国人民在未来的岁月里薪火相传、继往开来的强大精神动力。伟大的事业需要并产生崇高的精神，崇高的精神支撑和推动着伟大的事业。在全面建设小康社会、加快推进社会主义现代化的进程中，民族精神和时代精神对于中华民族的凝聚、激励作用越来越突出，已深深熔铸在民族的生命力、创造力和凝聚力之中，成为社会主义核心价值体系中不可或缺的一部分。

4. 坚持社会主义荣辱观　胡锦涛同志在2006年"两会"期间，明确提出了以"八荣八耻"为主要内容的社会主义荣辱观。他强调指出："在我们的社会主义社会里，是非、善恶、美丑的界限绝对不能混淆，坚持什么、反对什么，倡导什么、抵制什么，都必须旗帜鲜明。"荣辱观是世界观、人生观、价值观的重要内容，树立正确的荣辱观是形成良好社会风气的重要基础。以"八荣八耻"为主要内容的社会主义荣辱观，明确了当代社会最基本的价值取向和行为准则，涵盖了人生态度、社会风尚的方方面面，体现了社会主义基本道德规范，体现了中华民族传统美德、优秀革命道德与时代精神的完美结合。社会主义荣辱观作为社会主义核心价值体系的重要组成部分，已经成为并将继续成为引领社会风尚的一面旗帜。

### 二、社会主义核心价值体系融入医德教育的措施和途径

1. 以社会主义荣辱观教育为着力点，加强医德情感教育　社会主义荣辱观是新时期社会主义道德建设的最基本要求，也是医德教育的重要基石。要将"以病人为本""全心全意为病人服务"的思想作为工作的基本定位，把"救死扶伤""以病人为中心"的正确理念作为建设的核心，贯穿到医德教育的各个环节之中，把"知荣明耻倡道德"的信念作为从事医疗事业的根本出发点，时时为病人着想，关爱病人、服务病人，把解决病人的痛苦作为自身价值的最大体现。教育广大医学生和医护人员大力弘扬白求恩精神，树立"以服务病人为荣，以背离病人为耻""以大医精诚为荣，以故步自封为耻"的医德新风尚，唯有如此，才能真正实现"除人类之病痛、助健康之完美"的宏伟理想。

2. 突出社会主义核心价值体系，丰富医德教育内涵　医德教育的内容应该注入时代精神，深化内涵建设，涵盖医学生和医务人员学习考试、日常生活、人际交往、社会活动等各个层面。具体来说，应抓好四个方面的内容：第一是忠诚正直教育，教育医学生和医务人员树立崇高的理想和坚定的信念，使他们胸怀报国之志；第二是道德责任教育，教育医学生和医务人员具有高尚的道德情操，勇于承担救死扶伤的责任；第三是仁爱关怀教育，教育医学生和医务人员对病人要心怀同情之心和仁爱之心，急病人所急，帮病人所需；第四是爱岗敬业教育，教育医学生和医务人员尊重自己的职业选择，规范自己的职业行为，特别要提高他们在工作中的责任意识，做到真诚务实、重诺守信。

3. 以核心价值为导向，开展行之有效的医德主题实践活动　一个社会的核心价值体系是该社会所特有的文化、文明的精神实质和显著标志，是社会赖以维系的精神支柱，也是社会决策的动机和目的之所在。它为人们的思想和行为评价提供了基本的尺度和规范。通过有目的、有计划地开展多种主题实践活动，如义诊、健康咨询、慈善助医、义务献血、医疗下乡等活动将社会主义核心价值体系教育生活化，在实践中激发医学生和医务人员的医德情感，使他们不断增强正确价值观对自己的导向作用，加深其对医德本质的理解，增强其医患沟通能力和医德认识水平，培养其仁爱、高尚的道德情感，促进其医德品质的确立和形成，将救死扶伤、治病救人作为自己的职业道德观。

4. 创新工作机制，切实增强医德教育的实效性　医学院校和医疗机构要顺应时代的变化，创新医德教育的手段和载体，努力把医德教育贯穿于教材编写、课堂教学、第二课堂、学术研究、临床实习等各个环节之中，融医德信念培养于校园文化和医院文化之中，以医德典型榜样激发医学生和医务人员的医德情感，充分发挥社会主义核心价值潜移默化的正确导向作用。全面推进医德教育"进课堂、进教材、进公寓、进社团、进网络、进头脑"，做到情理结合、情真意切，增强医德教育的吸引力和感染力。在开展医德教育工作的过程中注重借鉴心理学的知识和方法，将医德教育工作与医学生的健康成长、与医生这一职业的实际需要有效结合起来，提高医德教育工作的针对性和有效性。

### 三、社会主义医德教育的核心价值内容

对医学生和医务人员来说，社会主义核心价值教育与高尚的医德培养是密不可分的。在市场经济条件下，要结合医学生和医务人员的特点，把社会主义核心价值体系贯穿于

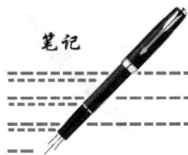

医德教育的各个环节之中。在具体的医德教育过程中，应通过不同的教育侧重点来体现医德教育的不同价值要求。

1. 通过指导思想教育，增强明辨是非能力　在我国社会主义核心价值体系建设中，马克思主义为我们提供了科学的世界观、方法论。我们要坚持用发展的马克思主义立场、观点和方法来辨别社会思想意识中的主流与支流，解决前进中存在的问题和困难；坚持用马克思主义的世界观、人生观和价值观看待医患关系，分析红包现象，解决医患问题。

2. 通过共同理想教育，追求共同理想目标　中国特色社会主义充分反映了我国最广大人民的共同愿望、利益和要求，是全国各族人民不懈追求的共同理想。引导医学生树立远大的理想，是思想政治教育的核心内容。所谓共同理想就是共同的价值追求、价值取向和价值目标。如：作为中医药院校学生，共同理想就是要弘扬中医药文化，发展中医药事业，让中医药更好地服务于人民，造福人民。

3. 通过民族精神教育，培育爱国报国情结　民族精神始终是民族发展的不竭动力，教育是弘扬和培育民族精神的重要途径，中华民族精神的核心是爱国主义。中医药学有着数千年的历史，是我国优秀民族文化中的瑰宝。要坚定中医学学生对中医学科学习的信念，增强其民族自尊心、自信心和自豪感，促使其承接岐黄薪火，代代相传，把爱国之情、报国之志升华为奋发学习的实际行动。

4. 通过时代精神教育，树立改革创新意识　每个时代都有引领社会前进的时代精神，时代精神的核心内容涵盖了发展、民主、法治、公平、和谐、文明以及人的自由与全面发展等具有鲜明时代特征的基本价值追求。改革是当今时代最重要的主题，创新是当今时代的本质特征。要引导医务人员形成参与意识、自立意识、市场意识、竞争意识、效率意识、民主法制意识、科学意识、生态意识、公平正义意识以及改革意识、开放意识和开拓创新精神。

5. 通过荣辱观教育，树立良好医德医风　社会主义荣辱观是核心价值体系的具体化，是新时期树起的一面引领社会风尚的旗帜。通过典型人物的先进事迹、身边人的身边事或通过志愿服务、社会调查、生产劳动等实践活动，对医学生进行"八荣八耻"教育，引导医学生立志、修身、博学、报国，正确处理义利关系，树立"大医精诚"的医学道德观，培养"救死扶伤、忠于职守、爱岗敬业、开拓进取、精益求精、乐于奉献"的良好品质。

社会主义医德教育的核心价值内容的五个方面的内容，相互联系、相互贯通、相互促进，是有机统一的整体。坚信马克思主义的指导地位，就抓住了医德教育核心价值体系的灵魂；树立共同理想，就突出了医德教育核心价值体系的主题；培育和弘扬民族精神和时代精神，就把握了医德教育核心价值体系的精髓；树立和弘扬社会主义荣辱观，就打牢了医德教育核心价值体系的基础。

# 第二节　医德教育与和谐社会

党的十六大把"社会更加和谐"作为全面建设小康社会的目标之一，党的十六届六中全会通过的《中共中央关于构建社会主义和谐社会若干重大问题的决定》强调："建设和谐文化，是构建社会主义和谐社会的重大任务。社会主义核心价值体系是建设和谐文化的根本。"2012 年 11 月，党的十八大报告把"和谐"作为社会主义核心价值观的基本内容之一。然而，随着市场经济的发展，医院面临着比以往更多、更复杂的矛盾和社会问题。

党的十九大指出，社会治理制度是指社会治理主体为了维护正常的社会秩序而制定的具有约束性的各种行政法规、章程、制度、公约的总称。它包括有权迫使人们服从的正式制度和规则，例如明文规定有严格惩奖措施的法律和各种规章制度；也包括各种人们同意或以为符合大家利益的非正式的制度安排，例如伦理道德规范、风俗习惯、村规民约、社区公约等。在我国的社会治理制度建设中，一方面要加强法治建设，推进科学立法、民主立法、依法立法，以良法促进发展、保障善治；另一方面要加强德治建设，强化道德约束，规范社会行为，调节利益关系，协调社会关系，解决社会问题。例如加强行业规范、社会组织章程、村规民约、社区公约等社会规范建设，充分发挥社会规范在协调社会关系、约束社会行为等方面的积极作用。同时，引导公众用社会公德、职业道德、家庭美德、个人品德等道德规范修身律己，自觉履行法定义务、社会责任和家庭责任，自觉遵守和维护社会秩序。同时，在我国要根据我国国情，利用我国传统文化的合理成分，充实社会治理的方式方法。

### 一、医患关系是构建和谐社会的重要内容

社会是一个复杂的大系统，在这个系统里的各个因素都要互相协调、互相包容、互相融合。人是社会系统中最活跃的因素，也是所有因素中最具主观能动性，最难"驾驭"的因素。人的因素调动得好，则一切自然，否则社会难以和谐。社会系统中人的因素里，人与人的关系是最重要的。社会关系网中布满了纵横交错的人与人之间的关系，把我们每个人的快乐乃至身心健康网罗其中。医生与病人的关系，可以说与我们每个人都息息相关。它的和谐与否，直接关系着社会的和谐。营造和谐的医患关系，成为构建和谐社会的重要内容。具体说来，表现在以下几个方面。

1. 和谐医患关系可以防止医患冲突　近年来，随着医疗制度的进一步改革和完善，病人利益保护机制的逐步健全，特别是病人自我保护意识的增强，病人对医疗服务要求也随之提高，大部分病人对自己到医院看病有着强烈的参与与知情权的要求。但医务人员在给病人服务的过程中，由于不耐心、不尽职或者其他方面的原因而引起医患冲突时有发生，并呈现出上升的势头，医患关系因而受到社会各界的广泛关注，这大大影响了和谐社会的构建，成为构建和谐社会的"不和谐音符"。因此，只有积极营造和谐的医患关系，才能从根本上防止医生与病人之间冲突的发生，促进社会和谐。

2. 和谐医患关系有利于保障人们生命健康　医疗服务是一个特殊服务行业，其服务水平和质量如何，可以说直接关系到我们每个人的生命健康。而和谐医患关系则是提高医疗服务水平和质量的前提。因为只有医患关系和谐，医务人员才会积极、主动、用心地去为病人开展服务；病人也才会积极地配合医务人员做好各项准备，接受医疗服务。不和谐的医患关系会使得医务人员与病人之间误会越积越多，引发恶性循环，甚至可能因此而延误病人的最佳治疗时期，给病人生命健康造成威胁。因此，从这个层面上说，和谐医患关系可以为人们生命健康提供保障，极大地促进社会和谐发展。

3. 和谐医患关系促进医疗卫生事业发展　医疗卫生事业作为保障人民生命健康的事业，在国家和社会中具有重要的战略地位。但医疗卫生事业要想获得长远的发展，必须要得到社会各界的支持。医疗服务作为医疗卫生事业中的重要内容，其质量如何，直接决定了医疗卫生事业的发展方向。与此同时，医疗服务质量也直接影响医患关系的发展。

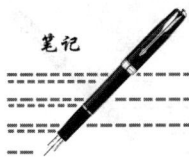

只有医患关系处理好了，才能保障医疗卫生事业获得社会的支持，而社会的支持会推动医疗卫生事业进一步发展，促进医患关系的改善。如此形成良性循环，才可最终实现人与社会的和谐发展。

4. 和谐医患关系保障社会经济系统和谐发展　在社会系统中，经济系统为人类提供物质生活来源，是一个不可或缺的系统。经济系统是否良性发展，直接影响到整个社会系统的运行。而经济系统的良性发展，要以健康的人才参与为前提。医能治病，也能健人，和谐医患关系可以促进医疗服务与病人需求的良性发展，为经济系统的运行提供健康的人才保障，为经济系统中各产业的协调发展提供心智支持。所以，和谐医患关系保障社会经济系统的和谐发展。

### 二、医德教育是实现和谐医患关系的关键

当然，医患关系的发展，是由社会、病人和医院三方面的因素共同决定的。但是作为医院来说，致力医患关系的良性发展，首先就是要做好医务人员的道德教育。而且，从近几年来看，病人对医务人员的投诉，大多都与医务人员的道德相联系，如收回扣、收好处费、不耐心、不负责任等。虽然有些病人不讲理也会影响医患关系的发展，但从医疗服务的专业性来说，病人永远只是一个弱势群体。所以，医德教育应该是实现和谐医患关系发展的关键。

1. 医德教育能提高医务人员的道德水平　当前我们的医务人员队伍从整体上看是健康发展的，曾涌现出一大批有理想、有作为、有贡献的优秀人才。但同时我们也应该看到，有些医务人员在道德观上也出现了这样或那样的问题，如被眼前经济利益所吸引，医德标准错位，以消极心理对待工作，追求物质金钱享受，收红包等，这不同程度地影响了医院正常的医疗秩序，破坏了医院的整体形象，影响了医患关系的正常发展。只有通过开展医德教育，扭转医务人员道德水平下降的局面，提高其道德水平，才能从根本上促进医患关系的和谐发展。

2. 医德教育提高医务人员的服务意识　医院虽然是一个事业单位，但它的本质是一个服务机构，是为病人提供医疗服务的。然而现在仍然有很多医务人员带着官僚作风上岗，带着行政气派工作，与病人接触时发号施令、耀武扬威、盛气凌人。这样的举动，必然导致病人对医务人员产生意见，医患关系出现紧张。通过开展医德教育，让医务人员树立服务意识，用心地为病人服务，这必将推动医患关系和谐发展。

3. 医德教育提高医务人员的责任意识　医疗服务是一项专业性极强的服务活动，需要医务人员具有较高的责任意识。但有些医务人员责任意识差、诊断马马虎虎、治疗粗心大意、服务敷衍了事、事后推卸责任、乱开药、乱下结论等现象时有发生，有时给病人带了更多的痛苦，有时给病人带去了致命性损失，这当然会影响到医患关系的发展。通过开展医德教育，提升医务人员的责任意识，使医务人员都能本着对病人负责的态度去开展医疗服务，减轻病人的痛苦和损失，这必然会促进医患关系的和谐发展。

4. 医德教育有利于改善同病人的沟通　沟通是解决问题的最好方式，沟通也是防止问题发生的最好方式。医患关系的紧张，其实很多是由于沟通不及时造成的，病人对于医学不了解，更需要医务人员能随时为其解难答疑。但由于医务人员工作繁忙或没有耐心，不给病人沟通的机会，这当然会使病人感到不满意。通过开展医德教育，提升医务人员的道德水平、服务意识和责任意识，必然会促进医务人员与病人的沟通，从而改善医患关系，促进和谐发展。

### 三、加强医德教育，构建和谐社会

从上面的分析中，我们可以清楚地看到，和谐医患关系是构建和谐社会的重要内容，而医德教育却是实现和谐医患关系发展的关键。所以，作为医院来说，可以选择以医德教育为出发点，积极营造和谐氛围，在获取自身和谐发展的同时，也为构建社会主义和谐社会创造条件。当然，这是一项巨大的工程，需要坚持不懈地抓好思想道德教育。从现实来看，要重点做好以下几个方面的工作。

1. 医德教育应以转变服务意识为前提　服务意识在医疗服务中具有重要的作用，只有具备了服务意识，道德价值体系改善才有基础。否则，医德教育只是在被动的情况下进行的形式工作，最终起不了任何作用。在医德教育中，服务理念的转变要从产业发展需要出发，通过分析医疗服务业所面临的竞争形式，改变医务人员传统的行政化、官本位思想，真正树立"在竞争中求生存，靠服务求发展"的理念，使道德价值提升具有动力基础。

2. 医德教育应以树立正确的"价值观""道德观"和"荣辱观"为目标　在当前形势下，医德教育应该以科学的理论武装人，以正确的舆论引导人，以高尚的精神塑造人，以最高的标准要求人。在医德教育中，要积极开展爱国主义、集体主义和社会主义的"三义"教育，积极开展以"八荣八耻"为主要内容的社会主义荣辱观教育，引导广大医务人员树立正确的价值观、道德观和荣辱观。同时，结合医务人员及社会实际，医德教育的内容在不同时期的不同阶段，侧重点要有所不同。

3. 医德教育应以建立长期运行机制为保障　医德教育是一项长期、持久的思想教育工程，需要不间断地一直做下去，要以时间来显示效果。而建立健全且具有约束力的运行机制是关系到医德教育能否从宏观上、整体上实现稳定、持续、健康发展的关键。因为健全的运行机制能够保证医德教育由经验型向科学型转变，而且在实践上克服时紧时松，时冷时热等现象，是保持医德教育工作健康发展的客观需要。

4. 医德教育应建立责任追究机制　虽然说道德标准无法统一制定，道德问题也无法用法律手段去调节，但是从医院内部来看，还是可以通过制定相关规范来约束医务人员道德价值体系的。这虽然不是医德教育的主要内容，但却是辅助医德教育的必不可少的手段。因为每个人对道德水准的理解不一样，甚至有可能有较大的偏差，这需要建立责任追究机制对不良医德行为予以纠正，从而保证医德教育发挥出它应有的效果。

# 第三节　医德教育与社会卫生公平

根据马克思主义基本理论和我国社会主义建设的实践经验，根据新世纪新阶段我国经济社会发展的新要求和我国社会出现的新趋势新特点，我们所要建设的社会主义和谐社会，应该是民主法治、公平正义、诚信友爱、充满活力、安定有序、人与自然和谐相处的社会。党的十八大报告也明确提出要"倡导富强、民主、文明、和谐，倡导自由、平等、公正、法治，倡导爱国、敬业、诚信、友善，积极培育社会主义核心价值观"。构建公平正义的社会主义社会，是我们党全心全意为人民服务的根本宗旨所决定的，它既体现了广大人民群众的"最近目的和利益"，也体现了广大人民群众的"未来"利益。进入新时期新阶段，我们党要保持先进性，巩固党的执政地位，提高党的执政能力，就

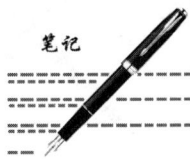

必须努力实现社会公平正义。这样，我们才能得到人民群众的拥护，社会主义才能充满活力。

## 一、公平正义是和谐社会的重要特征

公平正义就是社会各方面的利益关系得到妥善协调，人民内部矛盾和其他社会矛盾得到正确处理，社会公平和正义得到切实维护和实现。社会公平和正义是人类追求美好社会的永恒主题。在当前我国社会剧烈变化的过程中，原有的社会经济格局正在发生变革和分化，"黄金发展期"与"矛盾凸显期"高度重合，使我国的利益关系和社会矛盾呈现出多元交织、错综复杂的局面。今天我们讲公平正义，就是要妥善处理和协调好社会各方面的利益关系，正确处理人民内部矛盾和其他社会矛盾。医患矛盾作为当前社会极其突出的矛盾，能否得到正确的处理事关和谐医患关系的实现。而医患矛盾的解决则需要根据公平正义的原则，正确界定医方和患方的权利及义务，例如，病人享有隐私的权利，医方有尊重病人隐私的义务；医方享有开展正常诊疗活动的权利，病人有不得干扰医方正常诊疗活动的义务，只有双方的权利按照公平正义的原则得到保护，和谐的医患关系才能够实现，建设和谐社会才有可能。

## 二、医德教育与社会卫生公平

人类社会从低级向高级发展。建立平等、互助、协调的和谐社会，一直是人类的美好追求。马克思在《共产党宣言》中明确指出："代替那存在着阶级和阶级对立的资产阶级旧社会的，将是这样一个联合体，在那里，每个人的自由发展是一切人的自由发展的条件。"马克思关于自由人联合体和人的全面自由发展的表述，都是指未来高级的和谐社会的目标模式。党的十六届四中全会提出的"构建社会主义和谐社会"就是要把马克思的科学论述逐步变成现实，它完全符合人类历史发展规律的要求，我们所要建设的社会主义和谐社会，应当是"公平正义"的社会，社会卫生公平在构建社会主义和谐社会中具有重大意义。

"公平"指公正、平等。对于社会卫生公平，我们既可以从静态的角度加以考察，也可以从动态的角度加以区分。从静态的角度看，社会公平是就人们在社会中的地位而言的，人们在社会中的地位既有经济地位，又有政治地位和文化地位，还有人格地位等。从动态的角度看，社会卫生公平表现在三个方面：条件、机会和结果，或者说是起点、过程和终点。首先是条件平等。条件平等指当人们投身于社会生活的时候，从各自特有的素质能力以及社会地位出发，个人以及社会的因素形成人的活动前提并深刻地影响着活动的过程和结果。社会条件的公平或平等意味着人们在相同的基础上从事活动，或者说由此出发的社会条件是相同的。相反，条件的不平等意味着人们出发的前提不同。条件与结果还是有区别的，前者处在活动的开端，后者处于活动的终端。更为重要的是，条件在活动中占有十分突出的地位，撇开条件就无法分析机会和结果。其次是机会平等。由于人与社会相互关联，人面临着从事多种活动的可能性，这种活动的可能性就是我们通常所讲的机会。机会平等就是均分活动的可能性，社会上的每个职位向所有人开放，使每个人都具有同等的选择职位的权利。在条件平等和机会平等的前提下，才能实现结果的平等。

保证人民公平享有基本卫生保健面临的矛盾是什么？

发展医疗卫生事业，保证人民群众公平享有基本卫生保健，是构建社会主义和谐社会的重要基础和重要组成部分，是检验社会主义和谐社会程度的重要标准。

健康是人类追求的永恒主题，是人全面发展的基础，人失去健康就失去了一切。医疗卫生服务涉及千家万户，关系亿万群众的根本利益。发展医疗卫生事业，实现人人公平享有基本卫生保健的目标，是人民群众最关心的现实问题之一，对于提高国民健康素质、维护社会公平正义、保障公民基本权益、促进社会和谐稳定，具有重要的作用。

改革开放以来，我国建立了遍及城乡的医疗卫生服务体系，消灭了一批危害人民健康的烈性传染病，医疗保障制度逐步建立并完善，居民平均期望寿命、婴儿死亡率、孕产妇死亡率等主要健康指标达到发展中国家的先进水平。但也要看到，在医疗卫生服务中仍存在一些突出的矛盾和问题。

一是城乡之间、区域之间、不同人群之间的医疗卫生服务差距扩大。优质医疗卫生资源过分向城市和大医院集中，而农村卫生和城市社区卫生发展严重滞后，群众不能就地享受到安全、有效、方便的医疗卫生服务。

二是医药费用快速上涨，成为社会关注的热点。从 1980 年到 2004 年，我国卫生总费用由 143 亿元增加到 7590 亿元。其中，居民个人负担的比重，由 21％增加到 53.6％，群众感到看病越来越贵。

三是医疗保障制度不健全，相当多的群众只能自费就医。目前，我国还没有建立全面覆盖城乡居民的基本卫生保健制度，社会医疗保险发展缓慢，农村新型合作医疗保障水平较低，还有一些城乡居民没有任何医疗保障。

四是政府卫生投入不足，医疗机构实行以药补医、创收归己的运行机制，医疗机构的公益性质淡化。

五是医患关系紧张，医疗纠纷增多，成为影响社会和谐的一个突出问题。

再加之医德教育工作力度滑坡，对恪尽职守、高度负责的正面典型的褒扬不够，对医疗腐败现象的惩处力度不够，未形成有利于责任意识培育和强化的环境和氛围。良好的医德医风是实现医疗服务公平的重要因素之一，而医德教育是培养医学生良好医德的重要途径。医德教育与实现社会公平相辅相成，密不可分。

### 三、医德教育与社会正义

（一）高尚的医德体现社会正义

医疗卫生是一个时刻面对病人的特殊行业，它要求从业的每一个人都必须具备高度的责任心和爱心。晋代杨泉在《物理论》中道："夫医者，非仁爱之士，不可托也；非聪明理达，不可任也；非廉洁淳良，不可信也。"这就说明，我国从古代起对从医者的选拔和任用就有十分严格的标准，非医德高尚者不得行医。

从历代名医的相关著作中我们也不难看出，凡是卓有成就的医学家无一不是医术精湛、医德高尚的人。

在当代也一样。白求恩大夫可谓当代医生的楷模，其高贵品质人人皆知。人民的好医生吴登云，不仅常常拿自己的工资帮助有困难的病人，而且多次为病人输自己的血。更让人感动的是，他把自己的皮肤割下来移植给病人。中国工程院院士、白求恩奖章获得者钟南山教授说："作为医生，我们必须一切从病人出发，这是不能改变的信念。医生最重要的任务就是帮助病人解决疾病带来的问题，给病人的健康与生命提供保障，这才是医学本身的目的。"

（二）高尚的医德需要社会正义感的呵护

具有良好医德的人能在医疗实践中更好地体现社会正义，同时，医务人员良好医德的形成又有赖于社会正义感的呵护。树立和践行以"八荣八耻"为主要内容的社会主义荣辱观是践行社会主义核心价值体系的基础。荣辱观是世界观、人生观、价值观的重要内容，树立正确的荣辱观是形成良好医德医风的重要基础。用社会主义荣辱观引领风尚，是巩固全党全国各族人民团结奋斗的共同思想基础。只有分清荣辱、明辨善恶美丑、内心充满正义，医学生才能成长为社会医疗事业的合格建设者和可靠接班人。

我国医学界认为，一个负有"救人""活命"责任的医生，在行医中必须具有仁爱的精神，清廉的道德。一名仁爱的医生在其行医服务于病人时，必须具有淡泊名利、廉洁正义的道德品质。

# 第四节　医德教育与个人品德

## 一、德才兼备是医学生成长成才的目标

时代为当代医学生的成长成才提供了广阔的舞台，也对医学生的能力和素质提出了更高的要求。医学生要适应时代的要求，肩负起新的历史使命，既需要提高自身的科学文化水平和专业能力，又需要提高思想道德素质和法律素质。以德为先，德才兼备，已成为国家卫生事业选人、用人、评价人的基本尺度。《资治通鉴》载："才德全尽谓之圣人，才德兼亡谓之愚人，德胜才谓之君子，才胜德谓之小人。"医生的职业是神圣的，责任也是非常重大的，医学生的成长成才必须走德术全面发展的道路。

医德作为医务人员在医疗活动中应该遵守的职业道德，是调整医德主体间权利义务关系的行为准则，也是对医务人员的一种职业要求和约束，医德的本质是通过医务人员对社会职责的履行，保障和维护医疗职业的存在和发展，维持社会和谐与稳定，维护人民群众的健康和利益。从某种意义上说，医学应是医术和医德的统一体，如果说医术是医学的躯体，那么医德就是医学的灵魂。

把医德教育融入医学教育的科学精神和人文精神的培养中，可以促进医学生的全面发展。医学以治病救人、增进人类健康为宗旨。现代医学是科学的重要组成部分，现代医学的发展，要求现代医学教育必须注重科学精神和人文精神的培养。现代医学教育中的科学精神，要求培养学生求真、创新、怀疑与批判、协作的精神，使医学生尊重临床客观事实、尊重医学研究规律和实证研究，排除各种主观因素的干扰作用，全身心地投入医学临床与研究中，促进医学发展，为人民的医疗卫生健康事业服务；医学教育中的人文精神则要求培养医学生以追求真、善、美为人生旨趣，以实现人类的自我关怀为终极目标。关爱病人，关爱病人的生命与身心健康，表现为对病人的尊严、价值、命运的维护、追求和关切。医学人文精神是整个医学学科的灵魂所在，是整个医学学科的核心和总纲，医学科学精神是医学人文关怀精神的具体化、外化；离开了医学人文关怀精神，医学科学精神就失去了发展的方向和目标；离开了医学科学精神，医学人文关怀精神就失去了依附之体。医学科学精神和医学人文关怀精神，统一为医学精神，犹如医学精神的鸟之双翼，缺一不可。因此，现代医学的发展，出现了医学生物模式向生物－心理－

社会医学模式的现代医学的转向，要求现代医学教育必须积极适应医学与社会发展的要求，适应医学科学精神与人文关怀精神走向统一的发展趋势，把对医学科学精神与医学人文关怀精神的培养贯穿于现代医学教育的整个过程和各个环节。

育人为本，德育优先。现代医学教育，不仅要让学生在科学上求取真善美，还要通过强化思想政治理论教育和德育教育，让学生在社会发展和人文关怀上求取真善美。在医学教育工作中，要重视和加强德育教育工作，告诉学生拜金主义、封建迷信和各种反科学、伪科学思想的危害，提高学生自身的"免疫力"，使他们具备分辨是非、善恶、美丑的能力，注重人与人、人与自然、人与社会多种关系的协调，树立尊重生命、悲天悯人的人文关怀理念，树立保护个人权益和以人为本的医学道德观和价值观，坚持人文批判精神，弥补科学批判之不足，实现科学精神与人文关怀的统一，进而促进人的全面发展。

### 二、新形势下医学生职业道德教育的重要性

职业道德是同人们的职业活动紧密联系的符合职业特点所要求的道德准则、道德情操与道德品质的总和。职业道德是所有从业人员在职业活动中应该遵循的基本行为准则，涵盖了从业人员与服务对象、职业与职工、职业与职业之间的关系。在社会主义条件下，职业成为体现人际平等、人格尊严和人的价值的重要舞台。随着现代社会分工的发展和专业化程度的增强，市场竞争日趋激烈，整个社会对从业人员职业观念、职业态度、职业技能、职业纪律和职业作风的要求越来越高。职业道德是社会道德的重要组成部分，是社会道德在职业活动中的具体表现，是一种更为具体化、职业化、个性化的社会道德。

医学生职业道德教育，就是按照社会主义职业道德要求，对医学生施行有目的、有组织、有计划的系统教育，培养医学生高尚的道德品质，提高他们的职业道德素质。在新的形势下，加强医学生职业道德建设，全面提高医学生职业道德素质是当前认真贯彻《中共中央国务院关于进一步加强改进大学生思想政治教育的意见》的重要内容，也是纠正医疗行业不正之风教育的重要内容。

当前，中国医疗卫生体制出现商业化、市场化的倾向，国务院发展研究中心对中国医疗卫生体制改革提出了新的医改框架，在这样具有大转折的医疗形势下，加强医学生的职业道德教育显得尤为重要。作为医学院校，培养出来的学生不单是技术上要过硬，职业道德上更要过硬。要成为一个合格的医务人员，首先要有献身医学事业、全心全意为人民服务的思想，没有这一思想做基础，医术再高也是空谈。正如全国劳模俞卓伟院长说的："有德无医误患者，有医无德害患者，有德有医救患者"。所以，医德教育必须坚持从卫生行业特点和医学生特点出发，重点进行职业道德教育，对于那些没有工作经历的学生来说这一点尤为重要，将对他们一生的发展产生深远的影响。

医生职业崇高神圣。医学是探索人类生命奥妙的科学，世间许多事物都可以失而复得，唯有生命无法再生。对生命的无比珍视和关注，使医学科学显得更加尊贵，从而使追求医学事业的人们变得更加崇高。希波克拉底誓言传承了2 400年，成为自古至今医生这种职业的最神圣的道德准则，至今，几乎所有医学生，入学的第一课就是学希波克拉底誓言，而且要求正式宣誓。作为职业道德圣典，希波克拉底誓言对于一个医学生有着极端的重要性。希波克拉底誓言要求尊师重传承；只求为病人谋利益，不害人；对待病人不分贵贱，一视同仁；尊重病人的隐私权，严格保守秘密。几千年来，希波克拉底誓言中的内涵一直是所有医生和医学生的奋斗目标和行为准则。在当前的新形势下，结合

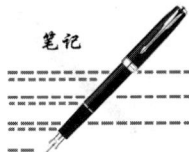

《中共中央　国务院关于卫生改革与发展的决定》精神，在校医学生都应认真遵守医学生誓言，即全心全意为病人服务，树立良好的职业道德观念，培养救死扶伤的人道主义精神、强烈的职业责任感、崇高的敬业精神和无私的奉献精神。若违背誓言，就等同于背信弃义，永世耻辱。因为医学生将来所从事的医务工作直接关系人民群众的生命健康，所以必须重视对医学生的职业道德的教育。

医德教育的职业理想教育既是职业教育，也是理想教育，更是一种职业道德教育。医学生的职业理想教育在当今显得尤其重要。医生是一个与危险、风险相伴的职业。不论是鼠疫、天花、麻风病、艾滋病，包括已过去的 SARS 等传染性疫病，还是放射性损伤、化学毒物伤害、针刺感染等危险性因素，都曾给无数医务人员的生命造成威胁。医学院有责任通过职业理想教育来引导医学生的职业方向，培养医学生的职业道德和敬业精神。选择了这个职业，就意味着选择了与其相对应的责任和风险。只有懂得医学事业前路艰辛，才有那些不畏艰险、前赴后继的攀登者；只有懂得生命的宝贵，对于生命无比热爱，才有那些用生命去守护生命，用生命去换取生命的勇敢而无私的献身者。在过去的那场抗击非典的战斗中，白衣战士用自己的行动诠释了医务人员救死扶伤、无私奉献的深刻内涵，践行着志愿献身医学的誓言，成为没有硝烟的战场上最可爱的人。正如马克思所说："我们要选择最能为人类福利而劳动的职业，这样，我们的幸福将属于千百万人，我们的事业将悄然无声地存在下去。而面对我们的骨灰，高尚的人将流下热泪。"

在医疗体制商业化、市场化倾向下，有必要重视职业道德教育。当前我国的医疗行业正面临社会转型的严峻挑战，医患关系出现紧张趋势，民众对于这样一个人道的职业表现出较低落的信心，为维护医生职业的神圣和高尚，对医学生的职业道德教育迫在眉睫。从医疗服务体系现状看，良好的职业道德是胜任医疗工作的前提。随着人们生活水平的不断提高，人们对医疗的需要已转向康复治疗、心理治疗、健康教育、老年性疾病和流行性疾病的预防及保健等更为广泛、更为社会性的医疗服务上。医学院校培养的一部分医学生将充实进医院，另一部分医学生将成为社区全科医学人才，但无论是医院里的专科医生还是社区的全科医生，他们的职责都是给病人提供优质的服务。良好的职业道德不是"锦上添花"，而是做好工作的基本前提。没有起码的职业道德，不为病人或居民提供良好的服务，就可能无法胜任医疗工作。目前正确处理医患关系以医生良好的职业道德为基础。当今医学模式由"生物－医学"模式向"生物－心理－社会"模式转变，疾病的病因日益复杂，医生与病人只有互相尊重，互相配合，共同对抗疾病，才能维护病人的健康。这就要求医学生在临床实践时，就培养起自己具有健全的人格和良好的职业道德修养。

### 三、个人品德形成的根本途径：对医生美德的内在自觉

对医生职业道德形成发生作用的途径虽然不少，比如组织人事制度管理、行业行为规范管理、各种类型的业务培训和思想道德教育等，但是相关研究认为，医德形成的根本途径是医生对自己的本质有清醒认识，也就是使医生的美德达到自觉。

一般而言，外在规范教育对一个人的道德形成不起主要作用，因为外在规范往往是面对本行业的所有人，它有普适性意义，但却很难个性化。因为道德是通过个人的主观努力来实现的，所以普遍性的东西只有被个人所理解并被个人欣然接受时，才能在个人身上起作用，但这种情况一般很难达到。有时这些外在约束对个人道德的形成不仅不会起积极作用，反而经常会让人产生逆反心理，使人感到自己成了被管教的对象。人只有

在自己认识到自己本质的情况下，才能产生积极的道德行为。在医德问题上也是如此，单靠外在强制很难奏效，医德形成的根本途径仍然依赖于医生对自己职业美德的深刻认识。

那么，医生的美德究竟是什么呢？所谓美德是指事物达到了它的最好状态。按照哲学家赵汀阳先生的考证，被译为美德的"Arete"或者"Virtue"的准确意思是"某种事物或事情所能够达到的可能状态中的最好状态"，也就是某种事物的优势得到充分完美发挥。比如万夫不当之勇是武士的美德，卓越的智慧是思想者的美德，宠辱不惊是人品的美德，等等。从这个意义上看，我们应该怎样来理解医生的美德呢？

医生之所以能成为一种职业是因为病人的存在。人生在世总是希望能够健康无患地生活，但却总也不能避免出现各种各样的身心疾患，所以就需要有一种职业来维护人的生命健康，这种职业就是医生。自古以来，人们就对医生寄予很高的期望，并对医术高明的医生赠予神医、医圣、药王等美誉，甚至还有这种说法：上医医于无病，中医医于未病，下医医于病入膏肓。意思是说，最上乘的医术能使人不得病，中等医术能在人得病之前就开始医治，而下等医术却在病人病入膏肓时才开始医治。当然，人们都希望医生有"上医"水平，特别是一些不治之症，比如常使人"谈癌色变"的癌症，给人们造成极大心理隐忧，在这种情况下，人们更加渴望有"上医"出现。人们对"上医"的观念是不仅能无病不医，而且能保障身心健康无恙。由此看来，所谓的上医或神医、医圣、药王，其实就是医生的美德，或者说是医生要达到的最高境界。

要达到这个境界是不容易的，除了要有与之相称的智力潜能外，更重要的是要有心无旁骛、专心致志的职业精神。进一步说，这种职业精神源于道德良心的驱动，没有对病人痛苦的良心体认，没有决心消除病魔的善良意志，是很难产生这种职业精神的。在追求物质利益最大化的时代里，人们多为图谋虚名、追求享乐而奔忙，甚至由于过度追求物质享乐，而陷于"物累"之中。这种世风不免也浸染着我们的医疗队伍。如果陷入享乐主义或炫耀性消费之中，那么人就会遮蔽或掩盖自己的良知良能，也就不能以"宁静致远，持之以恒"的心态来对待自己的职业。长此以往，人的外在物质方面的东西可能越来越丰厚，但自己本质性的东西可能会逐渐衰退。正如马克思所言，"物的世界的增值同人的世界的贬值成正比"。可以说，许多人的堕落正是在这种逻辑中完成的。要想使医生的美德达到自觉，一条可取的途径就是学习和研究。向古人学习，才能懂得"古仁人之心"，医圣、药王不仅有高超的医术，而且有高尚的医德，他们实现了医生职业所能达到的最高境界，因而是医生学习的典范。当代法国著名哲学家德里达来中国讲学的首场报告的题目就叫"职志"，意思是说，人在职业上，既要有远大志向，又要有持之以恒的毅力。冯友兰先生把人生境界分成四种，一是自然境界；二是功利境界；三是道德境界；四是哲学境界或天地境界。结合冯先生的理解，我们认为，一名医生如果只是混日子，无所追求，就是第一种境界；如果把职业看成是实现自己利益的手段，就是第二种境界；如果不仅为自己的利益着想，而且更主要是为病人的利益着想，去潜心学习、研究医术，就是道德境界；如果像孔子那样，"朝闻道，夕死可矣"，就是第四种境界了，因为这种境界不为任何具体目的，只"为闻道而闻道"，是以"闻道为乐"的纯粹人生境界。

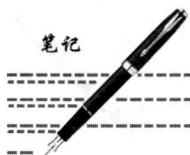

# 第八章　人文医学执业技能与医德教育

## 第一节　人文医学执业技能的概念

　　人文医学执业技能是伴随着我国医学的社会化发展应运而生的。医学不再单纯停留在冰冷的技术层面，而需要更多的温情。病人和家属都是有思想、人格和尊严的个人，需要医务人员有更多的心理关怀和尊重。医生不仅仅是一个治病救人者，还是合作者、管理者、决策者。医生要解决好与同事之间的合作关系，处理好与病人的能动关系，决策好各种突发的医疗关系。此外，医生还应具备科学的价值观、良好的医德和职业化的服务态度。

　　医学生是未来的医生，必须跟上时代的脚步，在进入社会之前就应具备良好的人文医学执业技能。人文医学执业技能是指除了掌握必备的医学专业知识和技能以外，还具备医学伦理道德、医患沟通能力、医疗工作心理适应能力、管理决策能力、医生社会化技能、医疗团队合作精神、运用医事法律预防与处理医疗纠纷的能力。人文医学执业技能的培养是多层次、多方面的，包括学校、临床实践、社会等方面的加强和培养。

　　与西方国家相比，我国的人文医学执业技能培养方面的研究和实践都还比较薄弱，不够系统和科学。早在 1988 年，世界医学教育会议通过的《爱丁堡宣言》明确指出："病人理应指望把医生培养成为一个专心的倾听者、仔细的观察者、敏锐的交谈者和有效的临床医生，而不再满足于仅仅治疗某些疾病。"世界卫生组织也曾提出现代的医生应该是健康的提供者、医疗的决策者、心理上的交流者、社区的领导者以及组织的管理者。

　　随着现代社会的发展，疾病谱、病因谱发生了很大变化，促使人们把视角由单纯考虑引起疾病的生物因素转向综合的生物、心理、社会、环境等因素，由此导致了生物 – 心理 – 社会医学模式的产生。新的医学模式要求医生面对个体病人时，不仅要了解病人的疾病，更要了解病人的个性特征、生活环境、生活经历、情绪情感；不仅要治愈病人的躯体疾病，恢复其生理上的良好状态，还要治愈其心理疾病；不仅技术上为病人精心服务，还要尊重其人格和权利。在对社会群体方面，要懂得合理利用和分配医药卫生资源，处理好医患关系及与社会各方面的关系。这就要求医生不仅把病人当作一个生物体，还要把病人当作一个社会的人来进行治疗，这些都强调了医务人员医学人文素质和执业技能的重要作用。

　　"人文医学执业技能"（social psychological professional skills）是指执业医师需要具备的医学专业知识以外的人文方面的工作能力。其具体内容包含医德、医患沟通能力、医疗工作心理适应能力、管理决策能力、医师社会化技能、医疗团队合作精神、医疗机构的项目管理和运用医事法律预防与处理医疗纠纷的能力等。总的来说，人文医学执业技能是指在掌握医学专业技能的基础上，从事专业活动时更加注重与人交流沟通的能力，从而促使工作更加有效地进行。

有专家提出人文医学是医学发展的第四个阶段，即生物－心理－社会医学模式。在此阶段，注重生命关怀，崇尚理性，弘扬人道主义和传统人文道德精神，追求人文精神和科学精神的高度统一。人文医学作为新的医学模式，突破生物医学模式只见病不见人，忽视人的心理、社会环境以及价值观的局限，从病理和人性两个方面对病人进行由身到心的全面治疗和关怀，并运用哲学、法律、道德等手段辅助医学研究和发展。

医学人文有两种说法，一种是医学人文是一门医学与人文学交叉的学科，主要研究医学与人文的关系及从人文观念角度出发对各种医学现象、事件进行思考和总结；另外一种是认为医学人文是一种行为素质。例如，著名生命伦理学家佩雷格里诺（E. D. Pellegrino）认为，作为医学基础的人文学科在医学中应当具有正当合理的位置。它不应只是一种绅士的品质，不是作为医疗技艺的彬彬有礼的装饰，也不是为了显示医生的教养，而是临床医生在做出谨慎和正确决策中必备的基本素质，如同作为医学基础的科学知识和技能一样。无论是说明医学发展阶段的人文医学，还是说明医学行为的医学人文，都指出了医学发展过程中所应有的进步就是重视生命，关怀人生。

# 第二节　人文医学执业技能培养的内容

人文医学执业技能的培养主要是针对医学领域的从业人员，但是随着中国医师协会根据卫生部《关于加强卫生行业作风建设的意见》，依照《医务人员医德规范及实施办法》和《专科医师/住院医师规范化培养标准总则》推出的中国医师人文医学执业技能培训的展开，其在医学生阶段的培养更显重要。

中国医师人文医学执业技能培训体系的基本内容有以下 6 个方面。①医师法律与法规：掌握相关卫生法律法规内容。②医师概论内容：阐述医学伦理与相关医师执业能力及医疗服务模式对医师提出的管理、新技术应用、科研能力等内容。③医师职业精神（medical professionalism）：指医生在职业活动中应具有的医学科学精神与医学人文精神的统一，其核心价值观是从人道的视角，用医学的手段来救治人、关怀人，提升医师为社会服务的使命与责任感。④医学道德：包括医学道德与法律的关系，医学道德的 3 个心理层面（认知层面、行为层面、人格层面）以及它们在医德教育中的意义。⑤医务人员沟通能力：医患沟通的基础理论及相关沟通技能。⑥医师社会化技能：医师相关社会能力、团队合作、管理等能力。

人文医学执业技能的培养不仅仅是医学院校的行为，更是社会和整个医疗行业的行为。在医学院校，针对人文医学执业技能的培养内容从以下 3 个方面开始。

一是加强教学－临床－社区三位一体的实践。实现人文医学执业技能教育与医学人文素质教育的融合，将思想道德素质教育、专业素质教育、文化素质教育有机地结合起来，是素质教育的重要途径，因此加强教学－临床－社区三位一体的实践教育至关重要。

以培养医学生的人文医学执业技能为目的，整合优化教学结构，设置医学伦理学、医学心理学、医学法学、医学发展史、医学哲学、医学人类学、医学社会学、医学方法论、医学美学等相关课程。实用技能类课程一般在临床实习阶段展开，该教育模块必须强调实用性。《全球医学教育的基本要求》指出，"敬业精神和伦理行为"是医疗实践的核心，"职业价值、态度、行为和伦理"是"基本要求"。据此，医学专业技能、职业价值、医患沟通、伦理道德、医学心理、法律素质是对医务人员最基本的要求。因此，要

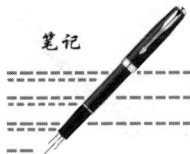

将专业基础理论课程所学内容通过该模块进行实践。根据课程设置，让学生参加临床实践，使学生在临床实践中自觉运用执业技能。组织学生参加社区服务工作，增强学生与病人的交流沟通能力以及临床服务能力。临床实践和社区服务有助于学生将所学课堂知识运用于实践，同时还可以学习到课堂上无法学到的医患沟通能力。

二是医学院校依据教育部、卫生部印发的《本科医学教育标准——临床医学专业（试行）》中的要求开设思想道德修养课程；行为科学、人文社会科学以及医学伦理学课程；人文素质教育课程。把握医学与人文社会科学的特点，教育课程的设置一定要遵循医学模式的转变、反映社会发展的实际需求，注重课程体系的整体优化。以生物－心理－社会的医学模式为主线，在人文素质教育的基础上，形成"公共基础人文社会科学类""医学人文类""临床人文医学技能类"三大课程模块。公共基础人文社会科学课程模块主要包括思想政治理论课、体育、计算机、英语、语言与文学、历史与文化、艺术与创作、经济与管理等系列课程。在医学院校开展这些基础课程有助于学生提升自己的整体素质和综合实力，为医学生成为优秀的医务人员奠定坚实的人文基础。医学人文课程模块包括医学与社会、医学与哲学、卫生与经济、医学与法学四个系列的课程，主要包括医学伦理学、医学心理学、卫生法学、卫生经济学、医学社会学等课程。临床人文医学执业技能类课程模块主要是结合中国医师人文医学执业技能培训体系的基本内容将理论运用于临床，最终提高医学生医患沟通能力，加强医德实践教育。

三是构建多层次的人文医学执业技能教育体系。医学人文教育的方法和途径多种多样，它不仅包括课堂的理论讲授和实践的人文医学执业技能的培养，同时还包括潜在的医学人文素质。教育都需要进行长期引导和培养。医学人文教育侧重于灵魂、精神，讲的是素养，却又不同程度地体现在各个方面，包括认知、行为、情感、态度等。如果说专业学习有赖于专业实践技能的训练，那么作为人文医学执业技能的核心——以人为本的人文精神的塑造则需要医学人文教育点点滴滴和潜移默化的熏陶，单靠课堂与书本的"灌输"是远远不够的，还需要校园文化、社会大环境的支撑。人文医学执业教育应贯穿医学教育的始终，但在不同时期、不同学习阶段又有所不同。

# 第三节　人文医学执业技能培养的作用

人文精神日渐被社会所重视，以人为本敬畏生命的价值观在新的医学模式中成为人们关注的重心。

### 一、促进医学生全面成才

人才培养包括"人"的培养与"才"的培养。教育的第一任务是人文化人、精神成人，第二任务才是养成"技艺之才"。没有"做人"这一基本的人文素质，学生综合素质的提高与技艺之才就是空中楼阁。

人文医学执业技能要求医学生同时具备专业技能和人文精神两方面的内容。现代医学的发展要求人文与科学并重，要求医学临床中更多地体现人文关怀。比如关心病人在治疗过程中的心理问题，尊重病人的人格、尊严以及生命，对临终病人实施人道主义关怀等。所以，医学生在成为医生之前，首先要成为一个道德完善的人，医学"为人"的特殊使命以及现代医学模式要求医务人员首先要德高；其次要学博，即既要具备全方位的知识智能结构，又要具备良好的人文素养和科学素质；再次还要医精，就是要有精湛的临床操作技术，同时还要能力强，能力强要求的不仅是学习能力，而且还有合作能力、创新能力。

## 二、促进经济发展、社会进步

当今频频发生的人道主义灾难和日益加重的生态危机，使人类开始反思自己的行为，反思结果是：关注"人文"。找回"人文传统"、呼吁"人文关怀"、提倡"人道主义"、发现"人文价值"、推行"以人为本"等构成了时代的"流行元素"，时代强烈呼唤着人文与科学两种文化的统一。

市场经济的交换方式和利益机制，容易使人受到物质和功利的诱惑而自觉或不自觉地忽视人文科学教育，淡化对人文精神的追求，容易使人更多地关注"物"，而忽略"人"，忽略美德的修养、理性的崇高、个性的发展和精神的健康。在市场经济环境下，医学技术行为已转化为技术经济行为，忽视人文精神对医学的引导，导致了医学的异化，如医学商品化、功利化，虚假医药广告泛滥、医风滑坡、病家吃请、收取红包等现象在医务人员中颇有市场。因此，在市场经济和改革开放的环境下，人文素质教育的必要性就显得尤为突出。这要求医学院校在发展科学教育的同时，必须大力加强医学生的人文精神教育，完善学生的知识结构和能力结构，从而培养出适应社会需求的复合型、智能型、外向型人才，通过加强人文社会科学教育来提升医学生的人文精神，克服市场经济带来的负面影响。

与此同时，社会主义和谐社会的构建既需要科学知识和科学精神的有力支撑，也需要人文知识和人文精神的深切关怀。构建和谐社会的最基本要求是保证每个公民得到基本的生活保障及教育、医疗卫生等起码的公共服务。故而，对医学事业发展的重视和关注提高到了一个前所未有的水平。医疗是关系民生的大事，同时又是最需要人文精神的领域，直接关系到人的生命权和人的发展权。现代医学因其负载的人文价值，而在构建和谐社会的实践中不断走向更高的境界，为人类的健康发展做出贡献，在引导和服务于社会成员的身心健康的目标追求中，培养人们对生命的敬重与珍视，引导人们追求自我实现、人格完善、心灵安宁、家庭和睦等多样化的、健康的生存目标。这就对医学人文素质教育提出了更高的要求。

在社会主义市场经济体制下，牢记医药卫生事业的公益性质，坚持"以人为本，健康第一"的理念，要求我们不仅要从医德教育、完善技术、建立规范和制度、树立良好的行业形象等多个方面体现人文精神，还须从更深的层次上，凸现人文精神的魅力，积极改变医疗实践的本体理念，努力树立"为人"的医学指向。

## 三、促进医疗服务水平的提高

医患关系是医疗活动中，以医务人员为一方，以及以病人及其家属为另一方，在医疗实践活动中形成和建立起来的一种特殊的人际关系。和谐的医患关系是提高医疗服务质量的必要条件。医患关系的和谐可以使医疗技术得以有效转化和迅速提高，医学事业得以健康发展。如果医患关系紧张、矛盾尖锐，病人不能很好地配合治疗护理，医务人员不能尽最大努力为病人解除病痛，就会削弱人类与疾病做斗争的力量。同时，医患关系不和谐，一方面加剧了社会诚信危机，给构建和谐社会造成危害；另一方面，也会使医疗护理技能得不到提高，制约医学事业的进步，使医学事业得不到应有的发展。

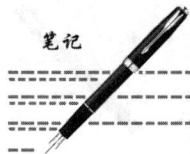

　　医患关系疏离的本质原因是医学的科学精神与人文精神的分离。医患关系"不能单纯用经济手段来调整，更应该用道德伦理来规范和调适，它不仅要求建立平等、公正、公平、合理的经济地位，而且要建立以人为本的关心、关怀、仁慈的人际关系"。

　　要使医患关系和谐，必须大力提倡人文精神和人文关怀，让医学的科学精神与人文精神融合，树立医生的道德责任，以诚信为准则，在医疗实践中做到真正的"以人为本"，认真践行生物－心理－社会医学模式，如此才能构建现代和谐的医患关系。

　　"读史使人明智，读诗使人聪颖，演算使人精密，哲理使人深刻，伦理学使人有修养，逻辑修辞使人善辩"，思想家培根的一席话指明了不同知识对人的不同影响，特别强调了人文知识在完善人的素质方面的不可替代的作用。人文医学执业技能的培养就在于使医生具有较高的医学素质和人文素质，践行生物－心理－社会新的医学模式，尊重生命价值，重视新的医学模式对于人类社会的意义。因此，对于人文医学执业技能的培养，要树立科学与人文并重的医学教育思想，形成科学人文并举的医学教育目标，贯彻科学人文合一的医学教育原则，最终实现医学人文教育与人文医学执业技能的有效结合。

　　医学技术的发展，知识的更新，使得医学教育不可能在医学院校一次性完成，而需要终生教育体系的支撑。医学人文教育的最终目的就是要让医学实践者树立起"仁"的信念，树立"以病人为中心"的观念，时时体现医生内心对病人谦逊与关爱的情感。因此，人文医学执业技能的培养要以医学人文教育为载体，以人文精神为核心，结合医学人文教育的目的、内容、途径，建立理论与实践相结合的人文医学执业技能教育模块；加强人文医学执业技能培养的连续性和终生性，完善服务基层卫生保健的人文医学执业技能培育体系。培养医学实践者具有对生命深切关怀的人文精神，是医学人文教育的最终追求，也是人文医学执业技能培养的最终目的。

# 第九章  新医学模式对医德教育的要求

## 第一节  新医学模式的概念

医学模式就是人类在不同历史时期所形成的对健康和疾病的总观点，它包括一定时期内医学发展的基本观点、理论框架、思维方式和发展规范，反映着人们用什么观点和方法研究处理健康与疾病问题，决定着人们对人的生命、生理、病理、治疗、预防等问题的基本观点，勾画出医学科学和医药卫生工作的总特征。在医学发展的不同历史时期所形成的医学模式也是不同的。这种不同既反映出当时医学的发展状况，同时也折射出时代的医学文化模式。

新医学模式之前的生物医学模式是人们运用生物与医学联系的观点认识生命、健康与疾病。在关于健康与疾病的认识中，人们认为健康是宿主（人体）、环境与病因三者之间的动态平衡，这种平衡被破坏便发生疾病。这种医学模式在分析病情时，只单纯地分析引起病变的生物化学因素，而不考虑社会环境、心理素质等因素可能引发的疾病和对病情的影响。这种医学模式产生于工业革命以前，适用于当时的人类。工业革命以前，人们生活在社会压力不大、生活节奏缓慢、自然环境优美的社会之中，社会问题、心理问题对疾病的产生和医学的研究影响不大。随着工业时代的到来，工业革命带来经济的迅速发展，同时传统农民失去土地，进入工厂，工厂工人机械化劳作，人被"物化"，工业的发展给自然环境、社会环境带来巨大的压力，影响人们的正常生活和身体健康等，这一系列的问题都改变着疾病产生的诱因和医学发展的模式。

工业革命时期及以后，人文与科学有了突破性的发展。瓦特改良蒸汽机，富尔顿制造轮船，史蒂芬孙发明蒸汽机车，电力的广泛应用（西门子发明发电机、格拉姆发明电动机），内燃机和新交通工具的创制（卡尔·本茨制出内燃机驱动的汽车、莱特兄弟制出飞机），新通信手段的发明，原子能技术、航天技术、电子计算机的应用，以及人工合成材料、分子生物学和遗传工程等高新技术涌现，科技得到高速发展，引发了一系列的社会问题。医疗科技的发展带来的是医生在治疗过程中过度依赖医疗器械和昂贵的精密仪器，单纯地研究生物体病变引发的疾病和治疗过程中生物体的变化，而完全忽视携带疾病的人和人的心理、人体疼痛的承受能力以及可能引发疾病的社会环境和心理病症。另外，工业革命带来的严重的社会问题，间接导致疾病的产生和流行病的肆虐横行。比如乡村人口大举移入都市，造成人口密集，人居环境恶化，细菌和垃圾密集；大量工厂的成立，造成了劳资双方的对立，工人的生活愈加悲惨，工作环境愈加恶劣。医生、病人、政治学家、社会学家、人类学家以及精神分析学者都开始发现疾病产生的根源更多的与心理、社会因素有关。因此，他们开始更多地关注人类本身，注重人道主义和人权，重点分析人文主义和人文精神，研究人的社会心理、家庭伦理关系和精神分析等。

在这种时代背景之下，生物－心理－社会医学模式应运而生。最先提出这一模式的是美国纽约罗切斯特大学精神病和内科学教授恩格尔。1977年，恩格尔首先提出，应该用生物－心理－社会医学模式来取代生物医学模式。他指出："为了理解疾病的决定因素，为了达到合理的治疗和医疗保健的目的，医学模式必须考虑到病人、病人生活在其中的环境以及由社会设计来对付疾病的破坏作用的补充系统，即医生的作用和卫生保障制度。"恩格尔想要告诉大家，要想达到预期的治疗效果，就应首先认识到影响疾病的产生和身体的康健的，不仅仅是生物因素，还应包括社会因素和心理因素；其次在考虑治疗方法时应将心理学和人类社会学纳入医学治疗体系中。生物－心理－社会医学模式注重人际关系和谐，强调人与自然、人与社会、人与人、人与内在自我的协调关系。因此，在恩格尔之后，无论是专家学者还是医生、病人，在确定病因时，都会主动将心理因素、社会因素及人居环境考虑其中。

随着医学发展的社会化趋势、疾病谱和死因谱的改变、医学交叉学科和综合学科的发展、人的健康需求普遍提高以及健康影响因素的多元化，原来的医学模式已经不能充分解释病因、病理和病变。新的医学模式打破了生物医学模式的局限性和消极影响，更能充分解释现代医学实践中面临的一系列问题，促进医学研究的进一步发展。

古代整体医学模式先后经历了神灵医学模式和自然哲学医学模式。神灵医学模式产生于奴隶社会早期，受生产力和认识水平的限制，认为健康是神灵的恩赐，患病则是神灵的惩罚，因此对人体的生命和疾病的理解带有神秘主义色彩，通常采用医巫混杂的手段来解除病痛。从严格意义上来说，神灵医学模式不能算作医学，更称不上科学，只能算作最原始的人文学状态。随着人类认识实践的深入，医学深入发展，医学理论吸收了自然哲学的理论和认知方式，从整体上考察人体，把人体看作是一个有机整体，把疾病看作是心理、社会、环境诸种致病因素作用于机体后的整体反应。如古希腊的希波克拉底的气质学说，以及中国中医理论都是整体的医学观。可见，在整个古代医学阶段，医学与人文处于原始融合的状态，医学的人文色彩始终是处于主导地位的。

# 第二节　新医学模式的发展

## 一、医学模式的发展历史

（一）神灵主义医学模式

在原始社会和奴隶社会时期，生产力低下，人们的思想意识还处于蒙昧状态，对于许多自然现象和复杂人体的生命本质和疾病还不能进行合理的解释。人们相信神灵主宰着一切，妖魔鬼怪控制着邪恶，把疾病看作是神灵的惩罚或妖魔鬼怪的入侵。因此，人们就采取祭祀、祈祷、驱魔术、符咒等方法对身体上的疼痛或精神上的不正常进行治疗。同时，配合食用人们可以想到的药物。比如，在古代的美索不达米亚，"占卜物有献祭的动物肠子制成，术士们……能从肠子碎片上辨认出邪恶精灵的相貌"。由于疾病被看成是邪恶的精灵对人的惩罚，为了驱走邪恶的精灵，达到治愈的目的，"病人首先要向僧侣医生坦白自己的罪行。在治疗这种'罪行病'的时候，僧侣医生戴上狮相面具，然后用种种驱魔的办法：或则焚烧羽毛或羊毛以产生恶味；或则给病人一块借助满月时光亮照耀而采集的植物做成的敷布；臭腐的面粉或是腐败的东西也可用来驱魔；术士还选择性地利用毒蛇、烂肉、尿、粪、小牛或猪的胆，以及那些一并被扫地出门的污垢和其他许多东西。看来似乎是这样，所用的药物都要尽可能地臭和龌龊，以便倒掉魔鬼的胃口"。在中国古代的南方地区，一些部落的人群则通过人们崇拜的傩举行的法事或活动来驱赶疾病或邪魔。《周礼·夏官》中记载："方相士，狂夫四人。方相士，掌蒙熊皮，黄金四目，玄衣朱裳，执戈扬盾，帅百隶而时难（傩），以索室驱疫；大丧，先柩，及墓，入扩，以戈击四隅，驱方良（魍魅）。"宋高承《事物纪原·岁时风俗·驱傩》载："《礼纬》曰：高阳有三子，生而亡去为疫鬼，二居江水中为疟，一居人宫室区隅中，善惊小儿，於是以正岁十二月命祀官持傩以索室中而驱疫鬼。"

这种医巫不分的文化现象，促使了最初的医学模式——神灵主义医学模式的产生。这种医学模式的特点就在于它的神秘性、荒诞性和不确定性，贯穿于其中的最基本也是最原始的医学思想就是治病。因此，即使医学史界对于神灵医学模式采取完全否定的态度，认为其是唯心的、"有意骗人的"，但它依然有着区别于前时代的进步意义。

（二）自然哲学医学模式

随着时代的发展和生产力水平的提高，人们对于医学和疾病有了进一步的认识。其根本原因在于早期科学与哲学相结合的自然哲学的产生。自然哲学将生命的本源即自然作为研究对象，认为世界的万事万物都可以在自然中得到解释，找到答案。因此，医学的发展也由原来的神巫观念向自然朴素辩证观转变。其中，最有影响力的当属希波克拉底学派。为了抵制"神赐疾病"的说法，希波克拉底提出了闻名后世的"四体液学说"。他认为人体是由血液、黏液、黄胆和黑胆四种体液组成，这四种体液在不同的人体中的比例分配不同，人的气质和体质就会有所不同。希波克拉底学派明确摒弃神鬼理论和巫医治病的谬谈，将医学理论上升到物质和生命整体。自然哲学的医学模式时期，医疗诊治多凭借经验，包括根据经验使用收集的具有药理的动植物和矿石。自然哲学医学模式对后世带来的影响除了其进步的医学观，还在于那些未被证实的假说。

此外，在这一时期，医生与病人的身份开始确立。《荷马史诗》中对医生的职责和地位有了明确的描述。治病救人的医生不再是神灵的使者，而是具有独立身份和社会地位的人。医生开始成为一种神圣的职业，技艺精湛的人会得到人们的价值肯定。

自然哲学医学模式的医学理论和研究内容有了极大的丰富和提高，但受等级制度的影响颇深。对于王公贵族，诊治时就用最好的治疗方法和手段，以及上好的医药；对于贫苦人民则是用最普通的方法和药物，甚至是不予治疗，任其自生自灭。人道主义精神严重缺失。

（三）机械论医学模式

14世纪—17世纪的文艺复兴运动虽然促使人性解放，但其带来的工业革命则使医学发展陷入机械论。医学理论的发展解开了人体结构的密码。当时的人们把人体看作是运转的机器，如果身体的某个部位发生病变，则被认为是"机器"上的某个部件失灵，然后医生就对这一部件进行"修理"。这一模式促使人们从物质的、运动的角度去观察人体、解释疾病，突破了思辨哲学和宗教神学的局限，对推动生物医学的发展起到了积极作用，但是，这种医疗方法忽视整体和组成整体的各个组成部分之间的有机联系，将病人看作是冷冰冰的机器，因而在治疗时就会忽略病人的疼痛感、心理变化和对医疗环境的适应能力，更不会考虑病人的后期治疗。

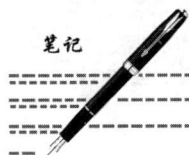

（四）生物医学模式

16 世纪后，随着近代科学技术的发展，人体解剖学、微生物和免疫学的创立，以及 X 线的应用等为近代医学奠定了基础，形成了生物医学模式。18 世纪—19 世纪，工业革命达到高潮，基于自然科学和医学的高度发展，生物学家、医学家提出了进化论、细胞学说，发现了微生物等致病因子，随之，解剖学、生理学、组织学、寄生虫学、细菌学、免疫学、病理学等生物学科体系形成。这些科学事实使人们对健康与疾病有了较为正确的理解，对传染病及病原微生物加深了认识，从生物学角度明确了疾病原因。在此基础上，人们利用预防接种以预防传染病，并创建了免疫学，陆续研制了各种疫苗，使传染病发病率明显下降，从有病治病时期进入未病防病的时期。这种医学模式主导下的疾病病因认识，主要着眼于生物学的细胞、基因，以及对它们可产生比较大影响作用的物理、化学、生物因素，并在相关认识上取得了突破性的进展，形成了今天的主流性认识。

生物医学模式主要从科学的角度，用生物、物理、化学等知识确定疾病的病理病因，具体到细胞、分子等，并根据这些细胞、分子的具体病变采用相应的治疗手段。生物医学模式标志着医学科学的跨时代发展和进步。具体学科的发展为医学家进行研究提供了极大的可能，激发了他们的积极性，促进了医学这一科学更进一步的发展。但是，生物医学模式和机械论医学模式一样，忽略了人的整体性和身体功能的有机联系，仅仅把人看成是一个生物有机体，认为人身上的每一种疾病都必须并且也可以在器官、组织、细胞或生物大分子上找到可测量的理化变化，都可以找到生物的或理化的原因，并由此找到特异的治疗方法。另外，生物医学着重于生物分子、细胞、器官等的研究和治疗，严重忽视心理疾病和精神疾病的研究，在治疗过程中更是忽略病人的心理变化和情绪波动。这种医学模式有一种片面的"自然科学至上"的观点，完全剥离了医学与人文的纽带，具有很大的局限性。在生物医学模式的指导下，医学逐渐走上了依赖实验技术，排斥人文的道路。在医学教育上则只是传授医学知识和技能，忽视对人文精神的培育。这种"治病不治人"负面的影响在今天仍然是医学发展的一大阻力。

（五）生态医学模式

19 世纪末 20 世纪初，人们逐渐发现，除了病原体这一外因可引发的疾病外，外在环境和内在环境的失调也会引发疾病。医学家开始关注并研究内外环境对疾病的影响。医药专家开始研制保持人体内部微平衡的药物来促使人们健康长寿。这种生态模式与中医调养生息极为相似。中医讲究八卦太极，注重阴阳协调，善于通过多种中药材的相互作用调理身体，以延年益寿。

（六）生物－心理－社会医学模式

20 世纪以来，特别是 20 世纪 50 年代以后，社会因素、心理因素、文化因素对人类疾病和健康的影响愈发明显，人们的健康观念发生了根本性的改变。1946 年世界卫生组织对健康的定义是，健康是"一种身体、心理上和社会上的完满状态，而不仅仅是没有疾病和虚弱状态"。生物－心理－社会医学模式应运而生。新的医学模式最显著的特点就是融入了更多人文因素，病人不再被认为只是单一的生物体，而是具有生物属性、心理属性和社会属性的有机统一体，生理、心理、社会、文化、精神等因素在疾病和健康问题中的地位大大增加；医疗工作被看作与社会环境密切联系的系统工作，要从政治、法律、科学文化、社会环境等方面考虑医疗与外界作用之间的关系。这种医学模式更凸显医学的人文精神，对医生的知识结构和整体素质提出了新的要求，即医生不仅应具有较高的医学科学知识水平，而且应具有较高的人文素质。因此，医学教育应科学教育与人文教育并重，应注入人文精神，让医学更关心人，才能体现出医学"为人"的原始目的。

## 二、新医学模式下医患关系和医德观念的变化和发展

（一）新医学模式下医患关系的变化和发展

新的医学模式对健康的定义有了全新的变化，健康不再单指身体生理功能的健康，还包括情绪、精神方面的健康，以及心理健康和对社会环境的适应能力。因此，新的医学模式更注重病人的心理和情绪。医患关系的处理就显得尤为重要。新医学模式对医患关系主要有以下几个方面的要求。

第一，医患关系要有人文性。人文主义与人道主义精神在近年来再次被各国学者提出，强调人的本质、使命、地位、价值和个性发展。我国的国家领导人也多次强调在发展过程中要"以人为本"，实现人的全面发展，从人民群众的根本利益出发谋发展、促发展，不断满足人民群众的物质文化需要，切实保障人民群众的经济、政治、社会、文化等各方面的权益。

医患关系随着医学模式的发展，经历了以神灵巫医为中心、以物质为中心、以生命的细胞分子和器官为中心、以生态环境为中心、以生命体为中心等阶段，就是没有将"人"作为医学研究和医疗过程的中心。在注重人文主义和人道主义的时代，人的心理状态、自觉能动性和发展需要在医疗过程中的被忽视会严重影响医患关系以及治疗效果。因此，医患关系要注重人文性。

第二，医患关系要平等。医患关系经历了病人对巫医的膜拜、对医生的敬畏和盲目依赖，以及当前状态下对医生的质疑。从这一过程中我们可以发现，医生与病人的地位一直处于不平等的状态。在新医学模式以前，医疗过程中，医生的地位高于病人，扮演施舍者的身份；新医学模式中，病人开始质疑医生治疗方式和医疗用药的正确性与合理性，作为财物的付出者，其不再仰慕医生，而是想要掌控治疗的整个过程，以便查看自己的财物是否物有所值以及医生的治疗是否有效。无论是过去还是现在，医患关系中的平等性应该被认真思考和对待。

为了缓解医患矛盾，促进社会和谐，医生与病人应做到合理沟通，共同参与到治疗过程中。医生和病人都是独立的人，有各自的能动性和自觉性。医生在治疗时要尊重病人，详细了解病人的病情，聆听病人的建议，不搞一言堂；而病人也应尊重医生的专业和权威，在自己不了解的情况下不能随随便便质疑医生的能力。另外，医生和病人还要互相以礼相待，坦诚沟通，以助益治疗。

第三，医患关系要多元。新的医学模式下，国际权威的医疗机构对健康的新定义不再停留在无疾病的状态，而是心理、精神层面也要愉悦和健康。因此，医生对病人的治疗从身体治疗扩展到了心理咨询以及对病人进行康复和保健。在这种状况下，医生与病人不再是单纯的治疗与被治疗的关系，还可以发展为沟通得当的服务者与被服务者、情感加深的朋友等多元化的关系。

（二）新医学模式下的伦理观

在以往的医学模式中，作为完整个体的人不被重视，伦理观念不被重视，人们只是遵循传统。比如在等级森严的奴隶社会和封建社会，医学伦理尚未形成，在遇到堕胎等医疗事件时，医生从不做这类诊治，否则会被认为是对灵魂的不敬、对神灵的亵渎，死

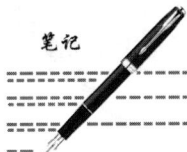

后会堕地狱。古代的医生多为男性，在为妇女僧尼治疗时，因顾及男女有别，有的医生一般会让侍从随侍在旁，以作见证。对于病人的秘密，一般情况下，医生恪守道义会帮病人保守。在古印度《吠陀经》和公元 7 世纪希伯来的《阿萨夫誓言》中对医生便有此要求。在中国古代，孙思邈在《大医精诚》里也明确要求医生面对病人时，不论其是老幼妇孺，也不论其是贫富贵贱，都应该公平对待，对病人的病情和隐私表示尊重。到了18、19 世纪，尊重人权思想的提出和《人权法案》的通过，使得医学领域内也开始尊重病人的权利。医生不再为保护病人而隐瞒病人的病情严重程度，而是将病情详细告诉病人，至于是否医治、采取何种方式救治，由病人自主选择。

随着医学模式的演变，医学伦理也发生了变化，同时产生了更多的争议。比如争议最大的就是道义论和后果论。道义论认为行动的是非善恶取决于行为的性质，而不取决于其后果。如某些医生认为应把病情的真相告诉临终病人，而不管可能引起的后果，因为"隐瞒""说假话"或"欺骗"这种行动本身是不应该的。又如认为医疗卫生是福利事业，不应成为商品而进入市场机制，这也是一种道义论观点。后果论则认为行动的是非善恶决定于行为的后果，并不决定于其性质。如有的医生认为不应把病情的真相告诉临终病人，因为这会引起消极的后果。后果论要求在不同的治疗方案中做出选择，最大限度地维护病人的利益，把代价和危机减少到最小程度。医学伦理对新的医疗技术中争议最大的就是试管婴儿、克隆技术和器官移植。医学伦理界绝大多数的人认为，试管婴儿和克隆技术的应用与人类婴儿的归属及父母身份的确定会颠覆原有的社会伦理，引起社会的混乱。这些技术还会协助人们人为地选择生产男婴还是女婴，违背自然发展的规律，引起生物界与自然界的平衡失调。而器官的移植会使社会中的不法分子偷盗和贩卖人体器官，给他人造成危害，破坏社会安宁，尤其是在相关法律还不完善的情况下。

科学技术的发展总是先于相关法律的出台，因此基于社会道德水平发展的医学伦理有以下几个原则。

（1）病人利益第一原则。这个原则要求医务人员不仅在主观上、动机上，而且在客观上、行动效果上都要对病人有帮助，并且不伤害病人，在工作岗位上认真负责，坚决杜绝因个人失误而损害病人利益的情况发生。但医疗诊治过程中，医生所采取的医疗手段、医疗方法以及医疗用药难免会给病人或第三者带来明知有害但不可避免的伤害。在这种情况下，可以以两害相权取其轻的原则，或者说是以双重效应原则作为医疗行动的依据。即这些有害的后果不是直接的有意的效应，而是间接、可预见但无法避免的效应。如化学疗法可抑制肿瘤（直接的有意的有利效应），但有副作用（间接的可预见的不利效应）。

（2）尊重病人原则。医务人员在医疗工作中起着家长一样的作用，这被称为医学家长主义。坚持家长主义的理由是病人不懂医学，患病后身心处于软弱地位，不能做出合乎理性的决定，为了病人利益，应由医务人员代替病人做出决定。为了病人自身的利益而对病人的行动加以干涉，这是家长主义的干涉。如果病人的行动危害他人或社会，医务人员更应加以干涉，这是非家长主义的干涉。

但是，尊重病人首先是尊重病人的自主权利（有权利就可以对自己的医疗问题做出决定），由病人根据自己的实际情况行使自己的医疗选择权。但有些病人由于年幼、无知、智力低下、精神不正常等，降低了或缺乏自主做出合理决定的能力，在这种情况下，医务人员应加以干涉，以便保护病人不受他们自己行动造成的伤害。此时的干涉是正当的。另外，尊重病人的自主权利这一原则要求医务人员或研究人员在治疗或实验前取得病人的知情同意。病人或受试者在做出接受的决定前，应知道治疗或实验的性质、持续时间和目的、方法和手段、可能发生的不方便和危害，以及对他的健康和个人可能产生的影响。

（3）公正原则。公正原则是指在医疗过程和医疗分配时遵守公平公正的原则。比如，医疗资源的分配不能因为病人自身的地位、权势、金钱而有差别，应根据病人的实际需要和先来后到进行公平分配和共享，既要综合平衡又要保证重点。在资源分配方面人人享有平等，但并不意味着平均分配。在有些时候，平均分配并不意味着公平。比如，在卫生资源分配时，投放重点是人口众多、医疗资源稀缺的广大农村和山区，而不是全国平均分配；还应根据人群的不同、实际需要的不同而按需分配。

新医学模式的形成，意味着人们对生命健康有了全新的认识。人不再是医学上的生命体而是有思想、有意识、有心理活动的完整意义上的医学社会人，医学伦理日渐趋于成熟。

# 第三节　新医学模式对医德教育的要求

医患关系的持续发展和医学伦理观念的成熟，要求医患双方和社会人群具备较高的道德素质和个人修养，因此，新医学模式对当前的医德教育提出了新的要求。

## 一、加强人文素质教育

"医学人文素质"是国际上要求执业医师除掌握医学专业知识与技能外，必须具备的能力。它包括正确、科学的价值观，职业化服务态度，沟通、心理适应能力，基本法律素质，医疗工作的管理和团队合作能力等。医学人文素质教育就是通过学习医学人文学科课程、临床实践、教师的言传身教、校园文化的熏陶，使医学生成为既掌握医学技术又有医学人文素质、人文修养、人文精神的完整的医务人员。

医学人文素质的内涵集中体现在对病人的价值上，即对病人的生命与健康、病人的权利和需求、人格和尊严的关心和关怀。从内容看，医学人文素质要求尊重病人的生命，这也是医学人道主义最基本的思想。医学人文素质要求尊重病人的人格、尊严和权利，使人人享有平等的医疗权利。从对病人的人文关怀看，医学人文素质包括对病人躯体健康的关怀、心理健康的关怀、对生命的终极关怀。

这一素质不只与医务人员个人的发展相关，更与病人的治疗效果和医院的发展密切相关。医患关系的和谐需要医务人员既掌握医疗技术又掌握沟通技术。新医学模式是生物－心理－社会三位一体的医疗模式，强调关注病人的心理和需求，注重社会对个人的影响。因此，新的医学模式要求医德教育要加强人文素质教育。

## 二、拓宽医德教育的内容

社会主义市场化和医疗卫生事业的商业化打破了传统医德学中以医患关系为基础、以对病人负责为中心的单纯关系。以人为本的社会理念的逐渐加深，病人维权意识的不断提高，促使传统的医患关系发生重要的改变，也使得传统的医德教育内容已不能够处理当前医患关系产生的社会问题和矛盾。

以医学技术发展为特征的技术化问题使医患关系发生着重大改变：现代医学广泛采

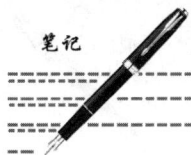

用生物、物理、化学等领域的科学设备进行诊疗，医生依赖于这些设备，与病人之间的交流和沟通减少；医学分科越来越细，诊疗流程变得复杂，急于治疗的病人面对医生就会有更多的牢骚和抱怨，加之医生与病人之间的关系本就淡薄，矛盾容易产生和激化。

医疗卫生事业的市场化，医疗单位与病人之间的关系成了商人与顾客的关系。基于消费的心理，病人就会更加注重消费的品质，即医疗服务是否完善到位，治疗效果是否达到预期，医方是否提供了与所得相应的价值等。原本应由政府承担的医疗费用随着医疗卫生事业的市场化而被分摊到病人身上。医方为了获得更高的利润维持自己的生存和发展就一再增加治疗成本，为医患矛盾的产生埋下伏笔。

"以人为本"精神理念的普及，使得病人更加注重自己的权益，更为理性地审视医患关系中自己所处的地位。病人抛弃了过去几百年甚至几千年的对医生的盲目崇拜和信任，在重新审视的同时，对医生产生了几近扭曲的怀疑和不信任。医患矛盾的产生不可避免。

新技术的产生和新思想的发展促进了医学科学和医疗卫生的进步，但是，也催生了很多涉及伦理道德、社会道德、职业道德以及法律问题的社会矛盾。为了更好地解决或避免此类问题的发生，当前医德教育的内容不得不增加医学伦理、医事法、人际交往与沟通技巧等内容，并提高医务人员的职业道德。

### 三、加强社会主义核心价值观教育

新医学模式下，医疗行业的科学技术得到了快速发展，医务人员面对的诱惑也越来越多。近几年爆出的医疗丑闻多是医方工作人员收受医药医疗器械推销者的红包、变相向病人索要红包、为增加提成向病人开价格昂贵的药品等与金钱利益相关的事件。此外，对科技的依赖让医生远离了人道主义的沟通与理解，医学的发展变相、扭曲。

功名利禄的诱惑和纯科技治疗使病人对医生和院方不再信任和理解。面对这样的社会现象，医学生会对社会、医疗卫生事业甚至是自身专业产生怀疑，不明确的理想道德评价标准也会加深其对此的疑惑。再加上医学院校对医学生思想道德方面的教育一直都不完善，仅仅是在临床实践或是毕业前夕对其进行突击教育，导致医学生的道德修养和个人思想素质不完善。部分医学院校看到了教育制度和课程设置的缺陷，会有意识地开展关于职业道德的课程，但也仅限于设置某些课程，医德教育的体系并不完善，甚至滞后于医学模式的发展和临床实践的变化。

此种情况下，社会主义核心价值体系教育显得至关重要，尤其应与思想政治理论课相结合。社会主义核心价值体系教育要坚持马克思主义指导思想，坚定中国特色社会主义共同理想，坚持以爱国主义为核心的民族精神和以改革创新为核心的时代精神，践行以"八荣八耻"为主要内容的社会主义荣辱观。包括《马克思主义基本原理》《毛泽东思想与中国特色社会主义理论体系概论》《中国近现代史纲要》《思想道德修养与法律基础》等在内的思想政治理论课与社会主义核心价值体系中倡导富强、民主、文明、和谐，倡导自由、平等、公正、法治，倡导爱国、敬业、诚信、友善的内容有着一脉相承的关系。

与思想政治理论课相结合，加强医学生社会主义核心价值观的教育能够间接地培养医学生自身良好的职业道德，知荣辱、畏法律、懂进退、乐修身，坚决拒绝有违法律、有违道德的诱惑。

总之，医德教育的内容和教育原则要跟得上医学模式的发展与变化。生物－心理－社会医学模式的发展要求医德教育要与时俱进，发挥其应有的教育作用和社会影响。

# 第十章 临床诊疗中的医德

临床诊疗工作是直接对病人实施专科诊断、治疗、护理并帮助指导病人早日康复的所有医护工作的总称。在全部医疗卫生工作中，临床诊疗工作是最基本的工作，而临床诊疗工作中医务人员的道德素养会直接影响医疗卫生工作的水平。

临床诊疗道德是医学伦理学的一般原则和规范在临床医疗实践中的具体运用，是临床诊疗工作中协调病人与医务人员、病人与医院各级各类人员、病人与社会、病人与家庭关系的行为规范的总和。

在临床诊疗过程中，医务人员的专业技术水平和道德素养的高低直接关系到能否以正确的诊断和恰当的治疗为病人解除病痛，促进病人早日康复。因此，临床医务人员不仅应具备精湛的医疗技术，还应充分认识临床诊疗的特点，自觉遵守临床诊疗的道德原则和具体的道德要求。只有诊疗技术与医德实现统一，才能做好本职工作，更好地履行救死扶伤、治病救人的神圣使命。

## 第一节 临床诊疗的医德原则

### 一、临床诊疗的特点

临床诊疗道德是指在临床诊疗工作中，医务人员应该遵循的道德原则和具体的道德要求。临床诊疗道德的概括和提出必须充分体现临床诊疗的以下特点。

1. 诊疗手段的复杂性 对疾病进行诊断是临床医生的首要任务，由于疾病的复杂性和病人的个体差异性，诊断过程和诊断结果常常呈现出复杂多样的特点。临床医生经过仔细询问病史和详细的诊疗（如西医的视、触、叩、听，中医的望、闻、问、切）后，一般可以对疾病的诊断得出初步印象。对一些简单的病例，经过综合分析就可以得出明确的诊断，但对一些较复杂的病例，则需进一步到有关诊疗科室和医技科室，做进一步诊断性检查。然后根据这些检查结果，进行综合分析，有的能得出比较明确的诊断，但也有病例仍诊断不清，还需进一步观察或进行诊断性治疗。甚至有个别病例经过对症治疗后临床症状消失，但病因仍然不明，医生对疾病仍难以明确诊断。临床中对病人的治疗也是纷繁复杂，不论是中医的治标、治本，或标本兼治、攻补兼施，还是西医的病因治疗、对症治疗、支持疗法、药物治疗、手术治疗或心理治疗，都要根据不同病人、不同年龄、不同疾病以及疾病的不同阶段进行辨证施治、合理治疗。

2. 诊疗效果的两重性 在诊疗过程中，详细全面的临床检查可以较快地明确诊断，合理全面的治疗可以逐渐减轻病人症状并促进康复，这是诊疗的有利方面；但诊疗也可能给病人带来某些痛苦和损害，这是诊疗的不利方面。例如，对骨折病人的局部进行检查是必要的，但检查却使病人疼痛加剧；透视和拍 X 线片是诊断某些疾病的重要环节，

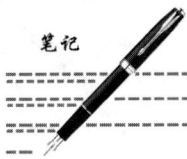

但大剂量地投照或频繁地检查会给病人的机体带来某些损伤；为治疗疾病而用药时，有时会引起药源性疾病；打针、输液可以使药物快速达到一定浓度，对抢救某些危重病人效果显著，但可能引起发热、过敏等输液反应，增加心脏负担，有的还可能引起静脉炎和周围神经损伤；手术疗法虽能治疗某些疾病，却会给病人身体带来不可避免的创伤、疼痛，有的还会导致严重的并发症。由此可见，临床诊疗具有两重性，诊疗过程对病人有积极和消极两个方面的作用。

3. 诊疗目标的层次性　促进健康、预防疾病、恢复健康和康复是医学的四项任务，临床医学侧重于恢复健康和康复。临床医务人员的任务是诊断疾病、指明预后、设计和实施治疗方案。一般来讲，医务人员的主观愿望和病人就诊时的期望是一致的，双方都希望早日确诊、及时治疗和彻底痊愈。但由于种种原因，在临床医疗工作中，诊疗目标的层次性是客观存在的。有的疾病是可以治愈的，有的疾病则只能好转，有的疾病不仅未能治愈甚至会引起死亡；对危重病人的抢救，有的可以抢救成功，有的则抢救不成功；有的病人经手术能得到满意的效果，有的病人手术后效果则只能视当时的具体情况而定；大多数病人手术后能如期愈合，少数病人手术后会发生感染，愈合延期。总之，诊疗目标的层次性是显而易见的，临床医生只能根据病人的病情，结合当时的医疗条件和技术水平，来确定病人的诊疗目标。

**二、临床诊疗工作中的基本医德原则**

医疗行为包括诊断、治疗、护理、愈后及执行过程中的态度、情感和意志。诊断、治疗、护理和愈后主要依据医疗技术和病人的病理、生理、心理的变化，是医疗行为的技术性表现；执行过程中的态度、情感和意志则表现了医务人员的价值观和道德观，即医疗行为的伦理性。在医疗活动中，只有医疗行为中技术性与伦理性相统一，才能真正体现医疗职业的价值。所以说临床工作不但具有较强的科学技术性、协作性、规范性、个体性及服务性的特点，还具有较高的医学人文精神与仁爱医学道德精神的特性。疾病诊疗中，伦理选择最基本原则如下。

1. 病人至上原则　病人健康利益至上是临床诊疗工作中的最基本原则。救死扶伤、治病救人是临床工作的核心，努力使病人早日恢复健康是临床工作的唯一目的。因此，一切为了病人是诊疗工作的出发点和归宿，是激发医务人员为病人服务的动力，也是衡量医务人员道德水平的一个重要标准。在诊疗过程中，医务人员首先要维护和尊重病人的医疗权利，以其所掌握的全部医学知识和诊疗手段尽最大努力为病人服务，并在诊疗技术和条件允许的范围内尽力满足其需求，甚至在有些必要的诊疗手段遭病人拒绝或有一定风险时，也能够表现出高度的负责精神，耐心地说服病人合作或敢于承担风险。在诊疗过程中要坚持一视同仁地对待各种病人，不得因病人的社会地位、贫富、年龄、性别、外貌、衣着、文化程度、亲疏关系等不同而厚此薄彼，对有过激言行的病人要容忍，并以高度的同情心温暖病人的身心。在诊疗过程中，对损害病人利益和不尊重病人的现象要敢于抵制、批评，随时纠正，保护病人的生命和健康。

2. 最优化原则　最优化原则也叫择优原则，是指在临床诊疗中医务人员慎重衡量、仔细选择使病人以最小的代价获得最大诊疗效果的决策。这是最普遍、最基本的诊疗原则。该原则要求医生在临床思维和实施诊治方案时，要根据实际情况，因人、因病、因地、因时而异，既要考虑近期疗效，也要考虑远期疗效。要求医务人员在决策中做到以下几点。

（1）疗效最好。在当时医学科学发展水平下，诊疗效果是最佳的，或在当时、当地、本单位条件限制下是最佳的，其中包括治疗方案最佳、选用药物最佳、手术方案最佳等。例如：年轻妇女因患妇科疾病需要动手术，手术范围多大最合适，是保留子宫、卵巢，还是切除掉，必须结合病情的发展、家庭情况，具体分析、缜密观察，从最佳效果出发，区别对待，丝毫不能马虎。

（2）损伤最小。要求在效果相当的情况下选择最安全、最小伤害的诊疗方法，尽量避免副作用，对必须使用而又有一定伤害或危险的诊疗方法，应提前做好准备，使伤害或危险减少到最低程度，以保证病人的生命安全。

（3）痛苦最小。在不影响诊疗效果的前提下，尽可能选择给病人带来痛苦最小的诊疗手段，有些不宜普遍使用的特殊检查，只能在必需的、有针对性并有保护措施的情况下才能使用；尽可能避免副作用或将副作用减少到最低限度，替病人考虑生活、工作、社会适应的远期效果。

（4）耗费最低。在保证诊疗效果的前提下，医务人员在选择诊疗手段和选用药物时，都应当考虑减轻病人、集体和国家的经济负担，降低社会医药资源的不必要消耗，特别是慎重使用那些效果突出而代价昂贵的诊疗新技术如心内支架、人工关节等。做出选择时，需要从多方面权衡，要尽量避免医疗上的过高开支。要树立正确的诊疗目的，坚决杜绝为经济利益或防御性医疗产生过度诊疗行为。

3. 病人身心统一的原则　病人身心统一原则是指医务人员在诊疗过程中把病人作为一个身心统一的整体。医务人员既要重视生理因素在致病中的重要作用，又要重视病人心理、社会环境因素的重要影响，把病人的生理、病理、心理与社会环境有机结合起来。在诊疗疾病的过程中，既要重视病人的躯体疾病，又要了解和关注病人的心理状态和社会环境，以整体的观点对待疾病和病人，克服局部的、片面的观点。要调动病人的积极性，解除病人的心理障碍，使之以良好的心境接受诊治。医务人员仅有医学知识是不够的，还需要学习心理学、社会学等多方面的知识，掌握对病人的心理及社会因素的分析方法，以深厚的同情心、高尚的道德情操和高超的诊疗技术促进病人的身心整体康复，并杜绝医源性疾病的发生。

4. 医务人员协同一致的原则　医务人员协同一致原则是指在诊疗过程中医务人员之间、各专业之间和各科室之间通力协作，密切配合，团结一致，共同为病人的康复而努力。坚持这一原则，对提高医院的医疗水平、服务质量和社会效益，具有重要的理论意义和现实意义。现代医学的进展，使新兴学科越来越多，临床分科及一个科室内各专业的分工也越来越细；网络及现代通信技术广泛应用，使世界成为一个地球村，在全国、全世界范围内都可以开展疑难重症的远程会诊，使病人获得最新、最关键的治疗技术，享受最新科技成果带来的恩惠。各种先进诊疗仪器的应用、新技术的开发，使临床实践工作早已超出了个体劳动的范围，成为一个技术协作的群体。在临床各环节中，都需要各部门医务人员之间以及有关社会部门的密切配合和协作。病人作为一个整体，在诊疗过程中需要各科室、各专业之间的协同与配合。离开了集体协同一致，医疗活动就无法完整地进行。现代医疗环境，医疗效果的好坏往往不仅取决于医务人员个人能力的大小与水平的高低，而且取决于群体整合水平的高低。因此，医务人员要树立整体观点，要相互信任与支持、配合与协作，以发挥各科室、各专业间的互补作用，使病人得到最佳的诊疗效果。要防止医务人员之间互不通气、互不服气、互相推诿和互相拆台，以免给病人的诊疗带来困难和不良后果。

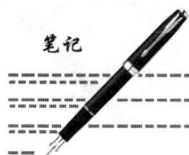

　　5. 病人自主原则　病人自主原则就是病人在诊疗过程中有询问病情，接受、拒绝或选择诊疗方案的自主权。该原则要求医生在决定和实施诊疗措施之前，都应当向病人做详尽的解释说明，并取得病人在充分理解的基础上自由表示出的同意。医务人员应尊重病人的自主权，并将它作为诊疗行为的医德要求严格遵守。病人自主原则的出发点是保护病人，避免欺骗和强迫，鼓励医务人员自律，促进病人做出合乎理性的决策。病人自主原则是医学伦理学基本原则在临床实践中的具体体现，主要包括以下 4 个方面的内容。

　　（1）信息的诚实告知。临床诊疗实践中能否切实贯彻自主原则，关键在医务人员。医务人员应当从病人的利益出发，为病人的自主选择提供充分的条件，如提供足够的相关信息，包括病人所患疾病的性质、程度、治疗方案、治疗进程以及治疗的有效性、成功率、并发症等情况，病人停止治疗或更改治疗方案，出现医疗差错、医疗事故的伤害程度与补救措施等。如果涉及试验性治疗和被作为医学科学实验对象，则必须按照相关规定同时提供相关信息。医务人员应确保提供的信息完全、真实，同时要采用有效手段使病人真正理解所告知的信息。医务人员在提供信息时，不能为了私利或逃避可能会因失误而承担的责任而提供不真实信息误导病人；不能大量使用专业术语或含糊其词；当病人文化水平低、信息交流困难时，医务人员不能简化程序。

　　（2）病人对信息的有效理解。病人必须对信息有有效的理解，否则不能利用信息做出决定。影响理解信息因素有很多，情绪冲动、不成熟、不理智或者受教育程度低等，都会对所提供信息的理解有不同程度的影响。为了让病人能够完整地理解相关信息，医务人员应当最大限度地采用病人能够理解的语言和方式（如利用音像资料）来提供这些信息，可以用测试的办法来判断病人对所提供的信息是否理解和理解到何种程度。

　　（3）病人同意的真实表达。一个人做出同意选择时应不受其他人不正当的影响或强迫。也就是说，同意必须是在自由的情况下表达出来的，不能是因为受到威胁或暴力强迫，因为害怕身体、精神或经济上的危害或损失而做出的本来不会做出的决定。

　　（4）病人具有相应的行为能力。这里的行为能力是指一个人理解信息的能力和对自己行动的后果进行判断的能力，即处理一定量的信息和能够选定目的和适合目的的手段的能力。可以认为，一个人只要能够基于合乎理性的理由做出决定，就是有行为能力的人。一个具有知情同意能力的人必须能够理解治疗的程序、能够权衡其利弊，并且能够根据这些知识做出决定。同意的决定不能是在受他人误导的情况下表达出来的。

# 第二节　临床诊断的医德要求

　　疾病的诊断是医生通过采集病史、体格检查和各种辅助检查收集病人的病情资料，然后在整理、分析病情资料的基础上做出概括性判断的过程。对一些简单疾病，医生通过询问病史和体格检查即可确诊，较复杂的疾病则需要通过必要的辅助检查才能确诊。有些疑难疾病，即使病史和各种检查齐全，也不能确诊，往往需要边对症治疗边反复检查和观察，甚至通过实验性治疗或手术探查才能确诊。在采集病史、体格检查和辅助检查等各个环节中，医德同医术一样贯穿始终，医生应像重视医术一样重视以下医德要求。

### 一、询问病史的医德要求

询问病史是医生认识疾病的开始，是诊断疾病必不可少的重要方法之一。采集病史是医生通过与病人、家属或有关人员的交谈，了解疾病的发生和发展过程、治疗情况以及病人既往的健康状况等信息。能否取得完整、可靠的病史，对下一步的检查和疾病治疗有直接联系。医生在采集病史时应遵守以下道德要求。

1. 举止端庄，态度热情　在询问病史时，医生的举止、态度都会影响与病人的沟通与交流，医生的举止端庄、态度热情，可以使病人对医生产生信赖感和亲切感，这不仅能使病人的应诊紧张心理得到缓解，而且有利于倾诉病情，告知与病症有关的隐私，从而获得全面可靠的病史资料。相反，医生不修边幅、无精打采、提问重复，会使病人感到医务人员精神不集中、不掌握病情，从而产生不安全感和不信任感。医生态度冷淡、举止轻浮、表情傲慢，会使病人因情绪压抑不能畅所欲言，形成一种简单、刻板的问答式，往往会给检查诊断带来很大的障碍。

2. 语言得当，通俗易懂　语言是医患交流的主要途径，问诊中采用文明用语，非常有利于病史的获得，而且恰当的用语本身就能发挥心理治疗作用。因此，医务人员应十分注意自己的语言修养，不仅要从医疗需要出发，而且对于不同年龄、不同层次、不同性格、不同习俗、不同文化背景的病人，一定要选择适合于对象的语言。对老年人要尊敬，用尊称，讲话要慢一些；对小孩要轻言细语，多给予夸奖、表扬和鼓励；对性格内向的病人，要用热情、体贴、充满信心的语言；对性格开朗的病人，说话要开门见山、直截了当，不要转弯抹角；对性格急躁的病人，要耐心、冷静、多安慰；对精神病病人，不应顶撞和争论。总之，根据不同的病人、不同的性格、不同的病情使用不同的语言和语调，是对病人负责的表现。医务人员亲切、温和、恳切、朴实的语言，会使病人感到温暖。尽量不使用医学术语和方言土语，语言通俗易懂，易于病人理解，可以减少误会。在采集病史中决不能故弄玄虚和简单生硬，更不能恶语相讥。高傲的语调会使病人疏远，轻蔑或粗鲁的语气会使病人感受侮辱、引起反感，甚至发生医源性疾病。

3. 耐心倾听，正确引导　认真、耐心、细致地倾听病人倾诉自己疾病演变过程和因果关系，对提供认识疾病的线索和诊断疾病的依据有重要的作用。要获得真实全面的病史资料，医务人员就要耐心帮助病人尽可能地全面诉说。问诊开始时，先提出"你感觉哪里不舒服？"等一般性问题，随即耐心静听其陈述。当病人所谈离题太远时不要轻易打断，而要婉转地加以诱导，边询问边思考分析，抓住重点询问清楚。对于有顾虑者要耐心，无微不至地开导和鼓励。医生询问时应避免使用病人不易懂的医学术语，还要根据病人的不同情况，运用适当的语言和语气，使交谈更加融洽，防止对病人有不良刺激的语言和表情。在问诊时，千万不能先入为主地进行暗示或有意引导，否则会使病人产生疑惑和随声附和。对于危重病人或不能口述的病人，可先扼要询问或向其亲友询问，切忌因主观、片面影响判断的准确性。

### 二、体格检查的医德要求

体格检查是医生运用自己的感官（眼、耳、鼻、手）和借助简单的诊断工具（如听诊器、血压计、体温表、叩诊锤等）对病人的身体状况进行检查的方法。中医体格检查包括望诊、闻诊、问诊、切诊，而西医包括视诊、触诊、叩诊、听诊。它们既是简便、经济的诊断方法，也是确定诊断的重要环节。在体格检查中，医生应遵循以下道德要求。

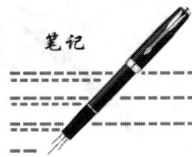

1. 关心体贴病人，尊重病人人格 关心体贴、尊重、爱护病人，是顺利进行体格检查和获得客观体征的必要条件。医生接触病人时应急病人之所急，痛病人之所痛，关心体贴病人，尽量减轻他们因检查而带来的痛苦。在体格检查时，检查要适度，手法要得体，动作要轻柔。注意病人的保暖，要依次暴露检查部位。对敏感部位的检查用言语转移病人的注意力。对稍加触及即引起剧烈疼痛或比较复杂、比较重要的部位要格外小心慎重，不能为查得某一典型体征而反复操练，或让病人翻来覆去地改变体位，这不仅会给病人带来精神上、肉体上的痛苦，有时还会加重病情，甚至危及生命。尊重病人的人格是得到病人合作、顺利完成各项检查的前提。体格检查往往会给病人带来一些不便、不适或一定的痛苦，加之医患男女有别，病人有时会表现出迟疑的情绪，或者动作缓慢，甚至不愿合作。遇到以上情况，医生一方面要耐心向病人讲清道理，细致地做思想工作，解除病人的疑虑和恐惧；另一方面，要以实际行动感动病人，使他们体会到医生是为病人着想的，产生信赖感，主动配合，使体格检查顺利完成。比如：在寒冷的冬天检查病人应注意保暖，将听诊器的听诊头攥在手里，待其接近皮肤温度后，再给病人听诊；不要暴露与检查无关的部位，特别是给女病人检查时更应注意；如需要检查病人的生殖器、肛门和直肠，则应事先关好门窗或布置好屏风；男医生对女病人进行此项检查时，应有女性第三者在旁。此外，要注意尊重病人的自尊心，对畸形或有缺陷的病人，更应严肃认真，说话要谨慎，不要有任何的歧视或讥笑的表情和言语，否则会令病人反感，甚至拒绝做进一步检查。对危重病人、老人、孕妇、儿童、精神病病人，应给予更多的关怀和照顾。

2. 检查全面系统，认真细致 在进行体格检查时，医生应做到严肃认真、一丝不苟，力求系统、全面、客观。注意克服主观、片面的观点，坚持实事求是的分析方法。原则上应按先后顺序逐一进行检查，对重点部位要详细检查，不要放过任何疑点，避免遗漏或在病人身上反复检查，并将其如实地写进病历。在体格检查中，切忌粗枝大叶、马虎行事、边检查边心不在焉地谈天说地、接听电话或考虑其他问题。对于休克、大出血、昏迷等危重病人，可以扼要重点检查，立刻投入抢救，待病情好转，再进行补充检查。

3. 重视复诊和病房的巡查，及时补充、修改诊断 病人的病情总在不断地发生变化，有时初诊尚未出现的阳性体征，在复诊时有可能出现。住院病人也有类似的情况，有的入院后阳性体征才逐渐表现出来，或者经过入院治疗后有的阳性体征消失，有的经治疗后又出现药物的不良反应。反复检查可以及时发现新的症状和体征，不断地补充和修改前面的诊断。只有在正确诊断的基础上，才能及时采取恰当的治疗措施，有利于病人早日康复。因此，医生对复诊病人和住院病人，都要认真负责地做必要的复查，切不可想当然地认为问题不大而放弃检查，或者不负责任地走过场。

### 三、辅助检查的医德要求

辅助检查包括实验室检查和特殊检查，它是借助于仪器设备、化学试剂及生物技术等对疾病进行检查和辅助诊断的方法，有时它对疾病的诊断起着关键的作用。在辅助检查中，临床医生应遵循以下道德要求。

1. 从诊疗需要出发，合理选择检查项目 辅助检查要根据病人的诊疗需要、病人的耐受性等综合分析考虑，再确定检查项目。决不能滥施各种检查，应根据病人疾病的诊断指征，有计划、有目的地选择必要的检查项目。如果诊疗需要且病人又能耐受，即使是做多项检查、反复检查，也是无可指责的。但通过简单检查能弄清病情的，就不要做复杂而有危险的检查；少数几项检查能说明问题的，就不要做更多的检查。如果怕麻烦、图省事，需要检查的项目也不做，这是一种失职行为，而不从诊断需要出发、滥施各种检查更是极为不道德的。当前医学技术的发展也带来了很多负面的影响，高新医疗技术的应用导致医疗费用大幅提高，一些医疗单位出于经济效益的需要而进行"大撒网"式的检查，或为了满足某种需要而进行与疾病无关的检查，出现了一些损害病人利益的现象，如要求病人做不必要的大型仪器检查，不仅给病人在经济上、身心健康上增加了负担和痛苦，也给社会带来不良的影响。

2. 告知检查目的，取得病人或家属知情同意　医生确定了辅助检查的项目后，一定要向病人或家属讲清楚检查的目的和意义，让其理解并表示同意再行检查。特别是一些费用昂贵、比较复杂或危险较大的检查，更应征得病人和家属理解和同意后才能进行。有些病人对某些检查，如腰穿、骨穿、内镜等，因惧怕痛苦而拒绝检查，只要这些检查是必要的，医生就应尽职尽责地向病人解释和规劝，以便尽早确定诊断和进行治疗，不能听其自然而不负责任，也不能强制检查而剥夺病人的自主权。

3. 严格遵循程序，科学执行操作规程　从医学伦理学意义上来讲，这个程序就是：简单的检查先于复杂的检查，无害的检查先于有害的检查，费用少的检查先于费用高的检查。这个程序原则不仅符合医学目的，而且符合病人的利益。特别是对费用过高、痛苦较大、有危害的检查，要持慎重态度，不到非用不可时决不轻易做这类检查；在没有把握的情况下，不能随意乱用某些新的检查手段；运用特殊的现代仪器、设备和技术对病人较复杂的部位进行检查，要求检查人员要有高度责任心，在操作过程中，一丝不苟、精益求精，严格执行操作规程，防止意外事故的发生。任何流程疏忽都可能造成病人器官损伤，不认真执行无菌操作会产生严重的交叉感染，这些都属于不尊重病人生命价值的不道德行为。

4. 全面综合分析病情，尽量避免片面性　随着现代生物医学技术的进步，辅助检查的手段也越来越先进，它能够使医务人员更深入、更细致、更准确地认识疾病，从而为疾病的诊断提供重要依据。特别是有些疾病的早期，在没有明显的症状和体征时，辅助检查可以早期诊断。但是，任何辅助检查都受到种种条件的严格限制，而且结果反映的是局部表现或瞬间状态。因此，为了避免辅助检查在诊断中的局限性，就需要将辅助检查的结果同病史、体格检查的资料一起进行全面综合分析，以做出正确的诊断，如果片面夸大辅助检查在诊断中的价值，有时就会发生诊断的错误。

# 第三节　临床治疗的医德要求

疾病的临床治疗包括药物治疗、手术治疗、心理治疗、康复治疗、饮食营养治疗等方法。在正确诊断的基础上，恰当的治疗措施是促进病人早日康复、减轻病人痛苦的关键环节。各种治疗方法的效果都与医务人员的道德有密切关系，因此，医务人员在临床治疗中应严格遵守治疗中的道德要求，同时努力不断提高自己的医疗水平，使病人的各项治疗措施达到最佳效果。

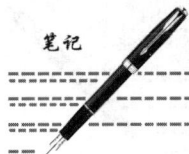

### 一、药物治疗的医德要求

药物治疗是临床治疗中最常用的手段。药物治疗的效果，不仅受到病人体质、药物质量、病原微生物及各种环境条件的影响，也与医务人员的医学理论知识、临床经验和医德水平密切相关。用药的目的在于防治疾病，但药物的作用具有两重性，既有治疗效果方面，又有不符合用药目的，甚至会给病人带来痛苦的情况。药物使用不当会导致药源性疾病的发生。所谓药源性疾病，是指药物引起人体不良反应并由此产生各种症状的疾病，它是由药物本身和接受药物者的个体差异不同，加之医务人员工作疏忽和使用不当等原因所致，其中滥用药物是引发药源性疾病的重要原因之一。目前，滥用药物已成为全球性的一个严重问题，特别是抗生素的滥用已在世界范围内构成一种严重的威胁。近年来，我国住院病人抗菌药物使用强度、处方平均金额、总使用量都在逐年攀升，若这种趋势不加制止，我们不久就会面临一代"不死"的病菌。滥用药物的原因很多，有医疗卫生单位的责任，也有社会的责任；有医务人员的责任，也有病人及其家属的责任。但医务人员作为各种医疗措施的制定者和主要执行者，应负主要责任。为了坚持合理用药，杜绝用药差错和事故，防止药源性疾病的发生，医务人员在使用药物治疗病人时，应遵循以下道德要求。

1. 钻研药理知识，权衡谨慎用药　古代医家认为"用药如用兵"，体现了传统医学谨慎用药的优良传统。医务人员必须加强药理知识的学习，熟悉药物的性能、适应证和不良反应，以能运用自如、有的放矢、对症下药。医务人员应具有认真负责的态度和谨慎细致的工作作风，要全面考虑、反复权衡，要根据病人的个体差异和疾病的种类、病程的不同而使用不同的药物、剂量，将药物的使用控制在安全有效的范围内。对诊断不明的病人切忌滥用药物。在使用毒性较大的药物时，应注意观察和询问病人的感觉，定期进行必要的检查，一旦发现异常症状，立即停止使用并采取相应措施。临床用药还应将药物的近期疗效和远期疗效结合起来考虑，不能只满足于"药到病除"的近期疗效，还应考虑病人的长远利益，重视药物的后遗效应。

2. 对症下药，剂量安全有效　对症下药是指医生根据临床诊断选择相适应的药物进行治疗。为此，医生必须首先明确疾病的诊断和药物的性能、适应证和禁忌证，然后选择治本或标本兼治的药物。如果疾病诊断未明且病情较为严重时，或者诊断明确而一时尚没有可供选择的治本或标本兼治的药物，可以暂时应用治标药物，以减轻病痛和避免并发症。但是，医生要警惕药物对症状掩盖的假象，防止给诊断带来困难和延误病情及发生意外。在合理用药的前提下要确保药物剂量安全有效，因人而异掌握药物剂量。用药剂量与病人的年龄、体重、体质、重要脏器的功能状况、用药史等多种因素有关，医生应具体了解病人的以上情况，用药灵活、有针对性，努力使给药量在体内既达到最佳治疗剂量，又不会发生蓄积中毒，要防止用药不足或过量给病人带来的危害。

3. 节约医疗资源，合理用药　我国医疗卫生资源人均占有量排在世界 100 位之后，医疗资源不足，因此在医疗过程中医务人员更应节约医疗资源，合理用药。医生在治疗疾病时应秉公处方，不受各种因素的干扰，根据病情需要开药，绝不可利用手中的权力，以药谋私、收受贿赂。医生要正确行使药物的分配权，在开处方时必须正视医药卫生现实中的矛盾，真正从人民群众防病治病的需要出发，不开人情方、大处方，能用廉价药治好的就不开贵重药。不能为单纯追求本单位的经济利益而随便开进口药、滋补药以及与治疗无关的药物。对昂贵、紧俏的药品，要严格管理，药以致用，使有限的医药资源最大程度地发挥社会作用。

## 二、手术治疗的医德要求

手术治疗是临床外科、妇产科、耳鼻喉科、眼科、口腔科等科室治疗疾病的重要手段。由于手术治疗具有损伤必然性、技术复杂性、风险未知性等特点，再加上接受手术的病人心情紧张害怕、家属担忧焦虑，因此，在选择、实施手术治疗过程中对医务人员有很高的技术要求和道德要求。

（一）手术的特点

1. 损伤的必然性　手术疗法的特点是以一定的破坏性为前提的。手术疗法与保守疗法相比，总是要给病人带来一定的损伤和痛苦。它是以较小的损伤和痛苦去换取更大的利益——疾病的根除，但不可避免地给病人带来一定的损伤和破坏。这些损伤有些是暂时的，有些则是永久的、不可逆的。手术损伤的程度一方面取决于疾病的性质、病人的身体状况；另一方面取决于医务人员的技术水平、道德素养、责任心和手术条件等多种因素。

2. 技术的复杂性　手术的技术性强、复杂程度高，操作者的技术水平如何，手术过程中配合是否默契，术后观察处置是否及时、细致、全面都会影响手术的疗效。

3. 过程的风险性　由于病情在不断发展变化，每个病人体质都存在一定的特异性，此外还有许多未知因素的作用，任何手术都具有一定的风险性。危重和疑难病症手术的风险则更大。

（二）手术治疗的伦理要求

1. 术前准备的道德要求

（1）严格掌握手术指征，动机正确。宋国宾所著的《医业伦理学》确立了手术的决定原则：非必要时不做手术，无把握时不做手术，病人不承诺时不做手术。确诊后，要按照最优化原则对手术治疗与非手术治疗、创伤代价与效果等进行全面的权衡，确认手术的可行性和必要性。凡有其他治疗法优于手术治疗、可做可不做的手术或病情需要手术但不具备手术条件，都不应实行手术治疗。不严格掌握手术适应证，甚至想通过手术来练手艺都是违背病人根本利益和医务人员道德要求的。

（2）术前获得病人或家属的知情同意。按照知情同意的原则，确定采用手术治疗和制定手术方案时，要向病人及其家属认真分析病情，客观介绍手术和非手术治疗的各种可能性，以及不同治疗方案的效果和代价；在介绍分析有关情况的基础上，充分尊重病人的选择，保护病人的利益。在征得病人及其家属的真正理解和同意后签订手术同意书。

（3）认真会诊，研究制定最佳手术方案。术前各方应认真研讨病情，根据疾病的性质和病人的具体情况制定安全可靠的手术方案。要充分考虑麻醉和手术中可能发生的意外，并制定相应的对策。要根据手术的技术要求合理安排手术人员。

（4）减轻病人负担，促使其积极配合手术。术前，医务人员要积极帮助病人在身心上做好手术准备。尽管病人已同意手术，但因为有惧怕心理，常常会出现焦虑、紧张、忧郁等心理反应。这些不良的心理反应会影响病人的生活质量和产生生理变化，不利于手术的进行。因此，医务人员要进行耐心细致的心理疏导，赢得病人的充分信任，帮助他们摆脱不良情绪，以最佳心态配合手术。

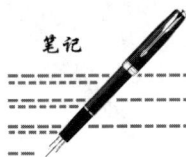

2. 术中的道德要求

（1）严肃认真，一丝不苟。手术中，医务人员要严肃认真、一丝不苟，秉着对病人生命负责的态度施行手术。麻醉科医师要为手术病人提供无痛、安全、良好的手术条件，协助完成手术。对意识清醒的手术病人，医务人员在讨论病变情况时，应注意避免给病人造成不良刺激。

（2）沉着果断，有条不紊。手术医生要全面考虑手术的全过程，对各个环节做科学的安排，对手术中可能发生的意外应做好思想上、技术上和客观条件上的准备。麻醉科医师在术中要严密监测，一旦发现指标异常，不要惊慌失措，要及时冷静地进行处置，迅速将情况反馈给手术人员，排除险情，保证手术顺利进行。

（3）密切配合，团结协作。手术过程需要医务人员的全力协作。尤其是一些难度大、时间长的手术，更需要密切配合。参加手术的所有医护人员都应把病人的生命和健康利益放在第一位，不计较个人名利得失，互相支持，紧密配合，共同完成手术。手术结束时，要认真清点器械、纱布，防止异物遗留体内。

3. 术后的道德要求

（1）严密观察病情。术后医务人员应该以同样认真负责的态度，精心护理，严密观察病人及其病情的变化，防止各种并发症的发生。若有异常情况要及时处理，防止可能发生的不良后果。

（2）尽量减轻病人不适。术后病人刚刚经历了机体的严重创伤，身体虚弱，病情不稳定，医务人员应该关心病人，并努力解除病人的痛苦和不适，安慰病人，帮助病人建立恢复健康的信心。

手术治疗是临床工作的重要环节，医生从始至终都应依据知情同意、有利无伤、生命价值与公正原则，为实现治疗效果的最优化而尽职尽责。

### 三、其他治疗的医德要求

（一）心理治疗的伦理要求

心理治疗又称精神治疗，是用心理学的理论和技术治疗病人情绪障碍与矫正行为的方法。心理治疗不仅是心理性疾病的主要疗法，也是对躯体疾病综合治疗中的一种辅助治疗。它适应现在医学模式要求，有利于病人的整体恢复。在心理治疗中，医务人员应遵循以下道德要求。

1. 尊重理解、礼貌相待　受人尊重是人的一种心理需求，病人的这种心理需求更为强烈。患病后，病人总认为他应受到别人的关心和照顾，希望得到更多的尊重。医务人员对病人进行心理治疗时，要有礼貌、热情相待，绝不能以"恩人""救世主"自居，更不能冷落鄙视、怠慢病人，甚至呵斥病人而损害其自尊心。

2. 熟悉病情、了解心理　熟悉病情、了解病人的心理是对病人进行心理治疗的前提。要注意了解与病人病情相关联的情况，病人的求医动机等。只有对病人及其病情有较全面的了解，心理治疗才有针对性，才能顺利进行。患病初期，病人非常关心自己病情严重程度、治疗方法、病愈进程及愈后如何。适时适度告诉病人的病情，让其感到心中有数，以增强其自信心，否则病人会焦虑不安。所以，恰如其分地向病人解释他们关心的问题，会取得病人的合作，加速病情的好转。

3. 庄重大方、语言亲切　心理治疗主要靠医生的言行使病人心理产生预期效应。医生对病人能否做到"晓之以理，动之以情"，病人能否"倾心悦内，情动于中"，就要依赖医患建立的良好关系，增强病人对医生的信赖。医生庄重大方、认真负责、和蔼可亲、具有高尚伦理内涵的良好语言，可使病人感到医生不仅可亲，而且可敬可信，成为提高心理治疗疗效的重要条件。尤其是良好的语言可以通过大脑皮层与内脏相关的机制，改善病人内脏的调节功能，加速病人的康复。

4. 工作认真、注意保密　深埋病人心底的隐私可能就是疾病的症结所在，让病人将这些隐私吐露出来是心理治疗的关键。医务人员以认真负责的工作精神取得病人的信任，是让病人吐露心声的前提。为了解除病人的顾虑，医务人员必须事先对病人做出声明，遵守对病史病情保密的原则，严格为病人保密，绝不失信，这样有利于和病人心灵沟通。随便谈论病人隐私，既不利于病人治疗，也有损医务人员形象。

（二）康复治疗的伦理要求

康复治疗是康复医学的重要内容，其服务对象主要是各种因伤病导致人体功能丧失的各种残疾人。它通过物理疗法、言语矫治、心理治疗、恢复训练的方法和康复工程等代偿或重建的技术使残疾人的功能恢复到最大限度，提高其生活质量。在康复治疗中医务人员应遵循以下道德要求。

1. 尊重理解　不论是先天、后天疾病或外伤等所致的各种残疾，都会给残疾者带来终身、甚至难以挽回的损失。他们不仅有躯体上的创伤，而且有轻重不等的自卑、孤独、悲观失望等心理问题。因此，在康复治疗中，医务人员要给予他们理解与同情，尊重他们的人格，绝不可讥笑或伤害他们的自尊。在治疗方法上，要选择效果最佳而病人乐于接受的康复方法，以建立和谐的医患关系，并促进他们尽快康复。任何冷淡、歧视、挖苦残疾病人的行为，都有悖伦理道德。

2. 帮助关怀　残疾人行动不便，有的生活难以自理，在康复治疗中，医务人员要耐心细致地关怀和帮助他们的生活与训练。训练前向病人讲清楚目的、方法及注意事项，以利于配合和保证安全；训练中要随时鼓励他们一点一滴的进步，使他们逐步由被动接收治疗转到主动参与治疗，增加他们重返社会的信心与毅力。

3. 配合协作　残疾人的康复需要多学科的知识和多学科的人员共同参与和努力。因此，在康复治疗中，康复科医务人员除了必须扩大自身的知识面外，还要与各有关人员加强联系、密切配合、共同协作，避免工作脱节。对出现的矛盾要及时解决，共同为达到残疾人的康复目标尽心尽力。

4. 重视心理康复　同一般病人相比，残疾人的精神创伤较大，思想负担较重，心理状态更为复杂。他们往往有消沉、烦躁不安，易怒或沉默、忧郁、孤僻甚至变态等表现。医务人员应亲近他们，经常和他们谈心，掌握他们的心理状态，鼓励他们正视现实，积极配合。首先，帮助他们从思想上、心理上得到康复；同时，努力创造条件，活跃他们的精神文化生活，使他们振奋精神，增强战胜残疾的信心和勇气，从痛苦中解脱出来，笑对人生，积极创造美好未来。

（三）重症监护的伦理要求

重症监护是指在配备各种先进精密的监护、治疗设备的场所，由受过专门训练的医护人员，对各种危重病人实施集中的连续不间断的强化监测、救治和护理。ICU 是重症监护治疗病房的英文缩写，其特点是：第一，专门收治危重急症病人；第二，由训练有素的专业医护人员组成；第三，具有完善的临床生理监测和抢救设备；第四，有严格的科学管理。根据上述 ICU 特点和救治工作特性，对 ICU 医护人员提出的伦理要求如下。

1. 掌握标准、规范准入  ICU 的服务对象是收治需加强监护和治疗的危重病人，尤其是有器官功能衰竭的病人，通过强化监护治疗，为原发病治疗赢得时间并改善身体状况，从而减少并发症，降低死亡率。因此，ICU 在收治病人时，应按收治标准、从严把关，并不是越重的病人收治在 ICU 病房越好。ICU 不能成为毫无救治希望的危重病人集结处，也不应为了医院经济效益而将轻症病人收进 ICU。否则，不但会造成医疗资源浪费、病人负担加重，而且也不符合 ICU 准入的伦理要求。

2. 全面权衡、合理救治  ICU 对抢救病人的时间要求更为严格，医护人员必须牢固树立"时间就是生命""抢救就是命令"的工作观念，做到分秒必争、全力以赴救病人于危急之中。同时，也应统筹考虑所选用的治疗方案与病人及其家属经济支付能力，既要考虑病人病情需要，又要考虑病人及其家属的经济承受能力。对那些不是病情所需、疗效不确切的药品和医疗项目应避免使用，使病人付出一份代价确实能得到相应回报，尽力做到"少花钱，治好病"。对生命指征完全靠现代技术维持的病人，是放弃治疗还是维持抢救到底，在目前我国尚无法律依据的情况下，应以病人本人及其家属的意见为依据，尊重病人及其家属的意见，忠实地执行病人及其家属的意志。病人及其家属选择放弃治疗时，应做翔实的、医患双方共同签字确认的医疗文件后方可实施。医务人员放弃的仅仅是某种特定的医疗手段，而绝非是自己的伦理责任和医学对病人的所有关怀。

3. 严密监测、精心医护  ICU 的特点是配备先进监护仪器和加强集中医疗手段，对危重病人进行严密监测、强化治疗和精心护理。这既能阻止危重症病人病情恶化，稳定病情，为原发病的治疗和最终康复创造条件、赢得时间，也是对 ICU 医护人员的伦理要求。因此，ICU 医护人员在对危重病人抢救、监护过程中，要熟练掌握各种监护设备操作和急救技术，密切观察病人的病情变化，及时准确地做出判断，迅速进行治疗处理，精心呵护病人生命，使病人早日康复。

4. 硬件设施、配置完备  合理的 ICU 位置和完善的设备配置是提高危重病人救治成功率的重要保证。规范的设施配备可为开展好工作提供保障，而对 ICU 专科医务人员的业务培训、伦理培训，使他们拥有过硬的业务技术素质、良好的伦理素质和服务水平是更重要的"硬件性"伦理要求。

# 第四节  临床急救、临床实习、多点执业的医德要求

## 一、临床急救的医德要求

急救工作是临床医疗工作中的一个重点，它所面对的是急危重病人，关系到生死存亡与生命的安危，因此对医务人员提出了更高的道德要求。急诊医学的兴起，为临床急诊抢救工作提供了科学的理论依据和实践指导。急危病人能不能做到及时准确有效的抢救关系到病人的生命安危，也是医院管理水平、医德医风状况和医疗质量优劣的重要标志。提高临床抢救工作的水平不仅取决于医务人员的医疗技术、医院的设备条件，也与医院工作人员的道德水平直接相关。

（一）临床急救的特点

《执业医师法》第二十四条规定：对急危病人，医师应当采取紧急措施进行诊治，不得拒绝急救处置。急诊的病人往往具有"急、重、危、险"的特点，急诊抢救关乎危重病人的生命，在临床医疗工作中，对危重病人的抢救具有特殊的意义。急诊工作水平不仅取决于医务人员的医疗技术，与医务人员的道德水平也有十分密切的关系。

（二）临床急救的伦理要求

1. 准备充分，严阵以待　急诊病人来诊时间、病情变化都难以预料，这就要求急诊科的医护人员坚守岗位，认真做好交接班，随时处于应战状态。严格执行各项规章制度和技术操作规程，急诊室内的各种抢救药品和器材要准备完善，及时补充、更换，保证随时都能正常使用。

2. 争分夺秒，全力抢救　急诊中的危重病人病情发展迅速，容不得分毫的疏忽和迟疑，否则就可能延误病情，丧失拯救时机。这就要求医务人员具有高度的责任心，争分夺秒、及时施救、全力以赴。

3. 团结协作，积极配合　各相关科室要团结协作、积极配合。简化相关手续或边抢救边办手续，甚至先抢救后补办手续。对疑难、危重病人则应根据需要立即请上级医师紧急会诊。要敢于承担风险，审慎与大胆相结合，积极合理地进行抢救。

4. 热情接待，服务周到　由于急诊病症大多具有突发性，病人及其家属均无思想准备，往往情绪急躁、束手无策，可能对医生话语粗鲁或无理指责，甚至提出过分要求。医生要有充分的思想准备，要以宽容的心态体贴病人的疾苦，在抢救过程中尽量安慰病人，向家属解释，稳定他们的情绪。

5. 严谨周密，知情同意　急诊病人不仅病情较重，而且机体内的病理变化也相当迅速、复杂。医生必须认真对待救治过程中的每个环节，要按照最优化原则慎重考虑、权衡利弊、周密地制订和实施抢救方案；要经常巡视病人，严密观察病情变化，做好各项记录，以便及时地调整诊治措施。而且在抢救过程中还要注意按照知情同意原则的要求，争取病人及其家属的理解、支持和积极配合。

## 二、临床实习的医德要求

（一）临床实习的特点

临床实习与基础理论学习比较，有以下特点。

1. 以病人为实习对象　基础学科的实习是在实验室内进行。临床实习所面对的是各式各样受疾病痛苦折磨的病人。任何诊断、治疗的失误，都可能危及病人的生命。

2. 广泛地接触社会　基础学习阶段，医学生穿梭于教室、食堂、宿舍之间，与社会交往较少。实习医生除了接触不同职业、性别、文化、思想、病情等的病人外，还要接触与病人有关的家属、同事、朋友等。在实习工作中，还要与医生、护士、医技人员、同学等密切配合与协作。

3. 学习与服务兼顾　实习医生在临床实习中，面临着如何处理学习与服务的关系。实习医生既肩负着学习的任务，又以病人为实习对象，因此，必须坚持在服务中学习，在服务中提高。

4. 情感与思维的统一　列宁说过："没有人的情感，就从来没有也不能有对真理的追求。"实习医生服务的对象是病人，在诊治疾病的思维过程中，不可能不受情感因素的

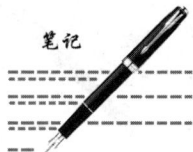

影响。实习医生只有对病人怀有深厚的情感，才能产生义务感和责任感，而义务感和责任感是激发思维的一种动力，这种动力也会促进实习医生学习和服务的热情。

（二）临床实习的伦理要求

1. 救死扶伤，认真负责 救死扶伤，认真负责是对每一个医务人员的基本医德要求。实习医生既是学生也是医生，在实习过程中应以救死扶伤为目的，当遇到学习与服务发生矛盾时，要把病人的利益放在首位，宁愿失掉一次实习操作的机会，也不能贻误病人的诊治时机。为了达到救死扶伤的目的，实习医生在医疗实习的各个环节中还必须认真负责。为此，要严守第一线岗位、精心观察、细致检查，收集第一手材料，在带教老师的指导下校正自己的诊治决策。同时，细心操作，不擅自进行没有把握的医疗活动，严格遵守各项制度和操作规程，使自己的行为及时、准确、安全、有效。尊重病人隐私，在带教老师的指导下一些检查和治疗须经病人同意。

2. 稳重热忱，平等待人 稳重热忱要求实习医生举止端庄，在任何情况下都要沉着冷静、有条不紊，同时对病人语言亲切、态度和蔼、满腔热情、体贴入微，使病人有一种温暖感、信赖感。对待不同地位、职业、性别、年龄、病情等的病人，都要平等对待、一视同仁，做到文明礼貌、以诚相待、急病人所急。尤其是对待残疾病人、老年病人、精神病病人不讥笑、不歧视，并体会他们的心灵痛苦，积极地为其服务。

3. 虚心求教，刻苦钻研 在临床实习中，实习医生对待上级医师、护士和其他医务人员都要谦恭有礼、虚心求教、接受指导，学习他们丰富的临床经验。同时，结合临床实践刻苦钻研、积极进取，不断地积累和丰富自己的临床知识和经验。实习医生应把虚心求教、刻苦钻研作为自己的道德责任。否则，一知半解地在实习中混日子，甚至不懂装懂或弄虚作假，不但自己的学习难以长进，而且会给病人带来不良的后果，甚至导致医疗差错、事故的发生。

4. 尊师爱友，团结协作 在临床实习中，实习医生要尊重所有的医务人员，把他们当成自己的老师，这样有助于学习临床各方面知识和建立良好的人际关系，争取他们对实习的支持与协助。实习医生之间也要搞好团结、相互学习、进行交流、互相照顾、共同提高。另外，医院分工愈来愈细，客观上也要求医院各类医务人员团结协作、密切配合，只有这样才能很好地完成对病人的诊治、手术、抢救任务，才能不断地提高医疗质量。

5. 语言谨慎，保守秘密 实习医生尚缺乏临床经验，和病人进行交流时语言要谨慎，因为不同的语言会引起病人不同的心理效应。一般地说，实习医生的语言要尽量通俗易懂，要富有科学性、艺术性，使病人能得到安慰、鼓励，获得信心和力量。要避免简单生硬、讽刺挖苦及粗鲁的语言。同时，实习医生对病人的有关病史、病情，特别是病人的隐私和秘密，不要传扬，更不要作为谈话的笑料，以增强病人的信赖感。

**三、多点执业的医德要求**

为建立有中国特色的医药卫生体制，提高全民健康水平，中共中央、国务院于2009年4月发布了《中共中央 国务院关于深化医药卫生体制改革的意见》（以下简称《意见》）和《医药卫生体制改革近期重点实施方案（2009—2011年）》（以下简称《实施方案》）。《意见》第十三条规定：稳步推动医务人员的合理流动，促进不同医疗机构之间人才的纵向和横向交流，研究探索注册医师多点执业。《实施方案》对于医师多点执业明确指出：鼓励地方探索注册医师多点执业的办法和形式。2009年9月17日卫生部出台《关于医师多点执业有关问题的通知》，进一步对医师多点执业进行了具体规定。多点执业医院和医师应遵循以下伦理要求。

1. 遵守管理规定，范围内执业　超范围执业容易给医疗安全构成隐患，产生医疗纠纷。多点执业医院尽管有了多点执业医师的加盟，也不能超范围执业。多点执业医师参照《医师外出会诊管理暂行规定》要求，下列情形是不允许诊治的：第一，超出多点执业医师执业范围的；第二，超出多点执业医院诊疗科目或者多点执业医院不具备相应资质的；第三，多点执业医院的技术力量、设备、设施不能为诊治提供必要的医疗安全保障的。如果擅自超范围诊疗和手术，发生医疗纠纷的，由责任科室承担相应的赔（补）偿，其责任个人按相应规定处理。

2. 提高服务质量，对病人认真负责　多点执业医师在多点执业医院的兼职工作时间与本职工作时间有区别，但服务质量不能有区别。在多点执业医院，如果多点执业医师是第一位接诊医师，就必须对其所接诊病人，特别是对危、急、重病人的检查、诊断、治疗、会诊、转诊、转科、转院、病情告知等医疗工作负责到底。必须按照要求进行病史采集、体格检查、做好必要的辅助检查及病历记录等，对诊断已明确的病人应及时治疗，若病情需要应收住观察室或收住入院进一步治疗。在多点执业医院，如果多点执业医师不是第一位接诊的医师，就需要严格交接班制。第一，接班。多点执业医师接受诊治任务后，应当详细了解病人的病情，亲自诊查病人，并按照规定书写医疗文书。特别是做手术时，一定要知根知底，病人情况如何、对方医院具不具备手术实力、术前准备如何、术后有没有必要的护理条件等。如果各方面条件都具备，才可考虑做，才能接班。第二，交班。多点执业医师下班前应向当日值班医师做好重点病人的书面交班工作，对尚在抢救的危重病人应继续处理，待病情稳定后，方可以交给值班医师。如提前离开，在此期间发生问题，由多点执业医师负责。应设交接班记录本，做好床旁交班。

# 第五节　护理工作对医德教育的要求

护理道德即护理工作中的伦理道德，它是指护理人员在医疗护理过程中调整自身与病人、医生、其他护理人员、后勤行政人员以及与社会之间关系的行为准则和规范的总和。它与护理相伴而生，并随着护理的发展而发展，是整个医学道德的有机组成部分。护士除应遵守一般的医学道德原则、规范外，还要重视护理道德的特殊要求，以便更好地维护和促进人类的健康服务，本节重点论述基础护理中的医德要求。

## 一、护理工作中应坚持的基本原则

护理道德基本原则的具体内容可归纳为："救死扶伤，防病治病，实行社会主义的人道主义，全心全意为人民的健康服务。"

"救死扶伤，防病治病"是医疗卫生工作的基本任务，也是护理人员的重要职责，是护理人员全心全意为人民健康服务的具体内容和科学手段。"救死扶伤，防病治病"对护理人员提出的要求是不断提高护理人员的道德素养，依法承担责任和履行义务，同时应努力学习，不断提高自身的业务技术水平。

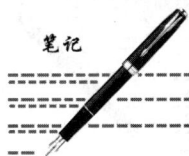

社会主义人道主义继承了传统医学人道主义的精华，在新的历史阶段得到了丰富和发展并注入了新的内涵。"实行社会主义的人道主义"对护理人员提出的要求是：关爱生命，维护健康，尊重人的尊严与权利。护理人员只有尊重人的生命价值，才能珍惜生命、尊重生命，对处于不幸、痛苦、灾难中的病人，给予同情、关心、爱护，竭尽全力去救治他们。护理人员要树立"以人为本"的护理理念，尊重和维护病人的权利、人格尊严，对病人一视同仁、平等相待。

"全心全意为人民的健康服务"是护理道德的根本宗旨，是护理工作的出发点和归宿，是社会主义护理道德区别于一切传统护理道德的本质特征。护理人员应牢固树立"我为人人，人人为我"的理念。急病人所急，想病人所想，树立病人至上的意识，时时处处关心人民的健康和痛苦，做一名为人民的生命健康保驾护航的卫士。

**二、基础护理的医德要求**

1. **热爱专业，安心本职** 由于受社会上一些消极因素的影响，加上个别护理人员对基础护理的意义认识不足，导致其不安心于本职工作，影响了基础护理工作的质量。广大护理人员应该抛弃对护理工作的种种偏见，充分认识到基础护理是实现自己人生价值的一项人道的、有意义的科学性劳动，从而逐步增加对护理事业的热爱，安心本职工作。

2. **认真负责，一丝不苟** 基础护理工作的好坏，直接影响病人的生命和健康。因此，护理人员必须经常深入病房巡视病人，密切观察病情变化，仔细周密。审慎地对待每项工作，防止出现任何差错，严格地执行"三查七对"（三查：摆药后查、服药注射处置前查、服药注射处置后查。七对：对床号、姓名、药名、剂量、浓度、时间、用法）制度和各项操作规程。不放过任何疑点，时刻把病人的安全放在心上。

3. **团结合作，协同一致** 基础护理有整体性和协调性的特点，护士和其他医务人员为了治病救人的共同目的，必须团结合作，协同一致。首先，要求护士在基础护理中与医生配合默契，既要主动、诚恳、友好地相互配合和协同一致地为病人诊治、护理，又不要过分依赖医生而把自己置于被动从属的地位。其次，与其他医务人员要平等、友善地交往，不要以病人为借口而盛气凌人，产生矛盾时要共同商议寻求解决办法。最后，要加强与病人家属的配合以获得支持，促进病人早日康复。

4. **刻苦学习，精通业务** 随着医学高科技的发展，护理学和其他学科一样也在迅速发展。例如激光、放射性核素、介入治疗等，均使护理学的内容和范围不断扩大，这就需要护理人员具有多种知识结构，只有加强学习，使自己的知识不断更新，才能适应护理工作的发展和需要。

5. **严密观察，谨慎处置** 这是护理人员履行自己道德责任的重要手段。严密观察一些细微变化对诊断、治疗很有益处。护士要做到这一点就必须拥有丰富的护理知识与临床实践经验。缺乏护理科学知识和临床经验是很难及时发现病情真相的，很多护理事故的教训告诉我们，严密观察、谨慎处置，关系到医护质量，更关系到病人的安危。

6. **严格操作，按章办事** 严格遵守护理的操作规程和医院的各项规章制度，是提高护理质量、防止差错事故的有力保证。不少血的教训说明了执行、落实医院各项规章制度的重要性。

# 第六节　卫生管理工作对医德的要求

## 一、延续医学伦理学教育

（一）医学伦理学教育是对中国传统的承续和医学精神的践行

中国的传统儒家文化中，特别强调道德教化在管理中的作用。而历史上，人们一直把道德作为医院管理的目标和手段。早期的医院曾是病人和穷人的收容所。医院的性质和宗旨决定了在医院管理中不仅需要规章制度的硬性约束，更需要能体现道德的伦理软性约束。特别是在改革开放和社会主义市场经济条件下，医院管理尤其要把道德作为重要目标和手段，这不仅是对祖国优秀传统文化的继承，也是对道德在管理作用的沿袭和发扬。

（二）医学伦理学教育是未来医院管理发展的必然需求

道德化管理符合现代管理趋势，从管理科学的发展史我们可以看出，在古典管理理论向现代管理理论的演变过程中，伦理因素发挥了很大作用。管理学历史上名噪一时的泰罗"科学管理理论"之所以被行为科学学派所取代，最重要原因就是前者缺乏对伦理性的认识，而后者增加了对人的需要、人性及人际关系等伦理问题的研究。马克思在《资本论》中指出，管理具有技术性和社会性的二重性，其社会性表明，管理作为一种组织活动，其功能的实现会在特定历史条件下，受到一定社会关系的影响，其中伦理道德因素是最持久的影响因素。现代管理学实践中，管理正逐渐从纯技术主义向技术与情感平衡的方向转变。将伦理因素纳入现代医院管理体系，是医院必然的发展方向。

## 二、解决医院管理中的应用问题

（一）伦理因素对医院管理的影响

1. 对医院形象的影响　医院形象是由医院的医德医风、价值观念、服务质量等因素构成，是社会对医院的总体评价。良好的医院形象是医院的无形资产，它能使医院赢得社会公众的支持，赢得广大病人的信赖，提高医院社会地位，促进医院健康发展。在医院形象中，道德形象是最关键的部分。没有医院管理的伦理视野与深度，没有医院内在道德形象的养成，就不可能塑造出良好的现代医院形象。

2. 对医院竞争力的影响　随着社会主义市场经济体制的逐步建立，医院之间展开了日趋激烈的竞争。加强医院的竞争力，必须讲究"手段"。医院向社会提供的产品是医疗服务，是帮助病人恢复健康，延长生命，提高人们的生命质量。医院提高竞争力的关键是提高产品质量即医疗服务质量，而医疗服务质量不仅指医疗技术水平，还包含医疗道德水平。从这个意义上说，医院间的竞争不单纯是一个技术问题或经济问题，还包含道德因素。只有把道德因素作为医院竞争健康发展的基本保证，在竞争中加强道德竞争的意识，实施人性化服务和优质化服务的竞争战略，才能在更高层次上把握竞争的主动权，保持企业的竞争力。

3. 对医院凝聚力的影响　医院的凝聚力是医院对职工的吸引力和职工对医院的向心力的合力。医院对职工的吸引力表现在医院使职工的安心程度、依赖程度和满足程度；

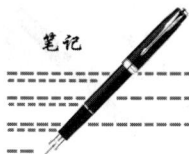

职工对医院的向心力则表现在职工对医院的热爱程度、关心程度和贡献程度。医院的凝聚力主要取决于员工的士气、和谐度及群体关系等伦理因素。干群关系、职工之间关系融洽，能激发职工自豪感和使命感的医院可以表现出很强的凝聚力，而一个群体意识淡薄、人际关系紧张复杂的医院则表现为缺乏凝聚力。因此，在医院管理中，树立"以病人为中心"的服务理念，用道德的力量塑造医院的团队精神，对提高医院管理水平至关重要。

（二）医学伦理原则在医院管理中的实践

1. 以人为本，实施管理创新　人是医院发展中最核心的资本，是医院文化的第一要素。要使抽象的价值体系转化为凝聚全体员工的力量，只有通过建立有效的机制，刚柔并济，实现文化建设与文化管理、人本管理的相互融合，才能达到医院文化建设的目的。如何使医院人财物等资源发挥最大效益，需要不断探索，不断创新，尤其是对最活跃的因素——人的管理，更是要不断创新理念思维、手段方法。从当前医院对人的管理上来说，最主要的是加强绩效管理，以核心价值观的导向为基准设定绩效考核指标，体现在制度安排和奖惩措施中，建立起有效的激励与约束机制。

当前，医疗卫生单位人事分配制度改革是医疗卫生改革中难点之难点，医院要改革原有的人事管理模式，建立起科学规范的现代人力资源管理体系，尤其是加强绩效管理，关注绩效就是关注组织的发展，关注员工的素质和成长，关注人的全面发展和进步，这是真正的以人为本。医院在新时期要满足社会和病人需求，就必须加强管理创新，实现高绩效。

2. 举办人文活动，推广医院文化建设　医院是知识密集型组织，具有较强的专业学术背景。医院文化建设的推广活动必须增强思想内涵和科学含量，增强其在医务人员中的吸引力和凝聚力，从而使文化建设成为培育医院精神、提升员工素质的系统工程。如果说企业文化是企业员工的精神支柱，那么企业文化培训就是对企业员工精神的洗礼。要重视建立文化培训体系，善用内、外部培训资源，以专题讲座、讨论交流和演讲研讨等形式，对医院全体员工进行分层次培训教育，以推广医院理念。比如开办文化研讨周活动，运用头脑风暴等方式，研讨医院战略，使抽象的文化理念通过富有创意的文化活动的载体在组织内部落地生根。在举办活动时一定要注重领导干部的带头作用，利用领导力扩大价值理念的影响力，增强传播和沟通过程的正效应，减少传递过程中的信息衰减。

医疗工作是需要一个终身学习与实践的职业，特别是随着各专业分工与协作的加强，医院尤其要注重团队学习，既要注重学习与本学科主攻方向的知识技能，也要在群体沟通中学习积累临床经验。因此，在医院业务学术中要构建知识信息共享体系，注重吸收文化建设等有关理论方法，提升业务活动中的文化内涵，使学术与文化并肩同行。医院文化本身是一门科学，应充分借鉴企业文化建设的方法，搭建立体多维的交流平台，扩大文化建设的影响力和关注度，塑造和展示医院的品牌形象。

3. 实施人文服务，推进医院文化的实践　医学的目的和使命是救死扶伤，解除病痛，保障人民健康。诺贝尔医学奖得主卢利亚认为："医学本质具有双重性。它既是一门科学，又是一门人文学，需要人文滋润。医学关注全人类，全人类关注医学。"医乃仁术，医学是一门科学精神与人文精神兼具的科学。科学发展观强调以人为本，落实到医疗实践中最重要的是人文关怀服务。因此，服务理念的提升是提升医院文化建设的关键路径。

目前一些非公有制医院在医疗市场竞争中主打的就是服务品牌，以服务塑形象，以服务做投资。而这恰恰是相当多的大型公立医院在服务理念上、行动表现上离病人要求有差距的地方。作为整个医疗链条中的重要环节，医院、医务人员应担负起自身的责任。首先要转变服务观念，改变"求"医和"恩赐"的思想，真正树立良好的服务意识。其次要掌握服务技巧，了解病人的心理需求和期望，向病人耐心做好解释和告知，努力减少医疗信息的不对称性，以合理有效的治疗取得病人的理解。另外，要优化服务流程，简化环节手续，以现代化信息手段减少医院内部、医院与社会之间的信息壁垒，让病人少寻找、少等候。最后，要不断创新服务措施，关注细节，关注个体，使人文服务理念与良好的就医氛围相融合，外化为具有人文关怀气息的现代医院形象。

### 三、重视医院文化的建设

（一）医院文化建设的含义

医院文化是医院所有医务人员所共享的价值观念、信念和行为规范的总和。它是医院在特定的经营管理活动中结合自身实际和需要不断总结、训练、培养和提升的结果。作为医院特有的精神财富，医院文化的内涵包含医院整体的价值观念、道德情感、生活信念、审美情趣、思想作风、思维方式和行为规范。医院文化建设就是在坚持人本理念的基础上，通过确立服务理念和诚信理念，不断激发员工的潜能和创新能力，培养医务人员的主人翁意识和人文关怀意识，协调和规范医院内外的人际关系，以达到不断实现自我发展的管理环节。

医院文化建设是一项涉及价值观念整合、经营理念创新、管理流程再造和团队精神构建的系统工程。当今，医院文化已成为医院能否立于激烈竞争中的不败之地的决定因素。因此，医院管理者应高度重视医院文化建设。

医院文化从广义上是提高全体医护人员的职业道德素质，做好医德医风建设。具体来说，就是从医院管理、医疗服务、医患关系、医院建设等各方面导人先进的文化理念，在医院的各个环节中形成人性、关爱、奉献、服务的人文品质。它是医院管理思想的集中体现，是管理实践经验的科学总结，体现于医院员工整体素质和医院文化氛围，尤其突出表现在医院形象之上。作为文化体系的一个重要组成部分，它还具有医院特性，一般包括物质文化、精神文化和制度文化三方面内容。同时，医院文化作为企业文化延伸而来的一种管理理念，是一种高层次的管理方法，它既是医院在长期建设和管理中所创造的具有本院特色的精神财富，又是强调以人为本，有效强化团队精神的集中体现。反过来，以人为本又要求将科学思想、服务意识、竞争观念、实干作风、创新精神、高尚医德等先进文化的时代内涵融入医院管理的各个方面，凝结成具有鲜明时代特色和深厚文化底蕴的医院文化。一个医院的正常有效运行离不开意识形态，离不开有效机制和有效管理，更离不开个人价值的实现。而个人价值的实现又是通过群体的活动，在组织和社会中体现出来的，个人和医院及其成员的交往活动方式，天长日久就是一些规矩、章法，从而进一步概括为文化，文化一旦形成，对员工就产生了角色规范和价值导向作用。而员工对文化的认同程度，在很大程度上决定了员工工作的努力程度和贡献程度。从医院管理者角度则要将管理层的愿望变成每个员工自己的理想，使员工具有崇高的信念，这些信念就是我们所提倡的医院文化的深刻内涵。

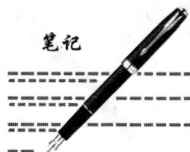

（二）医院文化建设的意义

1. 引导医院员工的价值选择 有什么样的文化状况就会有什么样的道德环境，文化发生了变化，道德环境也会相应发生变化。因为"对于人类来说，文化是人创造的外在强制力量"，文化一旦形成，就具有一种文化定式，形成一种文化规范，造成一定的心理积淀，这种心理积淀又会制约一定范围内人们的内在心态、精神素质、思维方式、价值观念等的形成。医院文化能把医务人员引导到医院所确定的目标上来。医院文化最核心的内容就是其价值理念，通过医院文化的建设，可以把这种价值理念转化为医院员工的信念，从而引导医务人员做出正确的价值选择。

2. 规范和约束员工的行为 员工的行为规范和约束，一靠他律，即医院规章制度的约束；二靠自律，自律是医务人员通过认识和把握医德客观规律，在医德行为中进行自我选择、自我纠偏、自我坚持，将社会所倡导的医德观念、规范等内化为自己的认识、情感、意志和信念，从而不断完善自我的医学伦理素质的过程。

医院道德文化是一种软性约束，这种约束形成一种群体的行为准则和道德规范，使员工产生心理共鸣、自觉意识到自己的行为是否符合规范，继而做到行为上的自我控制。

3. 产生积极的社会影响 医院文化一旦形成，不仅会在医院内发挥作用，对本院员工产生影响，而且还会通过各种渠道对社会产生影响。通过医院文化的宣传和营销作用，在向社会提供医疗服务过程中，让社会认识、理解、尊重和支持医院工作，提高医院的声誉，增强医院吸引力同时也对社会文化的发展产生一定影响，在精神风貌、价值观念、思维方式、行为模式等方面向社会文化辐射。

4. 直接影响医院的形象 医德医风属于大众形象，它是医务人员在开展医疗活动中所反映出来的医疗道德的内在素质和外在表现，有其自身的特征。首先，医务人员每天面对的是求诊治病的病人，他的一言一行，表现出来的医德素质，对病人和社会都是公开的。其次，具有良好医德的医务人员，无论对病人还是对同事，都具有显著的示范性。最后，社会主义医德，是以病人为中心，重视医院形象的塑造和医务人员良好医德形象的培育。形象就是信誉，良好的医德形象就是良好的医疗信誉。树立良好的医德形象，才能扩大医院的社会影响，提升医院的知名度。

（三）医院文化建设的途径

医院文化依靠其独有的功能和价值，对优化医院道德环境、促进医德医风建设有着重要的作用。树立良好的医院文化形象，培养和谐的医院文化氛围，应从以下几个方面入手。

1. 树立正确的道德理念 道德理念属于医院文化中道德文化的内容。理念决定行动，优化医院的道德环境，首先应树立正确的道德理念。医院的道德理念内涵非常丰富，它融合了中国传统道德的价值观念和医学道德思想。中国传统医德中的"仁者爱人""仁者应慎独、正己""誓愿普救含灵之苦"等人本主义观点、生命价值原则、行善原则、公正原则、自主性原则、不伤害原则等医学伦理原则以及社会主义职业道德规范所倡导的爱岗敬业、诚实守信、服务群众、奉献社会等观念，都是医院所应遵循和倡导的医德理念。

为了让员工树立良好的医德理念，各医院可以结合医院实际，编制医院员工道德手册。手册可以融合传统道德的价值观、西方现代医德理念及社会主义职业道德规范。同时，辅以多种形式的活动和仪式，如道德手册学习和考核、新员工岗前道德培训或医务人员上岗前的宣誓等，强化员工的道德理念。同时在人才的选拔和运用上，应考虑道德水准的评价。德才兼备之人重用，有才无德之人慎用，有德无才之人适当用，无才无德之人不用，通过人才运用的引导机制让员工注重对自己道德理念的培养。

2. 促进医院员工的文化融合　现代社会是一个多元化的社会，思想多元、价值观多元，导致个人的行为和追求多元化。医院文化是医院员工所应该共同遵守的价值理念和行为规范，通过医院文化建设，可以促进医院员工的文化融合，把员工的价值追求导引到医院的发展轨道上。为促进员工的文化融合，医院应计划实施文化建设战略，把员工的价值选择和行为规范逐渐导入到医院发展的轨道。

医院文化只有形成一种文化定式，才能转化为医院员工的自觉行动，从而统一医院员工的价值观念和行为规范，使之有利于医院的整体发展。医院作为一个知识分子聚集的机构，如何使个人的多元性转化为医院价值观念和行为规范的统一性呢？除了通过培训教育、制度规范等措施外，必须正确地运用激励手段，把医院的价值观念和行为规范不断在医院员工身上强化，使之内化为医院员工的行为习惯，同时为员工的发展提供平台，为员工创造自我实现的机会。

3. 加强医院制度文化的建设　医院的规章制度既是医院文化的重要内容，又是医院价值观、道德规范、行为准则的反应。它不仅对广大员工进行约束，而且有利于调动和发挥员工的积极性、创造性，同时还可以协调医务人员之间，以及医务人员与病人之间的关系。医院制度是规范员工思想行为的制约机制，也是医院文化的组成部分。医院制度一旦形成，就具有一种特定的文化定式，员工就会加强自我约束和自我激励。

医院道德环境建设，首先应建立以医德医风为主要内容的奖惩制度；其次要建立规章制度的监督考核机构，充分发挥监督部门的功能，保证各项规章制度的落实，使其成为一种制度文化，一种医务人员的行为准则。这种机制不仅提高了医院管理水平和效率，而且从制度上规范了医院员工的行为，其结果必然是提升了医院在社会公众中的形象和信誉，优化了医院的道德环境。

4. 内外结合塑造医院形象　医院的外在形象在很大程度上影响着社会公众对医院的认识。在我国，公立医院首先要承担其社会责任，社会责任缺失，将严重影响其在社会公众中的形象。医院通过承担起社会责任，并通过适当的载体向公众宣传，有利于改变社会公众对医德医风的认识和增进对医院的理解。医院在推进其文化建设中，可以内外结合，通过开展形式多样的活动，主动承担起社会责任，如创办健康绿洲、健康教育等读物，向社会公众宣传健康知识；通过定期举办健康进社区、名医回家乡等活动，密切医院和社区之间的联系；建立涉外医疗中心，创新涉外医疗服务体系，改善当地的投资环境；在当地推出公益性广告，提高公众的健康意识。在医院内部，通过评选医院之星、服务标兵、优秀护士等，塑造模范形象；创办《医院文化》期刊和《医院简讯》等，利用院刊院报，宣传典型形象，举办先进个人、先进事迹报告会，树立典型，弘扬正气。

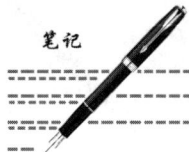

# 第十一章 医学新技术研究与应用中的医德要求

随着现代科学技术与医学的不断交融，现代医学产生新技术手段的速度越来越快，不断显示出医学蓬勃发展的生命力。生物医学和数字医学展现出的良好的未来发展前景，给当今世界诸多医学难题的解决带来了无限希望。人类辅助生殖技术、器官移植、干细胞和克隆技术及基因诊疗等医学新技术的发展和应用，在应对医学难题的实践中发挥了显著作用。然而，在这些新技术为人类带来巨大福音、为社会带来巨大经济效益和社会效益的同时，也产生了一系列的伦理冲突和道德困境。本章内容主要集中于对人类辅助生殖技术、人体器官移植、人的胚胎干细胞与生殖性克隆及基因诊疗等医德问题的探讨。

## 第一节 人类辅助生殖技术的医德要求

自古以来，人类生命的繁衍和延续一直环绕着神圣和神秘的光环，备受关注，形成了各种各样的神话传说和寓言故事等。而对于人类生命孕育的过程，尤其在现代医学技术诞生之前的相当长时间里，似乎始终带着一丝神圣而神秘的色彩。随着对自身认识的不断深入，人类不仅揭开了自身生命孕育之谜，而且对整个孕育过程的控制能力也越来越强。

通常来说，人类的生殖是指通过两性生殖细胞的结合而孕育下一代的有性生殖方式，也就是男性的精子与女性的卵子在输卵管中结合形成受精卵，逐步分裂成胚胎进而在子宫中着床、发育、成熟直至分娩的连续过程。这是人类延续物种的基本方式。

在早期人类社会，自然生育一直是生育的主要方式。尤其是在中国传统社会，婚姻、家庭和生育是直接相关的，繁衍后代是组成家庭最基本也是最根本的缘由和目的。然而，改革开放30多年来，中国不孕人群增长了10倍。据称，主要原因是由于生育年龄的推迟使得受孕成功概率大大下降。根据2014年1月3日人民网公布的数据来看，中国目前的不孕不育平均发病率为12.5%~15%。也就是说，平均每8对夫妻就有1对属于不孕不育家庭。从世界范围来看，这一发病率更高，通常认为是平均每7对夫妻就有1对受此问题困扰。因此，人类辅助生殖技术成为近现代医学发展中治疗和解决夫妇不孕不育问题的最佳途径。可以说，人类辅助生殖技术就是应"孕"而生的产物。然而，在通过人工辅助技术解决生育难题的同时，也产生了一系列相关的伦理问题，如夫妻关系、家庭关系和社会关系等，引起社会舆论的普遍关注。

### 一、人类辅助生殖技术的概念和分类

1. 人类辅助生殖技术的概念 人类辅助生殖技术（assisted reproductive technology，ART）即通过一系列人工辅助手段解决人类无法自然生育困境的技术，又称助孕技术，

是指用现代医学科学的知识、技术及方法，代替人类自然受孕和生育过程中的部分或全部步骤的技术和手段。从目前的研究技术来看，人类辅助生殖技术主要包括两种形式：人工授精（artificial insemination，AI）和体外受精 – 胚胎移植（in vitro fertilization and embryo transfer，IVF – ET）及其衍生技术（即试管婴儿）。

2. 人类辅助生殖技术的分类及相关概念　目前，人类辅助生殖技术主要包括两类，即人工授精和体外受精 – 胚胎移植。

所谓人工授精（即人工体内授精，AI），是采用非性交的方法，收集丈夫或捐精者（即第三方）的精液，将精子放入女性生殖道内，以精子和卵子的自然结合达到妊娠目的的一种辅助生殖技术。20 世纪 60 年代以来，该技术被作为治疗不明原因不孕、男性不育症以及女性排卵障碍和子宫内膜异位症等生殖问题的手段被广泛使用。根据精源不同，可分为同源人工授精和异源人工授精。

体外受精 – 胚胎移植（IVF – ET）是指采用人工方法从女性体内取出卵细胞，在器皿中培养后，加入经技术处理的精子，待卵子受精后继续培养，直到形成早期胚胎时，再移入子宫内着床孕育，直到胎儿形成并分娩的技术过程。整个受精过程都是在体外进行，代替了自然生殖过程，因而此技术也被称为"制造"婴儿的技术；使用这种方式生育出来的婴儿，也被称为"试管婴儿"。因精子和卵子的供体不同，体外受精可分为：采用夫妻双方的精子和卵子在体外受精；采用丈夫的精子和第三方提供的卵子在体外受精；采用妻子的卵子和第三人提供的精子在体外受精；采用第三人提供的精子和第三人提供的卵子在体外受精。采用丈夫的精子进行人工授精的，称为夫精人工授精，又称同质人工授精；用自愿捐精者的精子进行的人工授精是异源人工授精，也称为供精人工授精。

由于冷冻技术在这个领域中得以运用，即利用精液冷藏技术，将精液加入等量的介质溶液中以保护精子，pH 校正到 7.2～7.4 后一起置入一个玻璃瓶内，在 – 196.5℃的液态氮中长期保存，必要时复温使精子恢复活力供人工授精使用，由此建立了储存精子的机构——精子库（spern bank），也称为精子银行。1981 年，我国在湖南建立起第一个人类冷冻精子库。

上述两种技术的临床应用又促使一种新社会现象的产生，即代孕母亲或代理孕母的出现，有时也被称为代孕技术的应用。所谓代孕技术是指在需求女方完全丧失生育能力的前提下，将其卵子（或代孕志愿者及其他志愿者的卵子）与丈夫的精子（或志愿者供精）结合成受精卵，在代孕志愿者的子宫里完成整个孕育过程并顺利生产的行为。代孕分为体外受精（即试管婴儿，IVF）和人工授精两种方式。参与代孕技术的当事人之间没有任何身体接触，不涉及性关系，所以也属于人工辅助生殖技术中的一种。代孕志愿者被称为代理孕母（Surrogate Motherhood），是人工授精和体外受精技术在临床上运用后而产生的、代替他人妊娠的妇女。

代理孕母包括 3 种方式，即用自己的卵子自然受精后妊娠、用自己的卵子人工授精后妊娠和利用他人的受精卵植入自己子宫妊娠，其所孕育出生的孩子必须交给委托者抚养。通过人工授精和体外受精技术替他人妊娠的代孕技术最早在 20 世纪 70 年代在美国出现，逐步建立起多家代孕技术中心。目前中国不允许出现代孕行为。

## 二、人类辅助生殖技术的医德问题

1770 年，英国外科医生、英国病理解剖学的奠基者约翰·亨特（John Hunter，

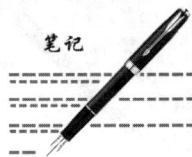

1728—1793）为严重尿道下裂病人第一次成功实施了夫精人工授精技术。1844 年美国医学教授威廉·潘科斯特（William Pancoast）声称第一例供精人工授精获成功，1953 年 12 月美国爱荷华大学的科学家宣称实行首例冷冻精子人工授精成功。在我国，首例冷冻精子人工授精、夫精人工授精分别于 1983 年、1984 年获得成功，进入 21 世纪以来，该技术发展十分迅速。

在全球范围内来看，由于环境污染、社会压力、高龄生产以及不良生活方式和生活观念等因素造成的不孕不育问题困扰着世界各地的人们，生殖健康问题唤起了全人类的密切关注。而人类辅助生殖技术适应了当今时代的需求，成为目前解决不孕不育问题的主要技术手段，在很大程度上解决了由此带来的精神痛苦、夫妻感情不和及家庭破裂的危机。自从人类辅助生殖技术诞生到发展成熟并不断广泛运用于实践，人类便开启了一个按照自身需要改造和创造生命的科学领域，其目的是提高人类的生命质量，促进人类与自然的协调发展。人类辅助生殖技术大范围内的广泛应用正是适应了人类自身以及社会发展的现实需要：不仅可以治疗不孕不育症，弥补不孕夫妻的人生遗憾，有利于他们的身心健康和家庭和睦；还可以用于优生优育，避免可能出现的人类遗传素质恶化的危险和养育不当造成的不幸，提高生育质量；该技术还可用于计划生育，不仅有利于人类有计划地控制生育数量，而且对于"失独"家庭来说，可采用该技术再孕育一个孩子，以维护家庭的稳定与和谐。

然而，人类辅助生殖技术的广泛应用为人类带来的并不全然都是好处。在已有的社会实践中，该技术的应用产生了大量道德困境和伦理问题，引起了整个社会的关注和重视。首先，由于该技术使性与生殖分隔开，从而对传统婚姻、家庭和生育观念以及传统价值观和道德观提出了严峻挑战，尤其是对于具有传统婚育观念的中国人来说，具有颠覆性的冲击；其次，任何科学技术都必须有一整套严格的限定以规范其应用，该技术也不例外，如果该技术被滥用及商业化或许会引起激烈的利益冲突；再次，该技术的广泛应用必然会带来社会规范化法制管理滞后和政策上出现漏洞的问题，比如人类精子库和代理孕母问题；最后，可能会激发优生思想的产生，并由于商业利益的推动而派生出诸如"名人精子库""精英精子库""博士精子库"和大学生地下买卖配子等现象，造成混乱和歧视等问题，威胁社会正常秩序和人们的身心健康。

1. 自然法则是否可违背　生殖技术之所以说是合乎伦理的，是因为其遵循自然生殖法则。也就是说，在人类遗传学和生殖生物学中，遗传物质 DNA 是通过父母结合的性细胞传递给后代的，这是一条一直被奉行的"铁律"。我们通常认为，孩子是父母爱情的证明和结晶，而人工辅助生殖技术切断了生育和婚姻之间的联系，把生育这个遵循自然法则的活动"简化"成了"配种"行为，家庭的神圣性被打破而瞬间变成了"生物学实验室"，同时把人类人为划分为技术繁殖和自然繁殖两类。这样一来，人工辅助生殖技术是否就违背了自然法则而有可能使得人类社会"变质"，甚至可能会因此而产生歧视呢？

人工辅助生殖技术的普及还可能导致近亲婚配的结果。在该技术应用中，对精子和卵子的捐献者通常都是保密的，这样就可能使得捐精者、捐卵者、人工授精的后代或试管婴儿的后代相互之间由于"互盲"而发生近亲婚配的可能。近亲婚配容易导致双方生理缺陷的叠加而遗传给后代，造成后代畸形或先天缺陷的概率很高。那么，对于人工辅助生殖技术而诞生的个体，是否应该明确告知他的身世以及如何避免今后可能产生的近亲婚配问题也成为困扰世界的一个难题。

此外，辅助生殖技术还可能导致医源性多胎妊娠现象（即多胞胎妊娠发生率增加）

和人为选择性别使出生人口性别比例失衡，这些都与人类妊娠的自然法则相违背，从而造成难以估量的社会危害。

2. 传统家庭伦理可能面临危机　人类辅助生殖技术带来了家庭和婚姻的革命。传统家庭伦理把传宗接代看作是维系婚姻关系的纽带，生儿育女是婚姻中两性结合的必然也是唯一结果，然而人类辅助生殖技术改变了人类的自然生殖方式，用人工操作代替了两性行为，切断了婚姻与生育的必然联系，使婚姻对于人类种属传承的必要性面临严重挑战。虽然我国严格规定只有合法夫妇才能由合法的生殖机构实施辅助生殖技术助孕，但该技术本身具备使女性脱离婚姻和丈夫就能满足生育愿望的可能，可能会使得亲子关系破裂、未婚单亲家庭量出现，对传统家庭伦理和生育观念造成巨大冲击。

人类辅助生殖技术异源性配子的使用以及精子库的建立，尤其是体外受精与胚胎转移、胚胎冷冻、代孕技术、单精子卵胞浆内注射、植入前胚胎遗传学诊断等衍生技术的结合，使得生育后代可以在婚姻以外进行，从而引发传统家庭模式发生改变，将出现家庭模式多元化的现象，并提出新的问题，即"谁是父母"。原本在人类自然生殖方式中，父亲和母亲非常明确，各只有一位。然而，随着人工授精技术和体外受精 - 胚胎转移技术的结合，使一个孩子最多可能有两位父亲和三位母亲。也就是说，在人类辅助生殖技术的前提下，父亲可分为"遗传父亲""养育父亲"和两者合一的"完全父亲"；母亲则可分为"遗传母亲""孕育母亲""养育母亲"和三者合一的"完全母亲"。比如2016年，澳大利亚一名46岁的母亲为其因患有白血病而无法生育的女儿成功代孕，诞下一名健康的宝宝。这位46岁的代理孕母既是其所生育孩子的代孕母亲，又是孩子遗传学意义上的外祖母。

除此之外，人类辅助生殖技术不仅可以帮助已婚不育家庭，还可用于单身男女和同性恋者孕育后代，这必将对于传统家庭模式、孩子的成长和人伦关系等问题带来前所未有的挑战。

3. 配子、合子和胚胎所带来的道德困惑　辅助生殖技术使用的精子、卵子、受精卵和胚胎从何而来会引发如何确定其道德地位的问题。这些配子、合子和胚胎是否具有独立道德地位的个体？它们是提供者的物质、身体部分还是具有独立道德地位的个体？它们是否属于提供者的财产而使其可因此而获得报酬？代孕妇女是否可以提供有偿代孕服务？多余的胚胎如何处理？能否对受精卵和胚胎进行操纵？如果将剩余的胚胎销毁或丢弃是否构成犯罪？这些问题都涉及对配子、合子和胚胎的伦理和法律定位，尤其是对于受精卵和胚胎来说，它们是否具有其他生命存在形式一样的价值？对此，有两种截然不同的观点：一种意见来源于基督教的观点，认为生命神授，受精卵是人类生命的开始，胚胎是人，应尊重他们，而不应将其看作是工具或手段来使用，更不能伤害或未经主人同意就擅自处理；另一种主流观点则认为，受精卵和胚胎还不具备完全意义上人的属性，只能作为人的生命开端仅具有生物学意义上的生命，而不具有作为社会人应该具有的自我意识和理性，也没有在社会上扮演一定角色，因而不应认为它们具有与社会人同样的道德地位。但是，既然受精卵和胚胎是人的生命的开始阶段，具有发展成为完全意义上的人的可能性，因此，与一般动物的受精卵和胚胎有根本不同，出于人性尊严的考虑，对其不可任意操纵。

故此，有些国家立法规定不得将胚胎用于研究，如德国和法国；而英国允许在征得接受体外受精夫妇同意的前提下用14天前的受精卵进行研究，否则国家有关部门或实施辅助生殖技术的机构在规定的时限内予以销毁，以杜绝其可能有被商业化利用的风险。

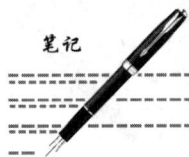

4. 错用、滥用和商业化的可能　任何先进医学技术都面临着可能被错用或滥用的危机。这一危机在人类辅助生殖技术中表现尤为突出。"错用"是指从事生殖技术的操作者或医务人员在进行技术实施时，由于个人或其他原因造成的过错或失误而导致的不良后果。其出发点和动机是好的，技术实施的总体程序也是正确的，只是没能严格执行或疏忽大意而造成意外。比如瑞典一对结婚多年无孩子的白种人夫妇，经医生诊断发现丈夫没有生育能力，遂给女方实施了人工授精，结果诞生出的是黑皮肤的孩子；而 2009 年英国卡迪夫不孕不育诊所被曝误将一对夫妇的受精卵植入另一名妇女体内。根据英国官方数据报道，这些能够提供人工授精技术的 120 多家医疗结构在 2003—2004 年被发现了共 59 起事故，包括无可挽回的严重事故以及在最后时刻被纠正过来的小差错；此后的2006—2007 年，官方报告的事故数量上升到了 173 例。这就是由于精子库工作人员的失误造成的严重后果，而随着人工授精技术的不断普及，相关事故的频繁发生必将成为相关医疗机构和部门必须严肃对待的问题。

人类辅助生殖技术的滥用则是出于医务人员或操作者动机不良的故意行为。一些无良医生故意违反操作规定肆意实施人工辅助生殖技术，将本应严格控制的技术随意实施，以谋求高额利益回报，毫不顾忌由此可能带来的一系列恶果。此外，我国目前存在的个别地下代孕机构和组织，不仅非法实施代孕技术、买卖配子或合子，甚至打着代孕的旗号行不轨之事，严重扰乱了社会正常秩序，给捐赠者带来不同程度上的身体伤害。

我国禁止任何形式的代孕和克隆技术就是为了防止相关技术的滥用给社会带来严重的危害，这两种技术本身就是非伦理的行为。就代孕技术来说，代理孕母"出租"自己子宫的行为，实际上是把自己当成赚钱的工具，可以说是对女性人格尊严的亵渎；代理孕母的出现导致人类生育动机或可产生变化，原本自然孕育孩子的行为变成商品经济中的一部分，尤其是具有商业性质的代孕行为使代理孕育的婴儿成为商品；此外，代理孕母的存在可能会影响家庭的稳定性和亲属伦理关系的混乱，毕竟孕育孩子和生产商品不同，"怀胎十月"的过程使得代理孕母与孩子之间建立起特殊的情感，出于母爱本能使得她与其所孕育的孩子难以割舍，对代理孕母和孩子都可能会产生情感创伤，比如在美国就曾发生过代理孕母由于舍不得将其所生育婴儿交给委托夫妇抚养，而被委托她代孕的夫妇起诉至法庭，最终法庭判定孩子应交由委托夫妇抚养，代理孕母享有探视权；而亲属之间的代孕行为更会给亲属伦理关系带来混乱，如 2012 年美国先后有两名母亲为女儿代孕，孕育了自己的"外孙"，到底"谁是孩子真正的母亲"不但会成为困扰孩子一生的阴影，也可能引发抚养家庭和代孕家庭以及家庭成员之间的法律纠纷和情感纠葛。由此，如何有效杜绝人类辅助生殖技术的滥用是避免给个体造成伤害和不幸发生以及减少由此产生的社会危害的关键。

### 三、实施人类辅助生殖技术和人类精子库的医德原则

人工辅助生殖技术如果不能正确合理地使用，没有相应有效、严格的道德原则和法律措施，不仅无法真正造福人类，反而可能会给人类社会带来无尽的痛苦和麻烦。因此，兼顾社会利益与个体利益、长远利益与眼前利益以及考虑到医学和社会进步的要求，医疗机构和医务人员在开展和实施人类辅助生殖技术和人类精子库时，除应遵循医学伦理学的基本原则之外，还应按照我国卫生部 2001 年 2 月 20 日颁布的《人类辅助生殖技术管理办法》和《人类精子库管理办法》的精神，遵循以下原则。

1. 坚持谨慎使用原则，严禁技术滥用　辅助生殖技术有严格的适应证，在实施时应

根据病人情况综合考虑，科学谨慎地应用，严禁不加分别地"有求必应"，以免可能造成技术滥用的风险。只有在传统的治疗技术和手段不能满足病人的生育要求时，才能严格按照相关法律法规的要求对其采用辅助生殖技术。如医疗机构应要求求助夫妇出示结婚证、准生证等相关证件，拒绝非法买卖精子、卵子、受精卵和胚胎，不得实施任何形式的代孕技术，更不能擅自选择胎儿性别等。

2. 坚持知情同意原则，签署书面文件　知情同意原则贯穿于整个人类辅助生殖技术过程中，这也是医学道德基本原则中的重要内容，对于人类辅助生殖技术尤为必要。首先，人类辅助生殖技术必须在夫妇双方自愿同意并签署知情同意书后方可实施；其次，医务人员应当对人类辅助生殖技术适应证的夫妇明确告知人工授精相关程序、费用、各种关系、权利、义务、技术方面可能出现的风险和问题以及本医疗机构的稳定成功率等实质性信息，以便病人做出客观、合理的选择；再次，接受实施人类辅助生殖技术的夫妇有权随时终止这一过程，实施该技术的机构或医务人员必须保证其今后的治疗不会受到任何影响；最后，医务人员必须告知接受人类辅助生殖技术的夫妇及其已出生的孩子接受随访的必要性，并有义务告知捐赠者对其进行健康检查的必要性和获取知情同意书。

3. 坚持保护后代原则，做好优生优育　在实施人类辅助生殖技术中，必须坚持保护后代原则，严格遵守《人类辅助生殖技术规范》的相关规定。如果有证据表明实施人类辅助生殖技术将会对后代产生严重的生理、心理和社会损害，医务人员有义务停止该技术的实施。医务人员不得对近亲之间及任何不符合伦理道德原则的精子和卵子实施该技术，必须严格选择使用合格的精子和卵子，严禁私自采精，且同一供者的精子最多只能使5名妇女受孕，以确保生殖质量，严格控制伦理秩序。

4. 坚持保密原则，减少医疗纠纷　为了保护供、受者的正当权益和减少不必要的医疗纠纷，在该技术的临床实践中，必须要坚持保密原则。在人类辅助生殖技术中，保密原则包括互盲原则和医疗机构及医务人员对所有参与者信息予以保密的义务。互盲原则是指凡参与使用人类辅助生殖技术的供精者与实施医生、供精者与受精者、供精者与人工授精儿之间应保持互盲。医疗机构及医务人员对实施人类辅助生殖技术的所有参与者具有匿名和对其相关信息保密的义务，包括藏匿供体身份、藏匿受体参与配子捐赠的事实，并对受者及其后代有关信息予以保密。

5. 坚持有利于公益原则，保障病人和社会的利益　医务人员必须坚持有利原则与公益原则。首先，医务人员必须确保其所提供的辅助生殖技术治疗方案和有医学指征的选择正确、合理且最有利于病人。即使可供选择的治疗手段所可能带来的风险会对病人造成伤害，也必须保证符合"双重效应原则"，进行利害权衡，保证治疗方案的正效应大于负效应，并且其治疗目的首先是指向第一效应，即正效应的。同时，医务人员实施人类辅助生殖技术必须遵循公益原则，即必须严格遵循和贯彻国家相关政策和法律法规，不得实施非医学需要的人类辅助生殖技术，如不得为不符合国家人口和计划生育法规和条例规定的夫妇、单身女性以及因性别选择等原因实施该技术，更不能实施生殖性克隆技术或将异种配子和胚胎用于人类辅助生殖技术。实施人类辅助生殖技术的医院或医疗机构应建立医学伦理委员会，或在医学伦理委员会中设置专门的生殖医学部，其成员包括生殖医学、伦理学、心理学、社会学、法学、护理学等相关专业的专家、学者，依据相关法律法规、专业知识和原则及制度对人类辅助生殖技术实施的合理性及其全部过程和研究进行审查和监督，保证该技术应用的合法性和合理性。也就是说，医务人员必须在遵守国家相关法律和维护社会整体利益的前提下，以病人的利益作为决定是否实施人类辅助生殖技术的宗旨，并且接受生殖医学伦理委员会的指导、审查和监督。

# 第二节　人体器官移植的医德要求

被誉为 20 世纪"医学之巅"的人体器官移植技术，是治疗中末期疾病的最有效的方法。近几年该技术发展迅速，取得了举世瞩目的重大进步，大量在过去难以治愈的器官衰竭者重获新生，其正面效果自不待言。但这一技术在恩泽人类、给人类带来莫大福祉的同时，也引发了空前的伦理冲撞，使受者、供者和医生陷入了不同的伦理困境。因其产生的伦理学问题和争论直接影响了器官移植技术的应用和发展，使现代医学领域的器官移植技术陷入无奈之中。

## 一、人体器官移植的概念和分类

器官移植是指用一个具有完好功能的器官置换一个人由于疾病等原因损坏而无法医治的脏器，以救治该病人生命的治疗方法。其中，被移植的部分称为移植物，献出移植物的个体称供者或供体，接受移植物的个体为受者或受体。

随着医学技术的不断发展，器官移植的种类也在不断增多。根据不同标准可以对器官移植做出不同分类。根据供者和受者间是否为同种，可将器官移植分为同种器官移植和异种器官移植。同种器官移植，即人与人之间的移植，因其移植物取自同种个体而得名。异种器官移植，即人与动物之间的移植（如将黑猩猩的心脏或狒狒的肝脏移植给人），因其移植物取自异种的个体而得名。

在同种器官移植中，根据供移植的器官是否来自自身，可分为同种自体移植和同种异体移植。同种自体器官移植，即将身体的某些器官或组织移植到同一个人的另一个部位，常见的是皮肤的自体移植；同种异体器官移植，即将供者的器官或组织移植到同种类的另一受者身上，即我们通常意义上所说的器官移植。与其他几种类型的移植相比，自体移植属于"就地取材"，潜在风险小，伦理争议最少。

在同种移植中，根据供者是活体还是尸体，又可分为活体器官移植和尸体器官移植。所谓活体器官移植，是指在不影响供体生命安全和不造成其健康损害的前提下，由健康的成人个体自愿提供生理及技术上可以切取的部分器官移植给他人；尸体器官移植，是指供移植的器官来源于死者的遗体，包括有心跳的供体和没有心跳的供体，其中有心跳的供体即我们通常所说的脑死亡供体。

## 二、人体器官移植的医德问题

器官移植并不是现代文明的产物。早在古代神话时期，就有相关记载。《列子·汤问》中就记载了扁鹊换心的典故："鲁公扈、赵齐婴二人有疾，同请扁鹊求治，扁鹊谓公扈曰：'汝志强而气弱，故足于谋而寡于断，齐婴志弱而气强，故少于虑而伤于专。若换汝之心，则均于善矣。'扁鹊饮二人毒酒，迷死三日，剖胸探心，易而置之，投以神药，即悟，如初，二人辞归。"结果，鲁公扈去了赵齐婴家，赵齐婴"回了"鲁公扈家，他们各自妻子都不认识"自己的丈夫"了。两家的妻子便求告于官府，请扁鹊来帮助辨别，扁鹊讲明所由，才把官司了结。因为当时的人把心脏作为思想的器官，所以换了心的鲁公扈和赵齐婴会回到其心所"记得"的家。这可以说是中国历史上关于器官移植最早的记载了。为了纪念这位人类历史上有记载的神医，1987 年在美国华盛顿召开的第二届国际环孢素学术会议上，就以扁鹊像为会徽，并以大会第一张幻灯片展示于会场。此后，在一些神话志怪小说如《聊斋志异》中，也有类似换心的传说。古印度的神话故事里，也有换头的记载：湿婆神（Shiva）误砍其子库马尔（Kumar）的头，情急之下将一头犯禁大象的头砍下移植给库马尔的躯体使其复活，从此库马尔成为半神半人的伽内什（Ganesha）。在古印度传统文化中，大象蕴含着强壮、长寿、聪慧、真诚、善记等美好特质的哲学意义。在古希腊的《荷马史诗》中，不仅记有狮头、羊身和蛇尾的名为凯米拉（Chimaira）的妖怪，也有狮身人面的斯芬克斯（Sphinx）。到了欧洲文艺复兴时期，在一些画作中，出现了白种人的腿却是黑色的，可能就是对早期器官移植技术应用的反映。

20 世纪初期，美籍法裔学者阿里克西斯·卡雷尔（A. Carrl）首次用血管吻合法施行了整个器官移植的动物实验。他的血管缝合技术和组织培养法为器官移植开辟了道路。他向全世界宣布："任何人体器官都可从人体上取下培养，而且可以移植到另一个人体上。"从此，器官移植技术逐渐兴起并不断发展：1954 年，约瑟夫·莫里（Joseph Murray）在波士顿成功做了世界上第一例人体肾移植手术；1956 年，美国医生唐奈·托马斯（E. Donnall Thomas）成功进行了世界首例骨髓移植手术，使一半的成人白血病病人和 80% 的儿童白血病病人获得治愈的希望。莫里和托马斯的成功具有开拓性和革命性，开辟了器官移植的新时代。随着器官移植技术的不断提高和对抗器官移植免疫排斥反应的高效免疫抑制剂的问世，器官移植的成功率已经大大增加。目前，器官移植已由单一器官向多个器官联合移植发展，越来越成为人类维护生命健康和提高生命质量的重要手段。

中国器官移植始于 20 世纪 60 年代。目前中国内地已有 164 家医院经国家卫生健康委员会审定批准开展器官移植，每年肝移植数量在 3 000～3 500 例，居全球第二位，截至 2007 年 6 月底已累计完成 14 613 例。每年肾移植数目超过 100 例的医院就有 30 多家，每年进行肾移植手术的病人有 5 000 例左右，肾移植数实际累计已超过 2 万例次，仅次于美国，居世界第二位，存活率已达到世界先进水平。为规范和加强人体器官移植管理，2007 年国务院颁布了《人体器官移植条例》，使我国的器官移植逐步迈上了法制化、规范化发展的良性轨道。2009 年 8 月，中国红十字总会、卫生部在上海联合宣布启动建立人体器官捐赠体系，并在我国 10 个省市开展人体器官捐献试点工作。

随着器官移植技术的发展以及成功率的提高，器官移植医学日益得到世人的承认和肯定，人们对该项医疗服务的需求也日渐增长。然而，伴随着器官移植技术的发展，人们也发现器官移植不仅是一项医疗技术，还涉及受者与供者及其家属的切身利益，从而引发一系列重大的伦理问题，遭遇了许多道德困境。

（一）器官移植供体来源的医德问题

1. 活体供者移植　活体供者是从活的供者身上摘取某一成双器官中的一个或某一器官的一部分。目前，可开展的活体器官移植手术包括肾、肝、肺、胰腺、小肠移植手术。其中，活体移植手术开展最多的是肾移植，其次是肝移植；至于活体肺移植和活体胰腺移植目前开展较少。

活体器官移植所带来的好处越来越被医学界和公众所认识和肯定。首先，从医学角度来看，活体器官的质量要优于尸体器官。活体器官"冷缺血时间"短而极少出现移植功能延迟，所以术后病人的急性排斥反应发生率及失败率都较低。如果是亲属间的活体移植，那么亲属间的组织配型适配率都较之他人要高，组织相容性也更好，可降低移植

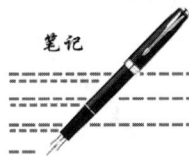

的排斥反应，有利于病人的恢复。而且由于排斥反应小，受者服用抗排异药物的量比接受尸源器官移植者要少——就肾移植来说，少服用量可达到1/3——而减少药物用量，降低药物对病人机体产生的毒副作用，有利于病人的健康。其次，从活体器官移植的社会和经济效益来说，也似乎更具有说服力。一方面，由于器官来源于亲属，病人省去了用于补偿器官捐献者的费用，而且由于排异药物服用的减少，减轻了病人的经济负担。这样，器官移植对于普通的病人来说变得易于获得并负担得起。另一方面，活体器官移植可弥补尸体器官来源不足的问题，缓解器官需求和供应矛盾。再次，与受者可获得的利益相比，供者所承担的风险显得更有价值，如手术创伤、手术并发症、器官储存功能的丧失、防御疾病的能力降低以及极小的死亡率。同时，由于向亲人捐赠器官，拯救受者的生命，供者完全出于自愿的捐献行为可以获得社会认可甚至赞扬。

虽然活体器官移植有许多好处，但是在实践中仍然存在很大的伦理争议。

一是能否在活体身上摘取器官的问题。对于供者来说，活体器官移植的伤害是100%的，甚至可能危及生命，从某种意义上说，活体器官移植相当于牺牲一个人的高质量的正常生活，换取两个人的低质量生活。而且一旦移植手术不成功，受者和供者所面临的风险和伤害将是加倍的，利益却为零。摘取器官本身是一个损伤性的过程，健康人提供器官，要冒着出现并发症和危及预期寿命的风险。据报道，迄今已有20%的供肾者死于单肾切除，还有大量的移植中心报告活体供肾者切除一个肾后出现了严重的并发症。但因为缺少对供者的保障机制，器官捐献者对捐献行为所产生的伤害后果无力承担，使许多准备捐献者对即将承受的风险有较大顾虑，影响了他们的捐献行为。如何在保证供者基本健康利益不受侵犯的基础上，既坚持无偿捐献的伦理原则，又能在一定程度上解除捐献者的后顾之忧，是活体供者面临的伦理困境。

二是活体供者器官的商业化问题。一种观点认为，建立器官市场，允许个人买卖器官可以增加器官供应，解决短缺问题，并将改善移植质量，缓和医务人员与供者家属之间的矛盾。反对观点认为，由于出售器官的人基本上都是穷人，而购买器官的人基本上都是富人，因此造成了在生死面前的不平等——在同样需要器官的时候，富人能够选择生，而穷人就只能无奈地死去。因此，以营利为目的的器官市场必然导致两极分化，穷人只能出卖器官而享受不到器官移植的好处，甚至会在绝望条件下被迫出售器官，不可能做到真正的自愿同意。同时，允许器官买卖会减少器官捐献，最终导致器官移植质量的下降。至今为止，就全球范围来看，买卖器官这一行为被绝大多数国家和地区法律禁止，我国也明确禁止器官买卖。因此，如何尽可能地对捐献者既不造成伤害，又能救助病人的生命，而且能够防止以捐献为名进行器官买卖，是必须审慎考虑的重要问题。

2. 遗体供体移植　遗体器官移植是指利用死者的遗体器官进行的器官移植。遗体供者是目前器官移植的主要来源，主要分为两种类型：捐献和推定同意。

捐献包括自愿捐献和有偿捐献。其中，自愿捐献是采集器官的基本道德准则，包括自愿和知情同意两项原则，通过书面或口头遗嘱的形式，生前本人同意捐献或死后近亲属同意捐献均可；若本人生前自愿捐献，死后其家属不能取消，不过大多数时候，在摘除器官之前仍要得到家属的允许，以照顾家属情绪。有偿捐献是指西方部分国家（如美国、加拿大）通过政府减免、补贴或补偿等财政手段，如给捐赠者减免部分治疗及住院费用、丧葬费用、税收和生活费补贴等，以鼓励器官捐献，防止他们把器官转卖。然而，此举并未得到民众的普遍支持，一是因为此法疑有将人体器官商业化之嫌，二则是因为此举可能破坏利他主义价值观，损害人类尊严，给器官移植带来消极影响。捐献模式是目前各国采纳的主流模式，体现了法律对人的自主权的尊重。我国 2007 年颁布的《人体器官移植条例》立足于利他主义原则，将器官的获取寄托于人对同类的同情和关爱之心，采用了自愿捐献的模式。

由于器官供给严重不足，各国又制定了推定同意的器官收集模式，即由国家推定所有公民都会同意在死后捐献器官。推定同意又叫法定捐献或法律推定，是指政府授权医生，如果没有来自捐赠者本人或其家属明确表示不愿意捐献器官的特殊声明或登记确认，允许他们可以从遗体上摘取有用的组织或器官用于器官移植，不考虑捐赠者生前及其家属的意愿。需要明确的是，这种推定必须由立法机关通过法律认定。

从目前器官收集情况来看，各国器官供应远不足以满足现实需要。尤其是对于具有传统孝道观念的中国，器官来源缺口非常大，究其原因，至少包括以下两个方面。一是中国传统孝道文化和伦理观念的阻碍。传统孝道观念认为"身体发肤，受之父母，不敢毁伤，孝之始也"，捐献器官破坏了身体的完整性，就是不孝之举，而且死无全尸乃不祥之兆。因此，对于那些受传统孝道思想影响深刻的地区，死后自愿捐献器官的人和同意捐献亲人器官的人很少。鉴于此，有些地方依据我国现行法律和相关条例，创造性地建立了器官联络员制度，专门宣传和动员人们积极参与到器官捐献活动中来。二是我国法定死亡标准主要沿用传统的心肺死亡标准，不利于器官移植。心跳和呼吸停止后，各器官已受到缺血损害，器官质量不高，尤其是对于心脏等重要脏器的移植来说，根本无法获取到适宜的、可供移植的器官。因此，最好是能够在捐献者心跳和呼吸停止之前，也就是脑死亡之后，就摘取器官，这是最理想的器官供者。尽管目前实际上在临床中，往往综合考虑和采纳心死亡和脑死亡两种死亡标准，但是关于脑死亡的鉴定并未立法，以至于医生无法确定摘取器官的确切时间。如果大脑死亡，但仍有心跳、呼吸，此时摘取器官往往不能为捐献者家属所接受，而且常常被认为是不道德甚至是违法的行为。

遗体器官移植还涉及死囚器官的伦理问题。从医学伦理的角度来看，如果死刑犯自愿同意捐献器官，这一行为自然是可以得到伦理辩护，与一般的自愿捐献无异。然而，尽管 1984 年我国多部门联合发布了《关于利用死刑罪犯尸体或尸体器官的暂行规定》，在实施过程中还是存在着很多道德困境。支持这一规定的人认为，利用死囚的器官不仅可以解决供者器官严重不足的问题，而且这也算是给予死囚一个回馈社会的赎罪机会。反对者则认为，死囚本已被剥夺自由权利，处于弱势地位，很难真正完全履行知情同意权，更难以确定其做出的死后自愿捐献器官的决定是否确实出于死囚本意。实践中，繁杂冗长的器官捐献程序和手续使得死囚即使在生前明确表示自愿捐献器官，也很难在执行死刑前得到申请的最后确认或批准，其捐献行为很难实现。由于器官移植后受者会在生理和心理方面发生明显变化，对于接受器官的一方来说，有些人对使用死囚的器官会产生心理负担，比如担心自己会变得像犯人那样容易冲动、犯罪。

3. 胎儿供者移植　胎儿供者是指利用不能成活或属淘汰的活胎或死胎作为器官供者，也可为细胞移植提供胚胎组织。胎儿供者是目前最为理想的供者。有资料显示，胎儿器官（组织）组织抗原弱，移植后一般不出现明显的免疫排斥反应，成功概率大，临床上已有应用胚胎中枢神经组织移植治疗帕金森病和小脑萎缩的经验，也有利用胚胎脑组织移植治疗严重脑挫裂伤的成功尝试。目前，用于器官移植的胎儿器官仅有胸腺、胰脏和肝脏。

胎儿组织移植可以治疗许多难以攻克的疾病，但胎儿作为供者毫无疑问也会带来诸多伦理问题。之所以选择胎儿器官，其中一个显而易见的理由是来源丰富。美国每年流

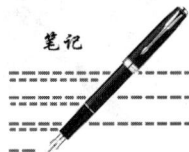

产 160 万人次，中国每年流产 1 300 万人次，全世界超过 3 000 万人次。胎儿组织移植技术使得越来越多的人为了得到合适的器官而有意怀孕后堕胎；有些妇女甚至会出于经济原因而有意流产出卖胎儿；如果有一些妇女怀孕后对是否流产举棋不定时，得知流产会带来好处，可能也会选择流产。这都可能造成流产泛滥，危及妇女和胎儿的安全。相关政府、组织或部门必须制定一定的规则予以规范。1986 年，瑞典提出胎儿组织用于移植的使用道德准则。1987 年，北京市神经外科研究所在进行胎儿黑质组织尾状核内移植治疗帕金森病时，制定出获取胎儿组织原则，其中包括以下几点：不违背现行法律；得到有关部门的许可；进行流产孕妇因特殊困难终止妊娠；孕妇自愿捐献胎儿；胎龄小于 16 周（与器官的成长有关）且现代技术无法保证其存活；流产胎儿心跳停止 30 分钟后取得组织。1990 年，美国医学伦理和司法事务委员会经过审慎讨论，制定有关胎儿组织移植的 7 项准则：遵守该委员会的临床研究和器官移植的准则；胎儿组织所交换的经济价值不超过必要的合理费用；胎儿组织的受者不应由供者指定；根据孕妇安全的考虑决定流产的技术和时间；参与流产的医事人员不得参与胎儿组织移植并从中得利；按当地法律取得供者和受者双方的了解和同意。

但是，对胎儿器官的使用仍然是一个十分敏感的问题，涉及胎儿的生存权利、淘汰性胎儿标准、胎儿死亡鉴定以及处置权限等诸多伦理难题。这些道德困境始终困扰着医务工作人员，也是世界难题。

此外，以无脑儿作为器官来源也曾引起很大争议。无脑儿是一种患有先天性神经疾病的新生儿。无脑儿没有大脑和小脑，也没有头盖骨，但有脑干，会有脑电图，并有呼吸、心跳等自主功能。从本质上说，这意味着这类新生儿出生时没有脑丘，只有脑干。无脑畸形儿或许是所有残疾新生儿中疾病最为严重者，不过无脑畸形儿除了脑部之外，身体的其他功能都是正常的，因此可以成为器官捐献者。

无脑儿缺少形成人格所必需的高等大脑，出生时就已濒临死亡，因此一般出生后一两周内就会死亡，没有长大成人的可能。有些人认为可以以脑死亡标准来判定无脑儿死亡，但这种判定显然是违背事实的：无脑儿并不意味着完全没有头脑，毕竟还有脑干，还有呼吸、心跳、消化以及其他身体不自主行为的脑干功能，因此并不符合脑死亡标准。因此，尽管无脑儿终将在出生后不久死亡，我们也都知道在器官来源极其短缺情况下，无脑儿的器官可谓珍贵异常，但不适当地宣布脑干功能正常的人脑死亡，是极其草率和不符合事实的，尤其是这些孩子都处于劣势地位，而最重要的反对理由是不能把他们作为器官移植的工具。

4. 人工器官移植　许多情况下，采用人造器官取代生物器官也非常有效。过去，人们已经制造出由于疾病或事故而丧失功能或遭受损坏的某些人体器官，如义眼、义齿、毛发等。复制的器官越来越复杂，用物也越来越多样，如陶瓷髋关节、金属搭桥和合成韧带等，已经成为常见的人造器官。

人造器官在生物材料医学上是指能植入人体或能与生物组织或生物流体相接触的材料；或者说是具有天然器官组织的功能或天然器官部件功能的材料。人造器官主要有 3 种：①机械性人造器官，即完全用没有生物活性的高分子材料仿造一个器官，并借助电池作为器官的动力；②半机械性半生物性人造器官，是将电子技术与生物技术结合起来，即所谓仿生器官；③生物性人造器官则是利用动物身上的细胞或组织，"制造"出具有生物活性的器官或组织，分为异体人造器官和自体人造器官。异体人造器官是在动物身上培育人体器官或组织；自体人造器官是利用病人自身的细胞或组织来培育人体器官。

其中，机械性人造器官和半机械性半生物性人造器官都会产生免疫排斥反应，而生物性人造器官，特别是自体生物性人造器官不会产生免疫排斥反应，移植效果理想。这种器官不但避免了器官摘取的复杂伦理问题，而且移植后预后好，必将是病人的福音。

对人造器官的伦理评价主要取决于这一技术的进展程度如何。在技术不完善的情况下利用人造器官会受到许多伦理挑战：人造器官是否是病人的唯一选择；病人的知情同意状况如何；人造器官是否优先于利用其他器官来源的发展项目等。此外，由于人造器官是商品的一种，对设计、生产、制造、输入、经销人造器官的从业者来说，必须负有消费者保护法关于商品责任的注意义务。

（二）异种器官移植

异种移植是将器官、组织或细胞从一个物种的机体内取出，植入另一个物种机体内的技术。如果将异种器官移植技术广泛应用于临床，将克服人体器官来源不足的问题，并能够扩大器官移植的治疗范围。但目前国际社会上，对此研究却处于低迷状态。最大的问题是强烈的排斥反应，而最令人担忧并感到恐怖的事情是有些对动物无害却对人类有害的病毒会不会借此传染给人类。

除了生物性上的难题，异种器官移植也带来了一系列伦理问题。首先，异种器官移植中的安全性问题是个极大的伦理难题，纵使已然经过极其缜密、严格的筛检，但谁也不能担保万无一失，如果把动物的疾病传染给人类，那将给人类带来毁灭性的灾难。其次，异种器官移植还引发了动物保护人士对动物保护问题的关注，这种技术的广泛应用，是否会对动物产生巨大威胁，而使动物可能陷入无止境的被杀戮直至灭绝的境地。最后，还引发了人们对进行异种器官移植是否可能会对人的同一性和完整性予以破坏，使人的身体显现出"去人化"或"人工化"的危险，从而对"人之所以为人"的内在本质提出疑问。不过，对此无须担忧，毕竟人类是自然属性和社会属性的统一体，超越自然属性的社会和精神属性才是更能使人成为"万物之灵"。此外，对于接受器官移植的受体来说，接受动物器官可能会造成社会歧视进而形成巨大的心理负担，这也是必须考虑到的问题。

（三）器官移植受体选择的医德问题

人体器官是一种稀有资源，在目前可供器官严重不足的情况下，势必无法满足所有受体的需要。在供不应求的情况下，优先给谁移植？按照何种标准予以选择：按先来后到的顺序，按市场经济的价格原则价高者得，还是按病情的严重程度或术后生命存活率等，这都是器官移植受体选择时所面临的伦理难题。现行标准是从临床医学标准、大医学标准和社会标准3个方面进行判断。

临床医学标准是指由具备有关知识和经验的医务人员在进行器官移植前，根据移植的医学标准即适应证和禁忌证，对病人进行全面的评估进而做出判断。该标准通常包括3个方面，即器官功能衰竭严重，无其他疗法治愈，短期内不移植将导致死亡者；受者整体功能好，对移植手术可耐受并无禁忌证；免疫相容性好，移植术后有良好的存活前景者。器官移植原则的临床医学标准的基准点就是以"需要决定"的公平原则，即首先考虑受者接受移植的禁忌证与适应证及其程度。

大医学观标准包括3个方面：病人的年龄与术后的预期寿命，在不同年龄受体均符合医学标准的情况下，应坚持年轻受体优先原则；治疗中积极配合者优于消极配合者，病人家庭支持者优于反对者；如果移植后病人的生命虽存续，但始终处于病痛折磨中，生活质量低，那么移植手术的价值应重新被考虑。

社会标准是根据病人的社会价值、应付能力等社会因素筛选出器官移植的受体，即看病人过去对社会的贡献或移植后可能对社会贡献大，尤其是具有特殊专长者，可适当优先。病人的应付能力主要指病人配合治疗的能力、社会应付能力、经济支付能力等。病人的配合治疗能力在一定条件下是医务人员选择可否进行器官移植的重要标准，但非绝对标准，因为这与医患沟通以及病人对疾病的理解等因素相关。对于经济支付能力，在当前社会形势下也必须予以考虑，坚持公正原则，避免有钱人买健康、没钱人坐以待毙的现象出现。总的来说，受者选择的社会标准是多方面的，主要取决于一个国家或社会通行的道德价值和规范。

### 三、人体器官移植的医德准则

根据《人体器官移植条例》（2007），活体器官的接受人限于捐献人的配偶、直系血亲或者三代以内旁系血亲，或者"有证据证明与捐献人存在因帮扶等形成亲情关系的人员"。器官移植技术的研究、开展和应用是医学发展的需要，也是人类健康利益的需要，如何保证该技术尽可能地造福人类而减少其负面影响，就要严格遵循一定的伦理原则。就现行人体器官移植临床与理论发展来看，主要遵循生命价值原则、知情同意和自主原则、效用和公正原则以及保密原则。

1. 生命价值原则　治病救人、救死扶伤是传统医学的基本目的，可以说，生命高于一切。这是生命伦理学领域中的基本原则，也是最高原则。这要求我们在实施器官移植技术时，必须遵循生命价值原则，尊重生命和生命价值，强调生命的神圣性和生命质量与生命价值的统一性，充分考虑受者术后的生存时限与生活质量和价值。

2. 知情同意和自主原则　知情同意是器官移植的首要原则，就是供受双方或其家属、法定代理人充分讨论器官移植的程序，客观、全面地说明已知危险和可能发生的危害，让供者和受者对器官移植有充分理解，并尊重供者和病人自主做出的决定。对于供者来说，该原则就是强调自愿捐献。我国《人体器官移植条例》（2007）明确规定："人体器官捐献应当遵循自愿、无偿的原则。"对于受者来说，既包括病人有权接受或拒绝器官移植，也包括病人对治疗过程中积极配合和对医生的自由委托，还包括病人在器官移植之前有权了解器官来源、可供选择的医疗方案的利弊和风险，并基于对信息的全面了解做出最终选择。这是基于人的尊严而提出的尊重原则的两个基本内容，也是器官移植中必须遵守的一项原则。基于此，我国《人体器官移植技术临床应用管理暂行规定》（2006）明确要求在实施人体器官移植前，医疗机构应当向病人及其家属告知手术目的、手术风险、术后注意事项、可能发生的并发症及预防措施等，并签署知情同意书。不仅如此，对于捐赠者来说，医疗机构用于移植的人体器官必须经捐赠者书面同意方可实施器官移植技术，而且捐赠者有权在人体器官移植前的任何时候拒绝捐赠器官。

3. 效用和公正原则　器官移植中的效用和公正原则主要是指在器官移植中，应遵循效用原则，使受者利益最大化，但效用原则必须在公正的前提下进行。所谓效用原则是指进行器官移植应当对效益进行权衡对比，只有使收益大于风险和代价、长远利益大于眼前利益时才有意义，这一技术才能确定实施。也就是说，要对比病人的得失，必须是有益于病人，使病人利益最大化。公正原则是在进行器官分配时，考虑到公平正义问题，以防关系户或有钱人利用自身优势优先获得供体器官，杜绝器官买卖现象的发生。我国法律严格禁止器官的商业化买卖。

4. 保密原则　从事器官移植技术的医务人员应当对器官捐赠与接受双方以及申请人的个人资料和相关信息予以严格保密。除非事先征得各方的同意或法律需要，否则不得泄露包括对器官共受体双方的个人信息、身体状况、彼此的关系甚至受体的雇主、参保的保险公司、提供医药的厂商等在内的一切相关资料。

此外，根据我国《人体器官移植技术临床应用管理暂行规定》（2006），医疗机构开展人体器官移植技术临床应用，必须按照《医疗机构管理条例》和本规定，向省级卫生行政部门申请办理器官移植相应专业诊疗科目登记，否则不得擅自开展相关技术活动。获得批准可以进行器官移植技术应用的医疗机构，应当建立人体器官移植技术临床应用与伦理委员会，应当由包括管理、医疗、护理、药学、法律、伦理等专业领域的专家组成，且从事人体器官移植的医务人员人数不得超过委员会委员总人数的1/4。医疗机构每例次人体器官移植前，必须将人体器官移植病例提交本医疗机构人体器官移植技术临床应用与伦理委员会进行充分讨论，并说明人体器官来源合法性及配型情况，经审查同意后方可为病人实施人体器官移植。需要特别注意的是，在进行活体器官摘取前，应当由本医疗机构人体器官移植技术临床应用与伦理委员会主持听证，邀请相关领域专家和活体器官捐赠者本人及其家属参加，确认符合法律、法规和医学伦理学原则，并且确定是活体器官捐赠者本人的真实意愿以及无买卖人体器官或者变相买卖人体器官后，方可进行活体器官移植。

# 第三节　人的胚胎干细胞与生殖性克隆的医德要求

所谓胚胎干细胞（embryo stem cell，ESC）是指从人的早期胚胎中提取出来的一种具有"发育全能性"的细胞，能分化成人体的200多种细胞，形成机体的任何组织器官。可以说，人类胚胎干细胞是人体内最原始的细胞，具有较强的再生能力，在干细胞因子和多种白细胞介素的联合作用下可扩增出各类细胞。目前，人们发现可以从骨髓、胚胎、脂肪、胎盘和脐带等渠道获得干细胞，并已成功分离出人类多能干细胞。人们期望通过研究和探索并掌握干细胞分化发育的规律，在人工条件下促使干细胞定向分化、发育为所需细胞、组织乃至器官，以用于治疗帕金森病、早老性痴呆、白血病、糖尿病等目前难以治愈的疾病，同时也可解决器官和组织移植来源稀缺的问题。这一技术与克隆技术相结合，还能解决细胞治疗以及组织和器官移植的免疫排异难题。这两项技术的结合被人们誉为21世纪"再生医学"的曙光。

人的胚胎干细胞技术和克隆人技术的研究对排除威胁人类健康的疑难杂症带来的曙光，蕴含着巨大的医学价值。然而，这抹曙光并非全然是人类的福利，由于其所可能带来的风险和社会以及伦理问题难以避免，引起了全球人士的密切关注和激烈的伦理论争。

## 一、人的胚胎干细胞研究与应用的医德问题

人的胚胎干细胞技术的出现使得哺乳动物也可以实现无性繁殖，这一认知引起了全球震撼，甚至还引起一些人的担忧和恐慌：如此"强大"的干细胞如果使用不当，很可能会对人类自身及社会造成严重危机。

1. 胚胎是不是人的问题　由于人的胚胎干细胞来源于人工授精中的多余胚胎、体细胞核移植技术制造的胚胎以及死亡胎儿的尸体，就涉及关于人类胚胎的伦理地位，即胚

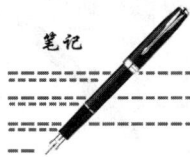

胎是不是人以及胚胎发展到哪个阶段标志着生理意义上的人已经诞生的问题。由于研究者的生活环境、文化背景和宗教信仰不同，对人类胚胎地位的认识也不一样。目前对于该问题有两种不同观点：一种观点认为人的生命是从受精卵开始的，人类胚胎试验就是对人的不尊重，是侵犯人权，而损毁胚胎就等于谋杀，因此他们极力反对人的胚胎干细胞的一切研究；另一种观点则认为，人类胚胎不具备现实生活中人类个体的特征，特别是在胚胎早期阶段，并不具有意识和自我意识，只是生物细胞组织，这种研究只要在严格管控下进行是完全符合伦理的。因此，对于胚胎实验，只能使用 14 天之内的受精卵。对于那些发育到 14 天以后的受精卵，由于已经开始发育出了感觉神经系统，具有发展成人格生命的潜力，在某种意义上已经可以算是道德意义上的主体，不能用于胚胎试验。比如，在英国、日本等国家，允许将发育 14 天内的胚胎用于特定目的的研究。

在一些发达国家，胎儿的生命权得到了充分尊重和认定。当胎儿的生命权与其他人的生命权益发生冲突时，提倡遵循"两害相权取其轻"的原则。比如，在德国，堕胎在原则上是违法的，但是法律规定，只要胎儿与孕妇在权益上发生冲突，且无任何其他解决方案可供选择，3 个月之内的堕胎是合法的。当发育到 14 天之后的胎儿与孕妇生命发生冲突时，牺牲胎儿以保护孕妇生命健康，这在临床上也是得到公众和社会认可的。同样的道理，病人急需胚胎干细胞治疗时，胚胎的生命应让位于病人的生命，以挽救病人的宝贵生命，这体现了对人类生命更高层次的尊重。

2. 人类胚胎的来源合理性问题　目前，人的胚胎干细胞的来源有 3 个途径：一是辅助生殖技术的剩余胚胎，即现在使用最普遍的冷冻胚胎；二是来自人工流产后的人类胎儿组织；三是应用体细胞核移植技术（克隆技术）产生干细胞。

对于人的胚胎干细胞的来源是否合乎道德的争议，分为两大基本观点。赞成者认为，科学家并没有杀死胚胎，只不过是改变了它的命运，尤其是那些辅助生殖剩余的胚胎，与其将其抛弃，不如利用起来用于研究，有利于科学发展和人类健康。反对者则认为，从胚胎中搜集胚胎干细胞是不道德的，因为人的胚胎也是具有生命可能性的，是生命的一种形式，无论目的如何高尚，破坏胚胎是对生命尊严的侵犯，无法容忍。更有人担心，为获得更多的细胞系，有些商业企业或组织会鼓励、甚至资助体外受精获得囊胚以及人工流产获得胎儿组织，可能导致人工流产的泛滥，而且如果胚胎干细胞和胚胎生殖细胞可以作为细胞系通过买卖获取，将会对传统伦理道德产生巨大冲击，也有悖于社会公序良俗。

3. 是否会滥用生殖性克隆以及对生物多样性造成威胁的问题　从无性繁殖到有性繁殖是生物种群多样性的重要基础，通过有性繁殖使基因重组和积累，形成多样的后代和昌盛的种群。现在利用体细胞克隆高等哺乳动物获得成功，并且很快在农牧业得到应用，为人类社会生产、生活发展提供了更多资源和便利。然而，如果对该技术不加以控制，大肆应用于物种"复制"，很可能会对生物多样性造成威胁。也就是说，生物种群变得越来越单一化，生物多样性发展的能量减少甚至停滞，很难经得起基因突变的袭击，对自然环境的适应能力和生存能力都会降低。

**二、人的胚胎干细胞研究与应用的医德规范**

为保证和促进我国人类胚胎干细胞研究的健康发展，2003 年 12 月 24 日，科技部和卫生部联合下发了 12 条《人胚胎干细胞研究伦理指导原则》，提出了相应的伦理要求和原则。

1. 禁止生殖性克隆　人类胚胎干细胞研究有可能涉及体细胞核移植技术，因此要对克隆技术严加管理，反对滥用体细胞克隆技术，严格禁止用于以复制人类为目的的任何研究。

2. 支持治疗性克隆的研究　如果将胚胎干细胞体外培养技术与体细胞核移植技术结合，产生出特定的细胞和组织用于临床治疗，既可为病人提供组织修复的足够材料，又可克服排异反应，这种治疗性克隆技术是符合伦理、造福人类的，应该给予充分的支持和鼓励。

3. 知情同意和非商业化原则　进行人类胚胎干细胞研究必须认真贯彻落实知情同意与知情选择原则，签署知情同意书，严格保护受试者的健康和避免其各项权益可能受到损害。研究人员和医务人员应在实验前，用准确、清晰、通俗易懂的语言全面告知受试者有关实验的预期目的和可能产生的后果和风险，获得其同意并签署知情同意书，并且绝对禁止任何具有商业买卖性质的人类胚胎干细胞技术的研究和应用。

4. 严格审查监控程序　生命伦理委员会和专家委员会应严格审查人类胚胎干细胞研究的计划，并对研究进程和成果进行伦理评估，对人类胚胎干细胞研究的伦理性和科学性进行综合审查、咨询和监督。

### 三、人的生殖性克隆技术的医德争论

目前对人的生殖性克隆技术的研究和未来应用后果的利弊得失还很难客观准确地进行预测。支持者认为，生殖性克隆可以作为一种行之有效的优生手段，使人类保持最佳基因，也可以用来阻止缺陷基因在人类基因库中传播，必要时可以根据社会迫切需要的特种人才种类如高智商、体格健壮等特质的人采取克隆技术繁殖。而且对于那些双方都丧失生育能力以及无法通过人工辅助生殖技术生育后代的夫妻来说，克隆或许是他们拥有子女的最佳手段。在这种情况下，克隆只是一种生育行为，可谓是正常生育权的行使。此外，克隆技术有利于器官移植技术的开展。如果每个人出生时就预先保存备用胚胎，需要时通过克隆技术培养产生出备用器官，可有效解决器官移植过程中的排异反应难题和可供移植器官严重短缺的困境。

反对者的理由也十分充分，他们认为如果将该技术应用于人类研究，将会造成一系列社会和伦理问题。首先，克隆人的出现会造成家庭伦理关系混乱，破坏传统的家庭结构和人伦关系，使传统的家庭观念和亲情关系标准被打破，人类的生育和性爱分离，瓦解了男女之间基于性爱获得后代的情感联结，由此改变了人类基本的性伦理关系。而且在自然生殖活动中，由于染色体结合的机会均等，男女比例总体上趋于平衡，若广泛利用克隆技术，人类可以自由控制后代的性别，可能会造成性别比例的大规模失衡，继而带来更加严重的社会问题，传统的婚姻、家庭、社会秩序必然受到极大破坏。其次，克隆人违背了自然进化的发展规律，是对人权和人的尊严的挑战。克隆人即人工无性生殖的人，打破了传统人类孕育生命的自然规律，使人成为技术操纵的对象，成为可以在流水线上大量复制的产品。虽然克隆人能在遗传序列和性状方面与原型一致，但其原型所独具的心理、行为、社会特征和特定人格是不能克隆和复制的，因此，克隆人是一个丧失"自我"的人，一个被物化为工具的人，是对人类尊严的一种亵渎和侵犯。人的尊严不允许人像产品一样被随意制造或被工具化和物化，人的尊严要求人类个体不受他人操纵。更有甚者担心，生殖性克隆技术若被别有用心的暴徒利用，大规模批量生产用于侵略、杀人或制造一些智力低下的人作为奴隶以奴役，将会是整个人类的灾难。最后，生

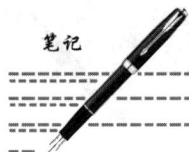

殖性克隆技术会极大破坏人类基因的多样性。由于没有父母双方遗传基因相互混合，只是依靠体细胞克隆技术，个体质量永远只能保留现有状态而无法超越母体，极大破坏了人类基因的多样性，可能导致人类物种退化，最终直接威胁人类的生存。

鉴于有关生殖性克隆技术的现有技术水平还不成熟，总体风险大于收益的情况下，国际上对于这一技术总体上持反对态度。1993年，中华人民共和国卫生部公开声明反对生殖细胞系基因治疗。1997年，联合国教科文组织促成《国际人类基因组和人权宣言》，禁止人类生殖性克隆和其他生殖系基因工程技术。2005年第59届联合国大会批准通过的《联合国关于人类克隆宣言》，要求各国考虑禁止任何形式的克隆人。对于人的生殖性克隆技术，中国政府明确表明态度，即"四不政策"："在任何情况、任何场合、任何条件下，都不赞成、不允许、不支持、不接受任何人以任何形式开展生殖性克隆人的实验"，但主张对治疗性克隆和生殖性克隆应加以区别，反对不加区分地全面禁止任何形式的克隆人，对于以治疗和预防疾病为目的的人类胚胎干细胞研究应予以鼓励和支持；而各种克隆技术的相关研究和应用必须在严格遵循国际上公认的生命伦理原则基础上，经过审查和有效监控的条件下可以有序进行和发展。

# 第四节 基因诊疗的医德要求

基因诊断与治疗是20世纪70年代发展起来的一种全新的临床诊断与治疗方法和手段，具有潜在的独特价值和有效性在临床中备受青睐。但这一新方法的应用不仅涉及相关一系列技术问题，而且存在着极其复杂的伦理问题。

## 一、基因诊断的医德要求

基因诊断（gene diagnosis）是以探测基因的存在，分析基因的类型和缺陷及其表达功能是否正常，从而达到诊断疾病的一种方法。基因诊断是对DNA分子本身的直接检测，因此，也称为基于DNA的诊断。基因诊断以基因为探查对象，具有显著特点，如针对性强、特异性高；取材用量少，来源广，灵敏度高；适应性强，检测范围广。

广义的基因诊断称为基因检测（genetic test），其中包括针对新生儿的基因筛查，以及针对普通人群的症状前检测。这种检测可用于预测一些成年后才发病的疾病，如亨廷顿病、癌症或糖尿病等代谢性疾病，基因检测的目的在于确定引起疾病或以疾病相关的基因，由于基因检测的特殊性，因此，基因检测常常从家族研究开始，集中研究基因组的某一特定的区域从而确认遗传突变等相关信息。基因检测的好处是促进疾病的诊断、疾病遗传易感性的早期检测，为开展基因治疗以及药物基因组学的"定制药物"奠定基础。

基因诊断存在的伦理问题主要有：目前已经开始应用的基因诊断方法是否足够科学，其所测定的结果是否可靠；因为检测误差或操作失误造成的错误结果所引发的病人方面的损失，诊断方应该承担何种责任；对于那些尚无治愈方法的疾病的基因携带者进行基因诊断，是否符合病人利益最大化的要求；如何保证基因诊断的伦理规范、规则得到严格遵守，以确保诊断过程和结果不会对病人造成额外伤害；被诊断存在基因缺陷者的权利如何保障，以使他们不受到保险、就业或其他方面的歧视等。因此，尽管基因诊断有重大医学价值，但在目前是否应该推广使用该方法的问题上还存在着巨大的伦理争议。

医德教育教程

对于相关伦理问题，应遵循相应的伦理原则。基因诊断应遵循的伦理原则如下。

1. 无伤原则　对于基因诊断，应首先从思想上正确认识其价值和意义，尤其是对于相关科研人员和医务人员来说，应注重提高自身的职业道德素养，提高诊断方法的科学性与权威性，避免滥用和误用，最大程度上保护病人不受伤害，保证维护人的生命健康和尊严。

2. 知情同意原则　运用基因检测技术，必须得到病人的知情同意，尊重病人的独立性、自主性，并全面、准确告知其基因检测技术、手段等相关信息，明确告知其基因检测结果及其基因信息使用和储存情况等。如需要对其基因信息进行使用和披露，除了应遵循相关法律法规之外，还必须得到病人的同意。

3. 保密原则　对于基因检测技术的应用应特别强调对检测结果的保密，避免因各种因素导致的基因隐私的泄露。国家应制定相关的法律和规范，确定相关信息使用和披露的决定权归属、程序、范围和法律条件，以避免"基因歧视"现象。

### 二、基因治疗的医德要求

基因治疗（gene therapy）是以分子遗传技术为基础，将克隆的正常基因序列导入该基因有缺陷的病人体内，使导入的基因发挥作用从而纠正、代替缺陷基因，以改善或恢复这种基因的正常表达，从而达到治疗疾病、增进健康的目的。基因治疗的实质是将具有治疗作用的基因简便、安全、靶向地转入病变组织细胞内，因而基因转移技术是决定基因治疗成败的关键。

基因治疗可以分为 3 种类型：体细胞基因治疗、生殖细胞基因治疗和基因增强工程。从伦理角度来看，比较可以接受的是体细胞基因治疗，即对体细胞基因缺陷进行矫正，因为这样仅对治疗的个体而不对其后代产生影响，特别是对于那些病重且无更好的常规疗法可选择的疾病，如一些血液系统疾病和遗传性疾病。生殖细胞基因治疗相对来说是一种更为有效和彻底的疗法，不仅可治疗遗传病病人，又可使其后代免于患此遗传疾病。但受到目前技术和知识水平的限制，存在着许多涉及可遗传至未来世代的、复杂的不确定改变，接受转基因的受者生殖细胞发生随机整合并可垂直遗传给下一代，产生不可预知的远期严重副作用，如使后代变成癌易感者及其他疾病易感者。而基因增强工程在严格意义上不属于治疗性手段，而是通过植入一个补充的正常基因使人的某些特征得到人们所需要的改变。这种基因在某些情况下具有合理性，如将补充的低密度脂蛋白受体基因植入正常人，可大大降低动脉粥样硬化引起疾病的发病率和死亡率而不扰乱体内生理平衡。然而，这种技术有被滥用的可能，尤其是如果把增强的基因工程用于生殖细胞，可能会导致严重的社会伦理后果。毕竟基因治疗的根本目的是治疗人类疾病，不是增强人类的某些功能。

可见，虽然人类基因治疗技术的研究与应用前景充满诱惑，但是存在着大量的伦理和社会问题，因此一直没能得到大多数学者的赞同和支持。首先，基因治疗在技术上存在危险性。对生物系统的操作不同于物理或化学实验，操作者无法确保绝对的安全性和理想的纠正效果。一旦发生错误，从技术角度看，要想再加以纠正非常困难，甚至是不可能的。比如吉姆·威尔森教授在 20 世纪 90 年代从事的基因治疗案例中，由于过于乐观估计了基因治疗技术带来的良好预期，导致杰西·基辛格在基因治疗人体试验中意外死亡。其次，目前基因治疗对临床很多疾病的治疗都不是唯一选择，传统方法的安全性和疗效更有保障；在遗传性疾病预防方面，产前遗传诊断、甚至婚前检查都可以更有效

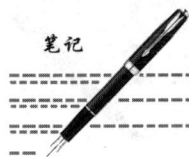

地解决问题。再次，有可能强化在思想和认识领域的某些偏见，例如将人的价值和意义归结为他们的 DNA 序列，甚至导致精英主义或种族主义的"优生学"。

此外，目前基因治疗费用昂贵，大多数病人都无法承担，有可能导致医疗费用过度增长的社会问题，或者只有少数富人受益而破坏社会公平。不加节制地采用基因治疗技术，有可能对人类基因库的丰富性和自然演进造成不利影响。因此，必须加强对基因诊断与基因治疗伦理问题的规范。从目前已经取得的成果和研究看来，实施人类基因治疗技术至少应遵循下列伦理原则。

1. 安全原则　基于基因治疗的研究现状及其本身所固有的高风险性，相关医院或机构在开展基因治疗时应首先考虑其安全性。这就要求相关医学科研人员和医务人员必须具有严谨的科学态度，严格遵守相关规范。比如，在临床中进行基因治疗必须满足如下条件：具备合适的靶基因，即作为替代、恢复或控制的目标基因；具有合适的靶细胞，即接受靶基因的细胞；具有高效专一的基因转移方法，使外源靶基因导入靶细胞内；基因转移后对组织和细胞无害；在动物模型实验中具有安全、有效的治疗效果；过渡到临床试验或应用前必须向国家有关审批部门报批。

安全原则不仅指向病人个体，更重要的是指向全体人类。对于涉及有可能影响人类未来及其发展走向的基因治疗应慎之又慎，严格遵守安全这一基本原则。

2. 知情同意原则　鉴于基因治疗技术仍处于理论完善与技术改进阶段，目前采用的任何基因治疗技术都是具有实验性质的，必须严格遵守人体试验的相关伦理原则，尤其是必须坚持知情同意原则。面对技术的不确定性及其预后的不可预测性可能会对病人产生潜在伤害，让病人明确了解即将采取的基因治疗方案的利弊，由病人自行决定是否愿意接受治疗并承担治疗所产生的一切后果。

3. 公正原则　如上所述，目前基因治疗还是一项非常昂贵的治疗技术，并非对所有疾病有效，甚至有些虽具有一定疗效却不能彻底治愈疾病。这种高昂的投入相对于不能确定或微弱的收益来说，将对公共卫生事业提出难题，尤其是在医疗费用一直短缺的中国，这将是个令人关注的问题。因此，基因治疗应以致死性遗传病、恶性肿瘤、艾滋病等严重危及生命的疑难重症作为重点攻克对象。对有可能选择的替代疗法，尤其是那些效果和费用都更具有预见性的疾病，应优先选择疗效最好、花费较少的替代疗法，以保证优化医疗资源配置，体现出社会医疗公正。

4. 保密原则　采用基因治疗技术进行治疗活动的前提是医疗机构和医务人员必须获得病人的全部遗传信息，要求运用症状前测试、隐性基因携带体筛查、产前诊断等诊疗技术提供充分的遗传信息。通过遗传信息的检测，人们可以确定一个人的才智、体能、身体及其他特征或状况，即"最精确且最隐秘"的个体信息——这些遗传信息一旦泄露，尤其是对于那些有遗传缺陷的病人来说，可能会产生社会歧视，正常生活可能会受到影响，比如在升学、就业、保险申请和人际交往等一系列问题上可能都会遭遇困难。为了避免社会歧视的发生，保证病人人格权利的平等，应当在基因治疗中严格保守病人的遗传信息。国家应制定相应的法律法规，推进基因保护立法，以确保不发生"基因歧视"现象。

# 第十二章　医学道德修养与评价

医学伦理学的基本原则和规范，要转化成为医学生和医务人员自觉的医德行为和高尚的医德品质，必须通过卓有成效的医德教育、医德修养和医德评价才能实现。医德教育、修养、评价和监督是构成医德品质内律和他律的基本形式。医德教育是基础，医德修养是自律的主要方式，医德评价则是他律的方式，3个方面相互联系、相互作用，才能促进医学生和医务人员医德品质的不断提高。

## 第一节　医学道德修养

医德修养是医学道德活动的必要环节，它是医务人员经过长期的医学实践和自我锻炼，所达到的一种能力和思想品质。医务人员的高尚医德品质，不是天生的而是后天逐步培养起来的，需要长期的锻炼和提升才能达到。医德修养不仅对个人医德品质的形成具有重要意义，而且对整个医疗行业的医德医风，推进社会主义精神文明建设也起着重要的作用。

### 一、医学道德修养的含义和意义

（一）医学道德修养的含义

"修养"一词有着广泛的含义，它包括一个人的言谈、举止、仪表、情操、技艺等多方面的陶冶和锻炼，既有"修身养性""反省体验"的意思，又包括待人处世的态度，以及政治思想、精神风貌、知识才能等方面的能力和品质。那么，医学道德修养是指医务人员在医学道德方面按照一定的道德原则和规范所进行的自我教育、自我锻炼和自我陶冶过程，以及在此基础上达到的境界。

医德修养是道德修养在医学职业领域中的具体表现，是医务人员道德修养中不可或缺的一个方面。医务人员的高尚医德品质不是天生的，而是后天逐渐培养起来的。只有加强医德修养，才能使医德原则规范转化为医务人员的内心信念，才能树立科学的人生观，形成良好的医德医风。

（二）医学道德修养的意义

医学道德修养是道德修养在医学行为中的具体体现，是医务人员道德修养中不可缺少的一个方面。医务人员通过培养医学道德修养，使低层次的医德境界向高层次发展，使医务人员提高医德认识，坚定医德信念，形成高尚的医德品质，从而营造良好的行业氛围，推进社会主义精神文明建设。

1. 医德修养是提高医疗质量的根本保证　医疗工作的每一个环节都与病人的生命密

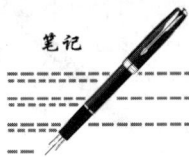

切相关，医务人员的医德修养水平高低，直接关系到病人的利益。在治疗过程中，医务人员要主动抵制周围环境的各种不良道德的影响，做好医务工作。一个有修养的医务人员，能做到精心地治疗、护理病人，仔细地观察病情，详细地做好病案记录，全面地把握病人的情况，使病人得到有效的治疗。如果缺乏医德修养，对工作不负责任，就会贻误病人的病情，失去病人最佳治疗、抢救时机，延长病程或造成医疗事故，甚至危及病人的生命。

2. 医德修养是提高医务人员个体医德素质的内在依据　良好医德品质的形成，是以医务人员个体的自觉性、能动性为前提的。所有医德教育施加的影响，其效果如何，归根到底要通过个体自身的医德修养才能表现出来。外在的教育只是条件，内在的修养才是根据。大量事实表明，同样的医学道德教育，对于从事同一工作的医务人员产生的效果往往大不一样。医务人员个人主观上是否自觉重视医学道德修养，是否有意识地加强这方面的锻炼，是一个非常重要的原因。如果没有高度的自觉性，医学道德教育和修养就会流于形式，没有实质性的效果。只有通过受教育者的主观努力，医学道德教育才能更好地发挥作用。

3. 医德修养是改善医德医风，推进社会主义精神文明建设的必要条件　医务人员在为人民服务的过程中，纯洁的心灵、热情的态度、美好的语言、高尚的情操的培养，成为搞好医德医风建设的关键。医学道德修养虽然是个体的道德行为活动，但社会是由个体组成的，每个医务人员都能自觉地增强道德修养，养成良好的道德品行，就能形成一种良好的行业风气，有力地促进医疗道德作风建设。医疗行业属于社会窗口行业，职业的特点使医务人员同各行各业的人接触，医务人员不仅是人类健康的守护神，而且也应该是社会主义道德的传播者。医务人员要把高尚的道德辐射到全社会，带动全社会的道德水平的提高，将有力地推进社会主义精神文明建设。

## 二、医学道德修养的目标和境界

（一）医学道德修养的目标

医务人员进行医学道德修养的目标是养成良好的医德品质，更好地履行为人民健康服务的职责。医德品质是指医务人员在长期的医学伦理行为中形成和表现出来的稳定的心理状态。医务人员应养成仁慈、诚挚、严谨、公正和节操等医德品质。仁慈，即仁爱慈善，就是医务人员要具有人道精神的品德；诚挚，是指医务人员应具有的坚持真理、忠于医学科学、诚心诚意对待病人的品德；严谨，就是医务人员具有的对待医学和艺术严肃谨慎的品德；公正，是指公平合理地协调医学伦理关系的品德；节操，就是医务人员扬善抑恶，坚定遵循医学道德规范的品德。医务人员只有具备这样的医德品质才能更好地为人民的健康服务。

（二）医学道德修养的境界

"境界"是指事物的水平高低或程度深浅，而医学道德修养的境界是指一个医务人员的医学道德水平状况或高低，也称医学道德境界。医务人员的道德水平不尽相同，这是由于个人的世界观和对人生价值、社会责任感、是非、善恶、荣辱的认识理解能力、文化素质等多方面存在着差异。目前，医务人员的医德境界由低到高大致分为 4 个层次。

1. 自私自利的医学道德境界　处于这一层次医务人员的特点是认识和处理一切关系均以满足私利为目的，处事的原则总是以个人名利为轴，一切以是否有利于自己为转移，斤斤计较个人得失。其道德标准是视私利为神圣不可侵犯，把医疗卫生事业作为获得个人名利的手段，对待病人的态度以病人能够为自己提供多少好处为转移，把医疗行为作为图谋私利的资本和工具，对工作不负责任，甚至玩忽职守，草菅人命。这是一种极低的医德境界，这种境界的医务人员人数虽不多，但影响恶劣，也是需要批判的医德境界。我们不能听任这种医德境界的蔓延，否则它将危及医学事业及社会主义精神文明建设。

2. 先私后公的医学道德境界　处于这一层次的医务人员所信奉的道德原则是奉公守法、人我两惠、公私兼顾，一般还具有人道主义思想，能考虑到集体利益和病人利益，工作上比较认真，有的有一定的技术水平，但他们的动机和目的往往局限在追求个人利益的满足上，比较计较个人得失，特别是当个人利益和集体利益或他人利益发生矛盾时，往往采取集体利益、他人利益服从个人利益的价值取向。这种医务人员工作上缺乏热情，更无坦荡的胸怀，服务态度、工作质量时好时坏，这种境界的人容易分化，如此发展下去很可能跌入自私自利、唯利是图的行列。

3. 先公后私的医学道德境界　处于这种医德修养的医务人员是大多数，他们能正确地处理个人、集体和国家的关系，对病人关心体贴，对工作认真负责、团结协作。他们也关注个人利益，但主张通过自己的诚实劳动和服务，获取正当合理的个人利益。当个人利益与病人、医院、国家利益发生冲突时，能把病人、医院、国家的利益放在个人利益之上。当前我国大多数医务人员已达到了这种医德境界。

4. 无私奉献的医学道德境界　这种医德境界是共产主义道德境界在医务领域的表现，是医学道德境界的最高层次。处在这种医德境界的医务人员虽然是少数，但代表了医德修养的发展方向，有这种医德境界的医务人员树立了正确的世界观、人生观和价值观，对工作极端负责，对病人极端热忱，对技术精益求精。从不计较个人得失，处处以病人的利益为重，毫不利己，专门利人，无私奉献。同时，他们的高尚行为是自觉自愿的，是始终坚定不移的，无论在任何情况下，都有"先天下之忧而忧，后天下之乐而乐"的胸怀和"毫不利己，专门利人"的精神，都始终如一地践行医德原则和规范，这种高尚的医德境界闪烁着共产主义理想的光辉。白求恩、柯棣华、赵雪芳、林菊英、钟南山、王玲等优秀模范人物就是这种医德境界的典范，是我们学习的楷模。

上述4种医德境界，是当前医务人员不同思想境界和道德状况的反映。医德境界不是静止的、一成不变的，不同层次的医学道德境界是可以相互转化的。广大医务人员应切实加强自身医德修养，不断提高医德水平，逐步向更高层次医德境界迈进。

### 三、医学道德修养的途径和方法

（一）医学道德修养的途径

医务人员的医学道德修养需要结合社会实践进行，其高尚医德品质的形成和人的正确思想认识一样，来源于社会实践。医疗实践是产生高尚医德的基础，是检验医德修养效果的标准，是推动医德修养的动力，也是进行医德修养的目的。人们主张医德修养要做到讲与做的统一、知与行的统一。当医务人员懂得了社会主义医德原则与规范之后，就应该在为人民服务的实践过程中，做到身体力行，并以此不断对照自己的言行，克服自己的不足，同时帮助别人纠正不足。只讲不做，或言行不一，是不能培养高尚医德品质的。

（二）医学道德修养的方法

医德修养是一个长期不断修炼、提高的过程，它需要医务人员不断加强学习、深入

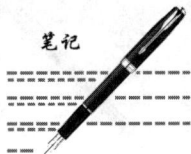

实践，刻苦地磨炼自己顽强的意志和克服困难的毅力，做到提高"慎独"的自觉性，努力提高自己的医德境界。

1. 掌握理论　医务人员的道德修养是一种自觉、理性的活动，是把医学道德原则规范转化为医务人员个人的道德意识、道德行为的活动。学习理论知识是医务人员获取医学道德知识和医学道德修养的基本方法，通过理论学习可以规范自己的医疗行为，正确处理医疗工作中的难题，更好地为大众的健康服务。医务人员应勤奋学习、自我磨炼、掌握理论，不断提高自身修养，培养良好的职业素质和高尚的道德情操。

2. 学习典范　榜样的力量是无穷的，它往往能给人以鼓舞、教育和鞭策，向医德榜样和典型人物学习是另一种更直接、更生动的医德修养方法。以医疗人员中的楷模为榜样，对医德榜样和典型人物的学习，可以引导医学生模仿、学习活生生的医德理想人格，以榜样的先进思想和高尚行为教育、引导医务人员，从而达到明确道德修养的目标、提高道德修养的效果。

3. 躬行实践　医德修养不能脱离医疗实践活动，坚持实践是医德修养的根本途径，也是医德修养的重要方法。只有在医疗实践活动中，才能把所学的医德理论与具体问题结合起来，用实践来检验自己对理论的掌握程度及医德理论本身的正确程度，进一步完善医德理论和自身的医德修养。也只有在医疗实践中，才能深切地感受病人的疾苦，体现出医疗人员的价值，增强自己的责任感。

4. 重在自觉　自觉性是医德修养的原动力，它决定了医德修养的效果。加强医德修养，就应该高标准、严要求对待自己，自觉进行自我评估，敢于严格解剖自己。医德修养非一日之功，医德品质的培养也不是一蹴而就、一次完成，而是一个长期的曲折的过程。古语说"逆水行舟，不进则退"，在医疗实践中经常会遇到这样或那样的困难和曲折，这就要求医务人员必须自觉地坚持磨炼自己的顽强意志，不断加强自我锻炼和修养，否则，就可能前功尽弃。

5. 力求"慎独"　"慎独"一词来自《礼记》中的"莫见乎隐，莫显乎微，故君子慎其独也"，是指在个人独处无人监督的情况下，仍能坚持道德信念，按照道德规则行事。它既是一种道德修养方法，又是道德修养所要达到的一种更高的思想境界。医学道德修养中的"慎独"是指医务人员在单独工作、无人监督时，仍能坚持医德信念，按照医学道德原则和规范的要求处理医疗问题。

医疗执业的独立性较强，一般来说，病人是缺乏医疗知识的，医务人员在许多情况之下，如病人昏迷、麻醉后等，都是独立工作的。对病人检查有无必要、是否全面准确，用药是否合理，抢救是否及时等，病人都很难监督，也不可能了解其工作的正确与否。医疗执业决定了医务人员需要"慎独"，时时、事事、处处以医德标准约束自己。

医务人员要把医德原则和规范变成个人的内心信念，并用它支配自己的行为，在"独立工作，无人监督，有做坏事的机会时"，仍能按照医德原则和规范办事，"不去做任何坏事"，是进行医德修养的内在要求，也是衡量医务人员医德觉悟的试金石。

要培养"慎独"精神，首先，要提高认识，自觉自愿地进行"慎独"修养，只有认识到"慎独"的重要性，才可能追求"慎独"修养和达到"慎独"的医学道德境界。其次，必须打消一切侥幸心理，因为任何侥幸的心理都会损伤医学道德修养的成果。最后，不要忽略任何小事，医疗无小事，要认真做好工作中的每一个环节。

# 第二节　医学道德评价

## 一、医学道德评价的含义和意义

医学道德评价是医学道德活动的重要组成部分，它对医务人员个人医德品质的形成、社会医德风尚的改善发挥着重要的作用。

（一）医学道德评价的含义

医学道德评价是指在医学道德活动中，人们或医务人员自身依据医学道德的原则、规范对医疗行为做出是非、善恶的价值判断以及表明褒贬态度。在医疗卫生活动中，社会公众及医务人员总是要依据社会的标准和原则去评判各种医疗行为的道德是非，当某种医疗行为是"善"的，社会给予赞扬和支持，就产生一种鼓励这种行为的力量；相反，某种行为是"恶"的，则会给予批评、制止，达到调整行为、扬善抑恶的作用。医德评价一般有两种形式：自我评价和社会评价。自我评价是医务人员对自身的医疗行为所做出的医学道德评价，一般通过内心信念来实现，属于医学道德的自律；社会评价是指医务人员个体以外的其他人，包括同行、领导、病人以及社会上的其他人对医疗行为所做出的医学道德评价，一般通过社会舆论和传统习俗来完成，属于医学道德的他律。医德评价是医务人员行为的监视器和调节器，维护医德原则、规范和准则的重要保障，是医德原则、规范转化为医务人员行为的中介和桥梁。

（二）医学道德评价的意义

医德评价能够帮助医务人员形成正确的医德认识，树立正确的医疗行为，明确医疗行为道德与非道德的界限，自觉选择高尚的医德行为。确定医德评价的标准，开展医德的评价，分清各种行为的道德界限，对于陶冶高尚的道德情操，促进高尚的道德风格的形成有重要的意义，对于医学科学技术和医疗卫生事业的发展也起着推动作用。

1. 是培养医务人员医学道德品质的重要途径　医德评价是维护医德原则和规范的重要手段，是病人和医务人员的"道德法庭"，支持和赞扬符合医德的行为，批判和谴责不符合医德的行为，使医务人员扬善抑恶，维护医德原则、规范的实施。通过社会舆论对医疗行为进行道德评价，医务人员凭借内心信念对自己的行为进行道德评价，谴责不道德行为，弘扬高尚行为，使医学道德他律转化为医学道德自律，从而形成高尚的医学道德品质。

2. 可以有效规范医务人员的医德行为　通过医德评价，明确地将医学道德的善恶标准传达给医务人员，可以帮助医务人员在医疗实践中分清善恶、明辨是非，激励医务人员按社会主义医德原则、规范去处理医学问题，规劝和帮助医务人员划清道德和不道德的界限。医德评价对防止医疗过失、调整医患关系、提高医德素质具有重要的意义。

3. 可以营造良好的医学道德氛围　医学道德评价使符合医学道德原则和规范的行为得到肯定和赞扬，并得到广泛传播和较多医务人员的效仿；相反，使违反医学道德原则、规范的行为受到否定和谴责，引起人们良心上的共鸣，使这些行为受到约束和控制。实践证明，通过医德评价，对医务人员道德品质的形成和完善，对医德医风的形成和发展，

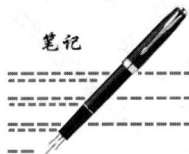

具有极其生动而形象的作用。

4. 可以促进医学事业的健康发展、推进社会主义精神文明建设　在医学的发展过程中，当医学问题与传统道德观念发生摩擦时，医务人员能在进步的医德观念指导下，做出正确的医德评价，解决其中的道德问题和伦理难题，进而促进医学事业的健康发展。医学道德评价使医务人员的医德水平提高，形成良好的行业风气，带动社会道德水平的提高，将有力地推进社会主义精神文明建设。

### 二、医学道德评价的标准

"木直中绳，𫐓以为轮，其曲中规。故木受绳则直，金就砺则利"，同样，要正确地进行医学道德的评价，必须先确定一个明确或比较正确的医德评价标准。医德评价标准是指衡量医务人员的医疗行为的善恶及其社会效果优劣的尺度和依据，医德评价标准的核心是维护人民的健康和利益。依据我国医学道德的基本原则、规范和人民群众健康利益的要求，现阶段医学道德评价的标准，主要有以下 3 条。

1. 疗效标准　疗效标准是指医疗行为是否有利于病人疾病的缓解、痊愈、保障生命安全而进行评价的标准。这是评价和衡量医务人员医疗行为是否符合道德以及道德水平高低的根本标准。因为救死扶伤、防病治病，维护病人的身心健康，是医务人员基本的道德义务和职责，在任何情况下，医务人员都要把人民的健康利益放在首位，并作为医疗行为的出发点和落脚点。衡量一个医务人员的医德高尚还是低劣，不是看其自我表白如何，而是看他在医疗实践中的行为，如果医务人员采取了某些对缓解和根除疾病不利的治病措施，不论其主、客观原因如何，都是不道德的。例如，某些病人对贵重药、进口药有盲目渴求的心理，但他们并不懂得此药是否适合其病情，作为一个有道德责任感的医生，切忌单纯迎合病人的心理要求，应详细向病人解释此药的适应证和禁忌证。又如，医务人员在给病人用药时，既要看到近期效果，又要注意到远期的不良影响，切忌为快速的近期效果而为日后的康复埋下隐患，或给别的医生选择治疗药物带来困难。

在医疗实践过程中，人们还常把病人满意和病人对医务人员的赞扬作为衡量医学道德的尺度，这是不全面的、缺乏科学依据的。在评价某种医疗行为是否符合病人健康利益这一原则时，必须要综合病人和医务人员各方面的意见，尤其要有科学的依据，不能把服务态度的好坏当作评价医德的好坏的唯一标准。服务态度固然是重要的，它是病人恢复健康的重要条件，但绝不是唯一条件。只有把服务态度与医疗技术统一到病人健康恢复这一原则之中，才能对医疗行为做出客观恰当的评价。

临床实践表明，愉快、乐观、喜悦的心理状况有利于病人的治疗和康复；而苦闷、焦虑的情绪则是致病或加重病情的重要因素，甚至引起医源性疾病，造成严重后果。因此，疗效标准不但要求医务人员必须适应医学科学的发展和医学模式转变的需求，要具有多学科的知识，广学博闻，要不断提高业务素质，还要求医务人员在治疗过程中注意对病人进行心理治疗，要有同情心、爱护病人、尊重病人，能唤起病人战胜疾病的信心和乐观的情绪。

2. 科学标准　科学标准是指医疗行为是否有利于医学科学的发展和社会的进步。医学的任务是维护人的生命和增进人类健康，揭示生命运动的本质和规律，不断探索研究战胜疾病、增进人类身心健康的途径和方法。这就需要医务人员积极开展科学研究，促进医学科学的不断发展，为人类造福。医学科学研究是一项艰苦细致的工作，只有具备不畏艰难、不惧风险的坚强毅力，不图名利、互相帮助的协作精神和实事求是、一丝不苟的治学态度，才能完成科研任务，为医学的发展、社会的进步做出贡献。弄虚作假、投机取巧、嫉贤妒能等不良行为，只能给医学科研工作带来不利影响。

在科学技术发展日新月异的今天，为了提高人类的健康水平，医务人员试行、推广某些新技术时，可能会遇到某些传统的抵制。但如果这些新技术对挽救病人的生命、提高人类素质，对发展医学科学有价值，就应当被认为是道德的，应当受到社会舆论的支持，国家也应给予法律的保护，如器官移植、人类辅助生殖技术的运用等。

3. 社会标准　社会标准是指医疗行为是否有利于人类生存环境的保护和改善，是否有利于人类的健康和优生优育。人类的生存环境包括自然环境和社会环境，社会医学的进步，要求重视人类生存环境的保护和改善。随着社会的进步和医学科学及医疗卫生事业的发展，生物医学已向生物－心理－社会医学模式转变。这种新的医学模式，要求医务人员不能单纯把病人看成一个生物的人，而是一个社会的人、有意识的人，人们对医学的要求，已不仅仅满足于消除疾病，而且要求改善整个人类的生存环境，优生优育，提高整个人群的身体素质。医务人员不仅要重视对疾病的医治，而且更要重视对疾病的预防，必须认真地从可能发生疾病的各个环节上防止疾病的发生和流行，以利于提高整个人群的健康水平。

在促进人类生存环境的保护和改善方面，医务人员同样承担着义不容辞的道德责任。从医院方面，必须加强卫生管理，重视对医院的废水、废气、废物及化学、放射性遗弃物质的处理，积极采取措施净化医院的污水污物，防止造成环境污染，危害社会安全，危害人们的身体健康。如果对医院排放的污染物视而不见，漠不关心，就必然导致前门给人治病，后门又使人得病的结果。

### 三、医学道德评价的依据

医务人员的行为总是在一定的动机或目的的支配下发生的，并产生一定的行为影响。人们在进行医学道德评价时，要恰当地尊重客观依据，不可偏执某个方面下结论。因此，仅有判断善恶的标准是不够的，还应该解决医德评价的依据——动机和效果、目的和手段的问题，从而对医学道德评价的依据有一个正确的认识和理解。这里主要从动机和效果、目的和手段两个方面进行研究和论述。

（一）动机和效果的统一

1. 动机和效果的含义　动机是指行为主体去实施一定具体行为的主观愿望和意图。医学动机是指医务人员在行为前的主观愿望和医学活动中支配一系列行为的动因，如一个医生坚持给病人进行某种药物治疗，可能是为了根治病人的疾病，也可能是为了个人目的，这就是不同的主观愿望，也就是不同的动机。在医学领域中，医务人员的动机各式各样，大体可分为两类，一类是符合社会主义医德原则的动机，即医学动机，如防病治病；另一类是不符合社会主义医德原则的动机即非医学的动机，如图谋私利，追逐个人名利。效果是指人们按照一定的动机去活动所产生的结果。医疗效果是指医务人员的行为所产生的客观结果。医疗效果标志着医务人员行为过程的终结，任何医疗活动都会产生一定的医疗效果，医疗效果无论好坏都是对医疗活动的客观记录。医疗效果受医学动机的支配，也受客观条件的制约。

2. 动机和效果的辩证统一　马克思主义在道德评价上坚持动机和效果的辩证统一，即从效果检验动机，同时又从动机来看待效果，把动机与效果统一到客观实践中。正如

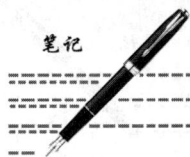

毛泽东同志指出的，"唯心论者是强调动机否认效果的，机械唯物论者是强调效果否认动机，我们和这两者相反，我们是辩证唯物主义的动机和效果的统一论者。为大众的动机和被大众欢迎的效果，是分不开的，必须使两者统一起来，为个人的和狭隘集团的动机是不好的，有为大众的动机但不被大众欢迎，对大众有益的效果，也是不好的。"这段话阐明了马克思主义关于动机与效果问题的基本观点。

在分析医务人员的医学动机与医疗效果时，不能简单化。一般来说，好的动机带来好的效果，坏的动机带来坏的效果，动机与效果是一致的。这种情形不论是根据动机还是根据效果，评价的结果都是一样的。但有时动机并不是单一的，一项医疗活动可能会有多种动机存在，有好的动机也有不良的动机，为此要从复杂的动机中找出主要的和次要的动机。同样，效果也是复杂的，有时并不都是成正比的。在医疗实践中，动机和效果并不总是一致的。由于医学实践的复杂性，在同一医学行为中会有两种情况，即好的动机产生坏的效果；而违背道德的动机产生较好医疗效果；有时相同的医学动机还可能产生不同的效果，相同的效果也可以由不同的动机产生。如某种药物治疗中出现的并发症，并不是动机不好，而是由于药物副作用或受病人本身不可预测的因素造成的。又如一项不成熟的技术采用，虽然医务人员只是为了完成自己的试验，但是疗效良好。在医学道德评价中，纯粹的动机论与效果论都不能作为善恶评价的依据，因为动机论者把行为的主观动机绝对化，片面强调动机，否认效果在道德评价中的作用；效果论者只片面强调行为的效果在道德评价中的作用，将效果好坏是判定行为善恶的唯一根据。只要效果是好的，不管其动机如何都是善的，是符合道德的。效果论者片面强调效果在道德评价中的作用，从而否定动机的意义。在医学道德评价中，离开效果，判断没有客观准绳；离开动机，必然会造成片面性。因此，在分析医务人员的动机和效果时，必须深入分析整个医疗过程来判断动机与效果，既不能简单地以效果来判断动机，也不能以动机代替效果。医务人员的行为、动机与效果统一的基础是医疗实践。

（二）目的和手段的统一

目的和手段与动机和效果既相互联系，又相互区别。动机与效果的统一，必须通过目的与手段的统一才能保证实现。

1. 目的和手段的含义　目的是指行为者所需要达到的一定目标。医疗目的是指医务人员经过自己的努力期望达到的某种目标，如治疗效果、个人名利等。手段是指为达到某种目的所采取的各种办法。医疗手段是指医务人员为达到某种预期的医疗目的所采用的办法和途径等。目的和手段与动机和效果一样，医学活动的目的也可分道德的目的和不道德的目的。凡为病人防治疾病、保障人民健康的活动符合医学道德目的，又称医学目的；凡是追求个人名利，不正当交易等活动不符合道德目的，又称非医学目的。非医学目的应当受到良心的责备和舆论的谴责。目的和手段是相互联系、相互依存的。目的决定手段，手段必须服从目的，医务人员选择的任何一种医疗手段，总是要达到一定的医疗目的；同样，目的也离不开手段，医务人员的某种医疗目的脱离了一定的医疗手段是无法实现的。

2. 目的和手段的辩证统一　在医学实践中，医疗目的和医疗手段既对立又统一，它们是相互联系、相互依存的。目的决定手段，手段服从目的，医务人员为了达到一定的目的，总要选择一定的手段。医疗目的和医疗手段的一致性就是医德行为选择的要求。在评价医务人员的行为是否符合医德要求时，要从目的与手段相统一的观点出发，不但要看医务人员通过治疗和护理使病人康复的目的，还要看其是否选择了最恰当的医疗手段，使正确的医疗目的能够实现。一般而言，在医疗实践中，医疗手段都能体现医疗目的。但有时医疗手段也会与医疗目的相背离，这种情况大多是医疗手段选择不当。从医学道德要求出发，依据医疗目的选择医疗手段，应遵循下列5个原则，以体现医疗目的与医疗手段的统一。

（1）有效原则。即选择的医疗手段，应是经过医疗实践检验所证明了的，对人们的身心健康是有益的。否则，就不得使用。

（2）最佳原则。即医务人员采用的治疗手段、方法和措施，根据现实的医学水平，医疗效果是最好的，防治对象付出的代价是最小的。其一，手段最佳，即在当时当地技术水平和设备条件下最佳的；其二，安全可靠、毒副作用和损伤最小；其三，痛苦最少；其四，费用最少。

（3）一致原则。即医疗手段与病情发展程度相一致。医生在诊治过程中，要从病人病情和利益出发，坚持实事求是、对症下药，既不能大病小治，也不能小病大治。

（4）知情同意原则。即为了达到治愈疾病的目的，医务人员将采取的治疗方案包括治疗的手段、措施以及预后情况都应告诉病人或家属，并征得其同意。

（5）社会原则。即诊疗手段选择要考虑社会后果，既要对病人个人负责，也要对社会整体利益负责。凡是会给社会带来不良后果的手段，如可能造成环境污染、细菌扩散等，都不能采用。

总之，在进行医疗评价时，要将有利于人类健康利益作为根本原则，以动机、手段、效果、目的为依据，从实践出发，实事求是地做具体的辩证分析，做出正确的判断。

### 四、医学道德评价的方式和方法

医学道德评价的方式是多种多样的，一般说来，社会舆论、传统习俗和内心信念是医德评价的基本方式，也是促使良好医德形成和逐步完善的3种主要力量。前两种方式是医学道德评价的他律形式，后一种方式则是医学道德评价的自律形式。

（一）医学道德评价的方式

1. 社会舆论评价　社会舆论是指公众对某种社会现象、事件或行为的看法和态度。它表现为社会或众人对一个人的行为和品质的赞扬或谴责，是一定社会、阶级或团体对人的行为施加精神影响的一种形式和力量。社会舆论可分为两大类：一类是有组织的正式舆论，它是有组织、有领导形成的，并通过国家或社会组织掌握的舆论工具加以宣传，如报纸、电视、广播等。另一类是非正式的社会舆论，它是人们自觉或不自觉地对周围的人或事发表议论，凭借着传统观念和经验，在一定范围内形成和流传的评价与倾向性态度。对医务人员来说，社会舆论可以调整医务人员的道德行为，指导医务人员的道德生活，它是医德评价的重要方式。在医疗实践中，众人的议论能够对医务人员形成强大的舆论压力和精神力量，如果医务人员的医疗行为是高尚的，就会受到社会舆论的赞扬。反之，不良的医疗行为就会受到舆论的谴责。这样，社会舆论就能起督促医务人员反省自己，约束自己的言行的作用。

2. 传统习俗评价　传统习俗是指人们在社会生活中长期形成的一种稳定的、习以为常的行为倾向。传统习俗是人们在长期的社会生活中逐渐积累和逐步形成的，它以一定的社会历史条件为背景，同人们的传统的观念、心理和习惯紧密结合，具有普遍性、稳

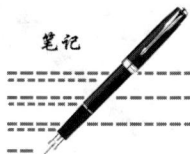

定性和悠久性等特点，对医务人员的医疗行为产生着重要的影响。具体来说，有积极和消极两个方面的作用：积极的传统习俗对社会主义医德的形成能起到促进作用；而消极的传统习俗如"男女授受不亲"等则成为社会主义医德发展的障碍。随着我国社会主义事业和医学的发展，在进行医德评价时，必须按照社会主义医德标准对传统习俗进行分析，继承和发扬有利于人民身心健康和医学发展的传统习俗，抛弃不符合人民身心健康和医学发展的不良习俗，并形成新的风俗习惯，促进社会主义医德的发展。

3. 内心信念评价　内心信念是医务人员通过长期的学习和实践，在内心深处形成的对医德义务的深刻认识和强烈的责任感。它是医务人员对自己进行善恶评价的精神力量，是医德评价的重要形式。医务人员的内心信念是医务人员发自内心地对医德原则、规范和医德理想的正确性和崇高性的笃信，以及由此而产生实现相应医德义务的强烈责任感。在医疗实践中，医务人员的医疗行为并不是都能及时得到病人和社会的监督，也并不是每一行为都能受到社会的公正评价。一个具有高尚医德的医务人员，他的内心信念可以自觉地调整自己的行为，能自觉、正确地对待来自社会的评价和监督。当医务人员履行了符合自己道德信念的道德义务，解除了病人的病痛时，就会感到内心无愧，得到一种精神上的满足，形成一种信念和力量，并将在今后继续坚持这种行为。而当自己在医疗实践中出现了差错，即使无人知晓，也会受良心的责备，感到羞愧不安，促使自己总结教训，并在今后工作尽力避免类似行为的发生。这说明内心信念在道德评价中起着自知、自戒和不断自我完善的重要作用，是医务人员进行自我调整的巨大精神力量。

在医德评价中，社会舆论、传统习俗和内心信念等评价方式是相互联系、相互制约、相互促进和相互补充的，它们之间的密切配合，对于提高医务人员的医德水平，形成良好的医德风尚，有着重要的意义。

（二）医学道德评价的方法

医学道德评价的方法是指在进行医学伦理评价时，所采取的操作步骤和方法。在进行医学道德评价时，必须选择和运用恰当的方法，这是医学道德评价取得预期成效的前提和基础。医学道德评价的方法基本上可分为两大类，即定性评价和定量评价。医学道德不仅有质的规定性，而且也有量的规定性，是质与量的对立统一。所谓医学道德的质，就是善与恶。所谓医学道德的量，就是医学道德善恶的程度。

1. 定性评价　医德定性评价，是指在一定范围、环境、条件或时限内，通过社会评价、组织评价、病人评价、同行评价、自我评价等多种形式，对医务人员的医德行为给予定性评价。在使用定性评价中应严肃认真，每一评价步骤都应该实事求是、认真谨慎、公正合理地对医务人员做出公正的评价。

社会评价是指社会、病人及其家属通过各种形式对医务人员或医疗单位的职业行为进行的善恶判断。它依靠社会舆论的力量，对医德医风好的单位给予表扬奖励，反之给予批评和惩罚。这种方法具有指导、检查、督促和落实的作用，是最直接、最具体、最普遍的一种方法。同行评价是指医务人员对自己同行的医疗行为所做的道德判断，这种方法能站在专业的角度上具体分析医务人员的某种医疗行为是否符合医学道德要求。自我评价是医务人员对自己的职业行为所进行的善恶判断，医学道德的自我评价是实现整个医学道德调节的关键环节，在医学道德评价中具有特殊的地位。

在定性评价中，还常采用一些其他的方法，如设立医德医风意见箱、医德医风举报电话、聘请医德医风监督员实行院长接待日、召开各种座谈会、请新闻媒体监督、问卷调查、走访病人、致社会公众的公开信、医务人员挂牌服务和公开医疗收费价格等方式。以上评价方法获得的定性评价信息，可以按照"很满意、满意、比较满意、不满意、未表态"和"高尚、良好、一般、不良、低劣"两种形式来体现。道德原则和规范都是客观的精神力量，即外因，只有使这些外因"内化"到人的心灵深处，才能实现医学道德的调节作用。

2. 定量评价　医德的定量评价，是指把医德所包含的具体内容加以量化，经过系统分析得出较为客观的评价结论。这种方法操作简单，实用性强，能够对具体问题进行具体分析，可以克服定性评价中存在的模糊性、主观性、表面性等弊端。具体包括四要素评价法、百分制评分法、模糊综合评价法、综合指数法等。

（1）四要素评价法。四要素评价法即通过判定"德、能、勤、绩"4种要素进行的定量评价。将德、能、勤、绩分解为若干子项，如在"德"的方面可以把政治态度、政策水平，法制观念、组织纪律、职业道德和社会公德等方面的内容设置进去。在"能"的方面可以把学术技术水平、地位，学术技术深度，科研能力，处理和解决疑难问题能力，学历和履行岗位能力等内容设置进去。在"勤"的方面可以把事业心、责任感，勤奋精神、协作精神、工作作风、遵守劳动纪律等内容设置进去。在"绩"的方面，可以把学术成果、培养人才、立功受奖、完成工作质量、效率等内容设置进去。确定各项内容的适当分值和权重，并规定重要的项目实行一票否决制，最后通过计算综合得分而得出量化结果并用简单的文字概括定量评价结果。

（2）百分制评分法。百分制评分法即采用百分制和合格率评价的考核方法对医学道德进行评价。首先，根据医德建设需要和医德评价标准，列出考核内容，如服务态度、服务思想、工作作风、敬业精神、协作精神、技术水平、科学态度、劳动纪律、行为举止、廉洁行医等。其次，针对每一项内容列出详细的评分标准，针对具有普遍性或倾向性的问题设置扣分标准。在诸项得分之外，另列奖分、罚分，以利于突出重点，拉开档次。

（3）模糊综合评价法。模糊综合评价法是以模糊数学为基础，针对评价对象在定性和定量上的模糊性，应用模糊关系合成的原理，根据多个评价因素对被评判事物隶属等级状况，进行综合评价的一种方法。它将各个要素从系统中抽象出来，对每个要素先分别进行模糊评判，再根据各要素对总体作用的大小，确定相应的权数，把权数和评判结果进行复合，再得出一个较为清晰的结论。首先划分出服务思想、服务态度、工作作风、敬业精神、廉洁行医等几个大类，再将每一大类划分为满意、比较满意、一般满意、不满意等梯度确定相应分值，同时对各大项的良性表现分别规定相应分值。将上述内容列成矩阵，求取模糊数学的解，从而做出综合性的定量评价。随着计算机的普及和广泛应用，可以将其操作步骤编成程序，以便易于操作和掌握。实践证明，采用医学道德评价的定量化方法，能对医学道德判断更加科学。

（4）综合指数法。综合指数法是将反映评价对象各项指标的数值差异，通过线性组合来构造综合指标而进行评价的一种方法。它通过计算形式，综合多个指标的信息，定量地反映各个指标的综合平均变动程度。该方法通过确定综合指数计算模式，划定指数范围，进行等级评价和指数顺应评价。其过程是：首先，根据医德的构成要素和评价需要，确定评价指标；其次，计算医德各指标的综合平均变动程度；最后，依据综合指数进行等级评价或指数顺序评价。

医学伦理评价的定量化，使医学伦理评价由自发的、笼统的状况转化为有组织的、

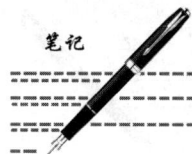

有计划的活动，逐渐把"软任务"变成"硬指标"，从而使医德评价达到科学化、规范化、制度化，并在医疗实践中显示出巨大的精神力量和物质力量。除了以上几种方法之外，不同的医疗卫生单位或部门还可以根据本单位本部门的特点，积极探索科学的、实用的医德量化评价方法。

# 附录一  中西方医德教育经典案例

## 第一节  中国医德教育经典案例

1. **伏羲氏**  一作宓羲、包牺、伏戏，亦称牺皇、皇羲。中国神话中人类的始祖。所处时代约为旧石器时代中晚期。相传为中国医药鼻祖之一，《易传·系辞下》："古者，包牺氏之王天下也……始作八卦，以通神明之德，以类万物之情。"《帝王世纪》称："（伏羲）乃尝味百药而制九针。"我国医界千余年来尊奉其为医药学、针灸学之始祖。伏羲是先民对创始八卦理论借以丰富人体认识及对保健做出贡献的氏族群体的概称。

2. **神农氏**  一说神农氏即炎帝。中国传说中农业和医药的发明者，所处时代为新石器时代晚期，《淮南子·修务训》载："神农乃始教民，尝百草之滋味，识水泉之甘苦……当此之时，一日而遇七十毒，由是医方兴焉。"《帝王世纪》称："炎帝神农氏……尝味草木，宣药疗疾，救夭伤人命，百姓日用而不知，著本草四卷。"古代文献论述神农氏尝百草而始有医药者相当丰富，正因为此，我国第一部系统论述药物的著作，约成书于汉代，被命名为《神农本草经》，即寓有尊崇怀念之意。

3. **黄帝**  传说中我国各族人民的共同祖先，姓姬，一姓公孙，号轩辕氏、有熊氏，少典之子。所处时代为原始社会末期，为部落或部落联盟的领袖。传说他的发明创造很多，如：养蚕、舟车、兵器、引箭、文字、衣服、音律、算术等，我国古文献也多有黄帝创造发明医药之记载。《帝王世纪》说："（黄）帝使岐伯尝味草木，典医疗疾，今经方、本草之书咸出焉。"《通鉴外记》亦说："（黄）帝以人之生也，负阴而抱阳，食味而被色，寒暑荡之于外，喜怒攻之于内，夭昏凶札，君民代有，乃上穷下际，察五色，立五运，洞性命，纪阴阳，咨于岐伯而作《内经》，夏命俞跗、岐伯、雷公察明堂，究息脉；巫彭、桐君处方饵，而人得以尽年。"诸多医学著作皆被冠以"黄帝"之名，反映了人们对黄帝的尊崇和敬慕之情。

4. **岐伯**  中国传说时期最富有声望的医学家。《帝王世纪》："（黄）帝使岐伯尝味草木，典医疗疾，今经方、本草之书咸出焉。"宋代医学校勘学家林亿在《重广补注黄帝内经素问·表》中强调："求民之瘼，恤民之隐者，上主之深仁，在昔黄帝之御极也……乃与岐伯上穷天纪，下极地理，远取诸物，近取诸身，更相问难，垂法以福万世，于是雷公之伦，授业传之，而《内经》作矣。"今传《素问》基本上乃黄帝问，岐伯答，以阐述医学理论，显示了岐伯高深的医学修养。中国医学素称"岐黄"，或谓"岐黄之术"，可见岐伯之地位。

5. **医缓**  春秋时期秦国人。据《左传》记载，鲁成公十年（公元前581年），晋国国君景公姬据（公元前599—公元前581年）生病，听说秦国有良医，就派遣使臣求医于秦国。秦桓公（公元前603—公元前577年）派遣医缓往诊，医缓即到晋国，诊景公病，直言不讳说："疾不可为也！"因为病程已发展到"在肓之上，膏之下"的晚期，而

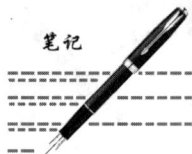

"攻之不可，达之不及，药不至焉，不可为也。"就是说，以砭石、针灸攻治已不可及，服食药饵医治，亦不能至，而医疗无能为力。后来，"病入膏肓"就成了典故与成语。

6. 扁鹊　战国时医学家。姓秦，名越人，渤海郡（今河北省任丘市）人。学医于长桑君。扁鹊医疗经验丰富，遍游各地行医，擅长各科，在赵为"带下医"（妇科），至周为"耳目痹医"（五官科），入秦为"小儿医"（儿科），医名甚著，后因诊治秦武王病，遭秦太医令李醯妒忌而被害。《史记》《战国策》中均载其传记及病案，并尊其为脉学倡导者。今人考记载中扁鹊之病人，发现病人生活之年代相距甚远，因此认为扁鹊乃古代良医的称号，今所流传的病案非出于一人。《汉书·艺文志》载有《扁鹊内经》《外经》，已佚。现存《难经》一书，系后人托名秦越人所著。

7. 壶翁与费长房　壶翁，约生活于公元 2 世纪，不知其姓名，一称壶公。一说"壶公谢元，历阳人，卖药于市。不二价，治病皆愈。语人曰：服此药必吐某物，某日当愈，事无不效。日收钱数万，施市内贫乏饥冻者"。可见壶翁是一位身怀医技、乐善好施的隐士医家。由于他诊病卖药时常悬一壶作为医帜，所以人称壶翁，民间传说中有很多关于他的神话故事。壶翁曾将医术传授于费长房。《后汉书》说："费长房者，汝南（今河南上蔡西南）人，曾为市掾。市中有老翁卖药，悬一壶于肆头，及市罢，辄跳入壶中，市人莫之见，唯长房于楼上睹之，异焉。因往再拜，奉酒脯。翁知长房之意其神也，谓之曰：子明日可更来，长房旦日复诣翁，翁乃与俱入壶中。唯见玉堂严丽，旨酒甘肴盈衍其中，其饮毕而出。翁约不听与人言之，复乃就楼上候长房曰：我神仙之人，以过见责，今事毕当去，子宁能相随乎？楼下有少酒，与卿为别……长房遂欲求道，随从入深山，翁抚之曰：子可教也，遂可医疗众疾。"类似记载，还见于葛洪《神仙传》等。这些记载虽然语涉传奇色彩，但若揭其神诞外衣，不难知壶公、费长房乃东汉时名医。壶公的事迹流传甚广，历代医学家行医开业，几乎无不以，"悬壶之喜"等为贺，或于诊室悬葫芦为医之标志，至今仍有不少药店、制药厂等沿以为用。相传壶翁的师傅戴公柏有《太微黄书》10 余卷传世。壶翁著有《召军符召鬼神治病玉府符》20 余卷，已佚。

8. 张仲景　约150—219 年，名机，东汉末年南阳郡涅阳（今河南省南阳市，一说涅阳故城在今南阳市与邓州市之间的粮东镇，地属邓州市）人 [按《水经注》："涅阳，汉初置县，属南阳郡，因在涅水（今赵河）之阳，故名。"张仲景的里籍自来众说纷纭，陈邦贤氏定为南阳郡涅阳，范行准氏定为南阳蔡阳，嗣后廖国王、张炎二氏考涅阳故城在今邓州市粮东镇。尚启东考为南阳郡棘阳（故城在今河南新野东北）]，《后汉书》无传，其事迹始见于唐代甘伯宗《名医录》："张仲景，南阳人，名机，仲景乃其字也。始受术于同郡张伯祖，时人言，识用精微过其师，所著论，其言精而奥，其法简而详，非浅闻寡见者所能及。"张仲景生活于东汉末。当时，除连年战乱外，疫疠流行，曹植曾有记述，"建安二十二年，疠气流行，家家有僵尸之痛，室室有号泣之哀，或阖门而殪，或覆族而丧。"（《曹集诠评》第九卷），张仲景称其宗族原有人丁二百余口，自建安以后的不到十年间，死亡者有三分之二，而死于伤寒的竟占十分之七。张仲景有感于宗族的衰落和人丁的死亡，加之世俗之弊，医家之弊，医道日衰。伤往昔之莫救，促使他悉心研究医学，"勤求古训，博采众方"，撰用前代医籍如《素问》《九卷》《八十一难》《阴阳大论》《胎胪药录》，又结合个人临证之经验，编成了《伤寒杂病论》。原书十六卷，经汉末战乱兵火而散佚，复得后世医家整理，成为今本《伤寒论》和《金匮要略》二书，前者专门讨论伤寒病，后者主要论述内伤杂病。伤寒是外感急性热病的总称，《素问·热论》说："今夫热病者，皆伤寒之类也。"张仲景基于此说，以六经为纲，剖析了伤寒病

医德教育教程

各个阶段的病机病位病性，创立了伤寒病的六经辨证体系。对于各科杂病，张仲景以脏腑经络为枢机，条辨缕析，开后世脏腑辨证之先河。《伤寒论》与《金匮要略》二书共载方剂269首，用药214种，对药物的加工与使用、方剂的配伍与变化都有很细致的要求。张仲景对外感热病与杂病的认识和临证治疗的指导思想与方法，被后世概括为辨证论治体系，其在医学方面的成就，对后世医学的发展产生了巨大的影响，宋代之后的医学家多尊称其为"亚圣""医圣"。张仲景本为士人，而能绝意宦途，精研医道，并鄙视那些"竞逐荣势，企踵权豪，孜孜汲汲，唯名利是务"的"居世之士"。他不仅以医术享誉于当时，且对医生的医德与医疗作风有相当严格的要求，批评那些医德不修、医风不正的医生，"不念思求经旨，以演其所知，各承家技，始终顺旧，省病问疾，务在口给，相对斯须，便处汤药，按寸不及尺，握手不及足，人迎趺阳，三部不参，动数发息，不满五十，短期未知诀诊，九候曾无仿佛，明堂阙庭，尽不见察。所谓窥管而已。"这些论述上承秦汉，下启晋唐，成为祖国医德思想的重要组成部分。张仲景的著作，除《伤寒杂病论》外，见于文献著录的尚有《张仲景五脏论》《张仲景脉经》《张仲景疗妇人方》《五脏营卫论》《疗黄经》《口齿论》等。张仲景的弟子杜度、卫汛，俱为当时名医。后人为了纪念张仲景，曾修祠、墓以祀之。明清以来留下的有关文物胜迹较多。河南南阳的"医圣祠"始建于明代，有清代石刻"医圣祠"（1727年）、"医圣张仲景故里"（1900年）。据明代《汉长沙太守张仲景灵应碑》记载："南阳城东仁济桥西圣庙，十大名医中有仲景像。"清代《南阳县志》记载："宛郡（南阳）东高阜处，为张家巷，相传有仲景故宅，延曦门东迤北二里，仁济桥西，有仲景墓。"河南南阳的医圣祠明清以后屡次修葺（其间也有毁坏），保存比较完整。分布各地的十大名医祠中都供有张仲景的塑像，反映了中国民间对张仲景的崇敬与缅怀。医圣祠于20世纪50年代扩建增修，已焕然一新，被列为省级文物保护单位。

9. 华佗　约公元2世纪—3世纪初，字元化，沛国谯（即今安徽省亳州市）人。他在年轻时，曾到徐州一带访师求学，"兼通数经，晓养性之术"，专志于医药学和养生保健术。沛相陈圭推荐他为孝廉、太尉黄琬请他去做官，都被他一一谢绝。他行医四方，足迹与声誉遍及安徽、江苏、山东、河南等省。曹操闻听华佗医术精湛，征召他到许昌做自己的侍医。曹操常犯头风眩晕病，经华佗针刺治疗而痊愈。但华佗为人耿直，不愿侍奉在曹操身边，甚至认为做侍医是可耻的职业，于是就托词妻子有病，以及回家取方药为由，一去不返。曹操多次写信催促华佗，又令当地郡县把华佗遣还，最后派人偷偷察看，才知华佗不愿为侍医，遂将华佗逮入狱中。有人向曹操请求宽恕华佗，曹操不听劝说，竟残忍地杀害了华佗。据说华佗生前著有医书，临死时拿出一卷交给狱吏，狱吏不敢接受，华佗便将书焚毁，而成千古之憾事。历代托华佗之名而出的医书有数种，旧题华佗所著的《中藏经》中，相传记载有华佗的一些学术经验与方术及药剂。曹操杀害了华佗后，常感到内疚后悔，特别是他的爱子仓舒（曹冲）病重时，更是非常后悔杀了华佗，令儿子的病得不到治疗。早在三国时，华佗就已很有名，后世誉称他是"外科学鼻祖"。华佗在医药学术上兼通各科，尤以外科为最负盛名。《后汉书·华佗传》记载，华佗"精于方药，处剂不过数种，心识分铢，不假称量，针灸不过数处，若疾发结于内，针灸所不能及者，乃令先以酒服麻沸散，既醉无所觉，因刳破腹背，抽割聚积；若在肠胃，则断截湔洗，除去疾秽，既而缝合，敷以神膏，四五日创愈，一月之间皆平复"。《后汉书》记载了华佗的数十则医案，涉及内、外、妇、产、儿、五官、针灸等科，皆反映了华佗高明的诊疗医术。他因病制宜，采用各种不同的疗法为人治病。他以手术治

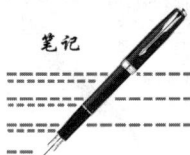

愈了肠痈、脾半腐，使病人转危为安。当华佗成功地应用麻沸散麻醉病人而进行腹部手术时，世界其他国家的外科麻醉术尚处于摸索阶段。在其他各科疾病的防治方面，华佗善辨证施治，用刺血疗法治愈了头晕目眩、视物不清（类似高血压、脑动脉硬化症状）。华佗对养生和预防保健尤为注重，并身体力行，在理论和实践方面有独到之处。华佗"晓养性之术，年且百岁，而犹有壮容，时人以为仙"。他对弟子说："人体欲得劳动，但不当极耳。动摇则谷气得消，血脉流通，病不得生，譬如户枢终不朽也。"（《后汉书·华佗传》）他总结并仿鹿、熊、虎、猿、鸟的动作创造"五禽之戏"，时常操练，可强身除病。身体若有不适，做一禽之戏，汗出即感轻松。华佗还重视节欲保健，创制了一种具有抗衰老作用，久服可利五脏、轻身、乌发的药物。

10. 皇甫谧　215—282 年，字士安，又名静，自号玄晏先生，安定朝那（今甘肃省灵台县）人。汉太尉皇甫嵩之曾孙；祖父皇甫叔献曾任霸陵令，父亲皇甫叔候，仅举孝廉，家道中落。皇甫谧幼年丧母，由叔父、母抚养。建安二十四年（公元 219 年）后，随叔父徙居新安（今河南省渑池县）。在叔母教诲下，奋志于学。因家贫，带经而农，耽玩典籍，手不释卷，时人称为"书淫"。经多年刻苦学习，博通百家之言，成为中国历史上杰出的文学家、史学家、医学家。著有《礼乐》《圣真》《玄守》《释劝》等论和《帝王世纪》《年历》《高士》《逸士》《烈女》等传及《皇甫谧集》《玄晏春秋》《郡国志》等文史著作十八种。

11. 董奉　220—280 年，字君异，侯官（今福建省福州市）人。少时治医学，医术高明，与南阳张机、谯郡华佗齐名，并称"建安三神医"。当时交州刺史吴士燮病危，延董奉诊治，以三丸药纳之口中，以水灌之，并使人捧摇其头，经抢救而愈。董氏医德高尚，对所治愈病人，只要求在其住宅周围种植杏树以示报答。日久，杏树郁然成林，董氏每于杏熟时于树下做一草仓，如欲得杏者，可用谷易之，董奉以所得之谷赈济贫穷，后世以"杏林春暖""誉满杏林"称誉医术高尚的医学家。今江西九江董氏原行医处仍有杏林遗迹。

12. 葛洪　281—342 年，字稚川，自号抱朴子，东晋丹阳句容（今江苏省句容市）人，出身于官僚家庭，后家境衰落，曾一度参军，后来退出仕途，专事炼丹、医药及著作。由于他涉猎很广，古代的自然科学、社会科学各个领域几乎无所不及，从而成为一个博物学家、哲学家，尤其在炼丹化学、医学等方面，成就显著，是这一时期有代表性的医学家之一。他所遗留的著作：医学方面主要是《肘后备急方》；哲学、炼丹、养生方面则是《抱朴子》，《抱朴子》分成内篇和外篇两部分，前者主要论述炼丹，后者则是有关伦理道德的哲学著作。葛洪博览群书，治学态度是博采百家之说，他曾说："但贪广览，于众书无不暗诵精持，自正经诸史百家之言，下至短杂文章近万卷，而著述时犹得有所引用。"（《抱朴子·自叙》）他的这种态度在医学上表现尤为明显。一方面，他十分重视前代各医家的宝贵经验，所谓"穷览坟索，以著述余暇，兼综术数。省仲景、无化……近将千卷"。另一方面，他又深入调查，俾能"多闻而体要""博见而善择"。他明确提出"诸后作而胜于前事""古书虽多，未必尽善，要当以为学者之山渊，使属笔者得乎伐猎其中"（《抱朴子·钧世》），并宣称"世俗苦于贵远贱近，是古非今，恐见此书无黄帝仓公和鹊喑蹯之目，不能采用，安可强乎?"（《肘后备急方序》），《肘后备急方》一书中很少有保守思想之表现。他十分注重实践，不仅亲自实践炼丹的过程，对种种疾病，也做了周密的观察并亲自治疗。他提出凡事要进行"目验"，反对"信耳而疑目"，这也是他在医学实践中能取得那么多前人所没有取得的成就，达到一定高度的主要原因。对于医学问题，葛洪没有局限在简单的验方单方治病方法中，作为一个哲学家，他曾从哲学的高度、整体的高度来看待医学，在诸如人体、疾病、治疗、预防等方面、都有着自己独到的观点和论述。

对于人体患病的原因，葛洪认为，"风冷与暑湿不能伤壮实人也""体己素病，因风寒暑湿而发之耳，苟令正气不衰，形神相卫，莫之能伤也"。这是对人体精神、肉体关系与对疾病发病的辩证关系的透彻论述。《肘后备急方》明确提出"分别病名，以类相续，不相错杂"，这只能在深入具体实践，细致观察，分析和综合的基础上才能取得。他十分注重一般病人、偏僻山区病人，治疗方剂方法多简便验廉，并明确提出方剂的疗效及疾病的预后。在许多方剂之后都附有"验""佳""立效""差（瘥）"等。他摒弃用贵重药、大方的风气，如对伤寒，他没有照搬麻黄、桂枝、青龙、白虎、四顺、四逆等古典方子，而是提出四个应急的易得的方药，"率多易得之药，其不获己须买之者，亦皆草百贱价，所在皆有，兼之以灸……凡人览之可了其所用"。由他所提倡的这种医疗风气，对后世也有较大的影响。

13. 孙思邈　世称孙真人，后世尊之为"药王"，唐京兆华原（今陕西省铜川市耀州区）孙家塬人。约生于隋文帝开皇元年（581 年），卒于唐高宗永淳元年（682 年），享年 101 岁［关于孙思邈的生年说法很多，主要有 3 种，一般较公认的是生于隋开皇元年（581 年）之说；另有生于西魏大统七年（541 年）之说；还有生于梁天监十四年（515 年）之说，这里取公认的说法］。孙氏少时体弱多病，从青年时代就立志以医为业，刻苦研习岐黄之术，成年以后，曾隐居在太白山（今陕西境内）从事医学及炼丹活动。永徽三年（652 年）著成《备急千金要方》三十卷。咸亨四年（673 年）曾担任尚药局承务郎，上元元年（674 年）即称病辞归。永淳元年（682 年），著成《千金翼方》三十卷。同年孙思邈去世，遗命薄葬。子名行，天授中（690—692 年）曾任凤阁侍郎，孙名溥，曾为萧县（今安徽省萧县）县丞。孙思邈历经隋唐两代，是一位知识渊博、医术精湛的医家。他诊病治疗，不拘古法，兼采众家之长，用药不受本草经书限制，根据临床需要，验方、单方通用，所用方剂，灵活多变，疗效显著。他对民间医疗经验极为重视，经常不辞辛劳，跋山涉水，不远千里访询，为得一方一法，不惜千金，以求真传。他不仅精于内科，而且兼擅外科、妇科、小儿科、五官科、眼科，并对摄生、食疗、针灸、预防、炼丹等都有研究，同时，具有广博的药物学知识和精湛的针灸技术。

孙氏一生以济世活人为己任，对病人具有高度的责任心和同情心，他提出"大医精诚"，要求医生技术要精，对病人要诚。他认为医生在临证时应认真负责，不得问病人贵贱贫富，一样看待；治疗中要全心赴救、不得自炫其能，贪图名利（《备急千金要方·序例·大医精诚》）。这也正是他身体力行、躬身实践的写照。他曾亲自诊治、护理麻风病人 600 余人，他的高尚医德足为百世典范。孙思邈积 80 余年医学经验，著成《备急千金要方》和《千金翼方》，较全面地总结了上古至唐代的医疗经验和药物学知识，丰富了我国医学内容。他的医学思想和学术成就主要反映在：发展了张仲景的伤寒学说，并集唐以前医方之大成。诊断学上，把对疾病的认识提高到一个新水平；治疗学上，创用了新的医疗技术；药物学上，重视道地药材以及药物的种植采集、炮制和贮藏；在妇幼保健方面，强调设立妇幼专科的意义，为建立小儿、妇产专科打下了基础；在针灸方面，绘制彩色三人明堂图，创孔穴主对法，提倡阿是穴及同身寸法，对针灸发展有促进作用，并且丰富了养生长寿理论，讲求卫生，反对服石。孙氏的著作，除上述外，史志见载的颇多，大多已散佚无存。主要有：《千金养生方》《千金髓方》等 18 种，此外，现尚存

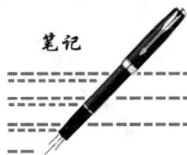

世之眼科专著《银海精微》乃托名孙氏之著。孙思邈在中国医学史上有崇高地位，受到历代人民的热爱和拥戴。他死后，人民为他修庙立碑，直至今日，他的家乡——陕西省铜川市耀州区孙家塬还有孙氏祠堂，内有孙氏塑像。铜川市耀州区药王山有药王庙、拜真台、洗药池、太玄洞等孙氏活动遗迹。

14. 董汲　生卒年不详，字及之，北宋东平（今山东东平县）人。是著名儿科专家钱乙的同乡晚辈，幼年学儒，进士落第后急于养亲，加上自幼体弱多病，放弃功名而从事医学。他广泛读《素问》《灵枢》及各种方书、本草著作，治病多获奇效。董汲医术高明，尤重医德，"凡人之疾苦，如己有之"，往来于病者之家，虽严寒酷暑亦不辞辛劳，遇有贫困病人还常出钱资助。董汲编写《小儿斑疹备急方论》一卷，《脚气治法总要》二卷。此外还撰有《旅舍备要方》一卷。

15. 林逋　967—1028 年，字君复，北宋初年著名隐逸诗人。家谱载，林家自五代始，世居福建长乐，传至 11 世，钘、钿、镶、钛兄弟 4 人迁居奉化、象山，林逋父钛定居大里黄贤村（今奉化区裘村镇黄贤村）。逋系林氏第 12 世孙，故宅在奉化大脉岙口（今大茅岙）。一说杭州钱塘（今浙江省杭州市）人。少孤力学，好古，通经史百家。书载性孤高自好，喜恬淡，自甘贫困，勿趋荣利。及长，漫游江淮，40 余岁后隐居杭州西湖，结庐孤山。

16. 唐慎微　约生活于 11—12 世纪，字审元。原籍蜀州（今四川省成都市），出身于世医家庭，对经方深有研究，知名一时。元祐年间（1086—1094 年）应蜀帅李端伯之召，至成都行医，居于华阳（当时成都府东南郊），遂为华阳人。唐氏虽语言朴讷，容貌不扬，但睿智明敏，医术精湛，医德高尚，病人不分贵贱，有召必往，风雨无阻。为读书人治病从不收钱，只求以名方秘录为酬，因此学者喜与交游，每于经史诸书中得一方一药，必录而相咨，唐氏因此而积累了丰富的药学资料，为编撰《经史证类备急本草》提供了有利条件。1082—1083 年间，尚书左丞甫传正看过《经史证类备急本草》初稿后，要保荐唐氏做官，但唐氏拒而不受，继续修订增补自己的本草著作，约于 1098 年以后定稿。《经史证类备急本草》全书 31 卷，反映了宋代药物学的发展水平，刊行之后，产生了重大影响。

17. 张杲　字季明，宋新安（今安徽省歙县）人。其伯祖张扩，字子充（《中国人名大辞典》作："张扩，宋歙县人，字子元。"今从《歙县志》作子充），曾受业于庞安时，听说蜀人王朴擅长太素脉，就前往从王学习。一年后，得素书诸诀归来，为人治病，神妙莫测。后来以医术闻名于开封、洛阳一带，受范忠宣赏识。张杲祖父张子发，曾受业于张子充门下，尽得其妙。父亲张彦仁，继承家学，而医术更精。张杲继承家学，喜欢钻研医学。他整理诸文史著作及杂著中涉及医事者，编写成《医说》十卷。前后搜集约 30 余年，书成分 47 门。前 7 门综述古来名医、医术以及针灸、诊视之类；再是杂证 28 门，杂病 6 门，妇人、小儿 2 门，疮及五绝、瘅、疝 3 门，而以医功报应结束。其间有杂采小说。该书取材丰富，颇有启发，而且古人的专门禁方，也往往收录在内，在医学史上颇有贡献。张杲又兼通术数，著有《〈周易〉罔象成名图》一卷（见《宋史·艺文志》）。其子张九万，是邺郡（今河南安阳）庠生，聪明能文。

18. 朱丹溪　1281—1358 年，名震亨，字彦修，义乌（今浙江省义乌市）赤岸人。他所居的赤岸村，原名蒲墟村，南朝时改名赤岸村，继而又改为丹溪村。所以人们尊称他为"丹溪先生"或"丹溪翁"。朱丹溪倡导滋阴学说，创立丹溪学派，对祖国医学贡献卓著，后人将他和刘完素、张从正、李东垣一起誉为"金元四大医家"。

19. 李时珍　1518—1593 年，字东璧，晚号濒湖山人，蕲州（今湖北省蕲春县）人，生于世医之家。祖父为铃医。父李言闻，字子郁，号月池，当地名医，曾封太医院吏目，著有《四诊发明》《蕲艾传》《人参传》《痘疹证治》等。兄名果珍。李时珍 14 岁中秀才，三次赴武昌乡试未中，遂专志于医。李时珍博学多艺，乡试失利后，放弃科举，决心从医。李时珍承家学，阅读医书，教授生徒，为贫民治病，多不取值。1548 年，治愈楚王之子，被聘为楚王府奉祠，掌管良医所，后被荐为太医院判。

1552 年，李时珍开始搜集材料，为编著《本草纲目》做准备。李时珍编著《本草纲目》，以宋代唐慎微《经史证类备急本草》为蓝本，集唐、宋诸家本草之精粹，补金、元、明各家药籍之不足，继承我国本草研究的传统，独辟蹊径，把本草学推向一个新的高峰。

李时珍的学术思想和研究方法很有特色，达到了一个新水平。他在新的历史条件下，以自己的实践经验为基础，改善了古代科学方法，积累了科学研究的新经验。李时珍成功地运用了观察和实验、比较和分类、分析和综合、批判继承和历史考证等方法。

观察和试验是本草药研究的基本方法。李时珍对药物采用亲自采集、仔细观察以得其真的方法，获得了成功。分类是科学研究的重要任务，分类使药物研究体系化，并且还能确立分类的标准。李时珍打破本草学沿用已久的上中下三品分类法，建立了三界十六部分类法，使分类体系更为科学。除三界十六部分类法，他还在陶弘景主治药分类法的基础上，建立了更为完善的百病主治药分类法，创立了药物归经分类法。

李时珍为弄清每味药物，在《本草纲目》中提出释名、集解、辨疑、正误、修治、气味、主治、发明、附方八项内容，这八项不是每味药都有，有的只有五、六项。通过这八项内容，对每味药既做出了系统分析，又进行了全面综合，而且还在分析的基础上，做了高度概括。

批判继承和调查研究是李时珍研究药物的重要方法。他研究每味药，总是先参考诸家本草，考核诸家异同，用自己的观察试验结果，加以参证。比如枸杞，《本草经》中只载枸杞之名，未言明药用部位；《名医别录》指出枸杞根大寒，子微寒；《药性论》谓枸杞甘平，子、叶皆同；《本草衍义》说枸杞入药的是梗皮，李时珍说："窃谓枸杞：苗、叶，味苦甘而气凉；根，味淡气寒；子，味甘气平，气味既殊，则功用当别。此后人发前人未到之处也。"经过研究，李时珍在批判继承的基础上，推陈出新，"发前人未到之处"，这种精神，贯穿他的全部研究活动中。

李时珍躬亲实践，广泛向劳动人民学习，注意调查研究，这也是他的重要研究方法之一。菾一药，众说纷纭，有谓似酸浆，有说为苍耳，有曰即地菘。李时珍经过广泛征询，聚诸草谛视，得出菾即猪膏母之确论，他从京师还，见车夫用旋覆花治跌打损伤，遂肯定其有益气续筋、补劳损之功。他从猎户口中知虎骨有强志壮神之功能；从菜农处明确芸苔即油菜，从工人处学得防止采矿中毒之法，山人、渔翁、农夫、皮匠、猎户，都是他的老师，使他获益匪浅。

历史考证方法是李时珍常用的科学方法。《本草纲目》中记载了来自天竺、大食、南洋、胡人、蕃人及由梵文佛经中得到的医药知识。经过历史考证，李时珍指出，"按《本经》胡麻亦名巨胜，《抱朴子》云，巨胜一名胡麻，以黄麻子及大藜子伪为胡麻，误而又误矣，不可不辨"。

李时珍主张人定胜天，通过以上研究方法取得的成果，使他更加坚定了这一信念。他认为药性不是固定的，可用人工方法改造药物的自然性能。药性下沉者，用酒引之使

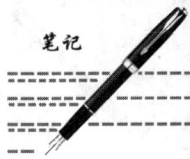

其升；升浮者以咸寒药引之使降。李时珍昭示迷信神仙说之误，批判服食飞升举之谬，认为服金银为赖水谷血肉之躯所不堪，"求仙而丧生，可谓愚也矣"。"居住水中，步履水上"是邪说；"服食成仙"乃"误食之罪，通乎天下"，药物"治病可也，服食不可也"。

李时珍治学严谨，对未知事物常用"未审然否""亦无所询征，妨附于子，以俟博识"作为结语。

1578 年，《本草纲目》撰成。1580 年，李时珍赴太仓访王世贞求序。李时珍殁后，《本草纲目》方得刊行。书印行后，被译成日、朝、拉丁、德、英、法、俄诸种文字，流行全世界。英国人李约瑟说："明代最伟大的科学成就是李时珍的《本草纲目》。"李时珍还著有《濒湖脉学》一卷，该书撰于 1564 年。李时珍强调四诊合参，反对单以脉诊决病。他将 24 脉分为七表、八里、九道，把浮、大、数、动、滑划为阳，沉、短、涩、弱、微划为阴。

《奇经八脉考》为李时珍又一著作，约撰于 1577 年，1 卷。该书考证历代文献，对奇经循行和主病，详加说明，且附己见。

李时珍临证，推崇张元素，重辨病证，立法严谨，用药得当。治疗时，或化裁古方，或自组新方，或用民间单验方，多有良效。

李时珍提出命门在两肾之间，该理论后为赵献可所发挥；指出"脑为元神之府"，肯定脑为全身中枢的功能。李时珍尚著有《命门考》《集简方》《白花蛇传》《脉诀考证》等，已佚。《本草纲目》一书，李时珍之父、子及弟子庞鹿门均参与编写，次子建元为书绘图，可谓是以李时珍为主的集体著作。

20. 徐春甫　1520—1596 年，明代医学家。字汝元，安徽祁门人。学医于汪宦，博览医书，通内、妇、儿等科。曾在太医院任职。编著有《内经要旨》《妇科心镜》《幼幼汇集》《痘疹泄密》《古今医统》等书。徐春甫对李杲的学说很重视，主张好的医生应兼通针灸和药学，认为用药不可拘于古方，应根据病证情况变化药味。

21. 龚廷贤　1522—1619 年，一作应贤，字子才，号云林，江西金溪人，是江西省历史上十大名医之一。其父龚信，字瑞芝，号西园，精于医术，曾任明太医院医官，著有《古今医鉴》16 卷，经廷贤整理刻行于世。

22. 李梴　明代医家。字建斋，南丰（今属江西）人。少习儒，为邑庠生，负奇才。博览群书，常以儒理释医理，尝谓："学者不深入易，则于死生之故不达，利济人物，终无把握。"遂立志于门经书之编纂，经四年之久，撰《医学入门》，书成于万历三年（1575 年），乃为初学医者而撰，内容论医学之基础理论、针灸、本草、各科证治，书中搜集名医姓氏二百余人，简明实用，为读者所推崇，流传较广，现有多种版本行世。

23. 陈实功　1555—1636 年，字毓仁，号若虚。崇川（今江苏省南通市）人，幼年多病，少年开始究心医学，专事外科 40 余年，著《外科正宗》十二卷（1617 年），该书乃其搜集有唐以来外科验方，结合自身临证经验写成。陈氏医德高尚，对医德建设十分重视。陈实功写"医家五戒十要"，对医生提出了严格要求，制定了全面的医德规范体系，如不计较诊金、对贫富病人一视同仁、勤学医术、精选药物等，至今仍有重要意义。

24. 喻昌　1585—1664 年，字嘉言，江西新建（古称西昌）人，晚号西昌老人。崇祯三年（1630）以副榜贡生入都。曾上书欲有所为，不见纳，削发为僧。不久又复蓄发，游于江南。晚年潜心著述，开堂讲授医学，精研医理，尤精《伤寒论》。平生妙治甚多，治病多奇中，名震大江南北，民间多有传说。

喻昌所著《尚论篇》《寓意草》《医门法律》合刊本称《喻氏三书》。另有《伤寒抉疑》或以《问答附篇》附于《尚论篇》后，《生民切要》二卷今未见。

25. 程国彭　约1662—1735年，清代医学家。字钟龄，号恒阳子。安徽歙县人。幼年多病乃立志学医，潜心研究各家医著，博采众长，乃精岐黄，医名大噪于康熙、雍正间。晚年至天都普陀寺修行，法号普明子。治学推崇仲景为制方之祖，主张学贵沉潜，务求对医理有所悟。历经30年，作《医学心悟》五卷（1732年）。书中详论内科杂病，兼及妇、儿、五官病证；将伤寒诸证概括为表、里、寒、热、虚、实、阴、阳八纲，提出汗、吐、下、和、温、清、补、消八法，为后世医家广泛采用。普陀寺修葺，寺僧及工人等数千，多有患疽疮疥癣者，程国彭投以膏散，收效甚速。因此复参外科旨要，撰成《外科十法》（一名《华佗外科十法》，1733年）行世。程国彭培养了很多门生，注重理论联系实际，言教身教并重。

26. 吴鞠通　1758—1836年，清代医学家。名瑭。江苏淮阴人。曾于江苏、浙江及北京等地行医。服膺叶天士温病论治，认为其"持论平和，立法精细"。在叶氏医论基础上，创温病三焦辨证学说。所著有《温病条辨》六卷，对温病之诊断及治疗多有发明。又有医案五卷，对杂病诊治亦多独到之见。

27. 何其伟　1774—1837年，字韦人，又字书田，晚号北干山人，其子长浩，字鸿舫。父子皆清代名医，住赵巷北干山麓。何氏为累世名医，上世居青龙，后迁奉贤，晚年移居福泉山麓。曾祖何王模再徙青浦，还居北干山。父世仁医术高明，远近就医者极多，所居干山草堂，门前舟车恒塞，衢巷不通。其伟幼解四声，长通六义，以娄县庄师洛和本邑王昶为师，诗效陆游。以诗文与当世名流交，医能世其传。林则徐巡抚江苏，患软脚病，曾延何其伟诊治，不数日霍然而愈。何之居室以"七榆草堂"名，古人常以"五桂""三槐"为堂名，以志隐德，但何其伟不落俗套，不以德自许——以榆适当门数七而名之。林则徐严禁鸦片，何其伟为其研订十八味戒烟方，救人无数。林为此赠对联："橘井活人真寿客，干山编集老诗豪"。晚年移居重固镇。清道光十七年十二月病殁，终年63岁。著有《干山草堂诗稿》《忝生斋文稿》《北干山人医案》《医人史传》《救逆良方》《医学源流论》等，还参与辑刻明末陈子龙遗著《陈忠裕公全集》。今七榆草堂遗迹已难寻，然何家于河西街行医处尚可辨认。

28. 张锡纯　1860—1933年，中国医学家。中西汇通派代表人物之一，字寿甫，河北盐山人。出身于书香之家，自幼读经书，习举子业，两次乡试未中，遵父命改学医学，上自《黄帝内经》《伤寒论》，下至历代各家之说，无不披览。同时读了西医的一些著作。代表著作《医学衷中参西录》是其一生治学临证经验和心得的汇集。

29. 恽铁樵　1878—1935年，中国医学家。名树钰。江苏武进人。出身于小官吏家庭，幼时父母双亡，由族人抚养，立志读书，考入南洋公学，曾入商务印书馆为编译员。1912年主编《小说月报》，风靡一时。后因长子病故，发愤学医，曾就学于名医汪莲石。当余云岫以西医理论攻击中医时，恽铁樵作《群经见智录》予以驳斥。1925年创办铁樵中医函授学校，1933年办铁樵函授医学事业所，受业者千余人。恽铁樵医学著述很多，著作有22种，编成了《药盦医学丛书》。

30. 施今墨　1881—1969年，浙江萧山人，原名毓黔，字奖生，是我国近代著名的中医临床家、教育家、改革家，北京四大名医之一。他13岁时从其舅父——河南省安阳市的李可亭先生学医，又因政治不定，进入京师法政学堂接受革命理论。后来追随黄兴先生，并参加了辛亥革命。后来渐感时世虽异，许多官员仍不改争权夺利、尔虞我诈的

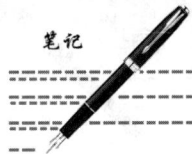

封建官僚作风，对革命大为失望，慨叹不已。既然"不为良相，则为良医"，便弃政从医。

施今墨先生认为，西医学并非一无是处，而许多西医的仪器设备还有助于明确诊断，所以并不排斥西医。但他认为，西医在治疗方法上不如中医多样有效，故始终坚持中医的辨证论治，因疗效卓著，名声大噪。他说："治疑难大症，必须集中优势兵力，一鼓作气，始能奏效，因循应付，非医德也。"

31. 张孝骞 1897—1987 年，男，内科专家、医学教育家、中国消化病学的奠基人。毕生致力于临床医学、医学科学研究和医学教育工作。对人体血容量、胃分泌功能、消化道溃疡、腹腔结核、阿米巴痢疾和溃疡性结膜炎等有较深入的研究。在医学教育方面有独到的见解，培养了大批骨干人才。

张孝骞作为一位杰出的临床医学家，从 1921 年 7 月开始看病，到 1986 年 7 月看诊最后一个病人，在整整 65 年的临床工作中，积累了极为丰富的经验，在临床诊断中显示出极为高超的技术，拯救了无数的重危病人。他特别善于正确诊断疑难病人，纠正误诊，使很多病人"起死回生"。有的被误诊病例在世界上只发现过几例。

张孝骞对待病人历来亲切和蔼，工作极端耐心和仔细。无论是平民百姓，还是高级干部；无论是熟悉的同事，还是素不相识的人，他都一视同仁。他认为全心全意为病人服务的医德，才是医务人员精研医术的强大动力。他自己也是这样做的，所以，他才能做到他一贯主张的"勤于实践，反复验证"。

张孝骞重视书本知识，业余时间多在图书馆看书刊，跟踪医学的发展前沿，同时他更强调临床实践。他告诫他的学生，临床的基点要放在观察每一个具体的病人上，书本上的东西只是间接经验，其中不少仍需实践检验，对具体情况做具体分析是临床工作的重要原则。

张孝骞的座右铭是"戒、慎、恐、惧"。他一再教导学生要谦虚谨慎，实事求是，不主观，也不气馁，随时发现错误，承认错误，修正错误，变错误为正确，变认识的片面为接近全面。也正因如此，他能从病人的实际出发，全面地了解病人，从而发现过去遗漏的某些重要的症状和体征，得出正确的诊断。

"每一个病例都是一个研究课题。"这是张孝骞的一句名言。他严谨细致，善于用科学的态度对待每一个病例，精琢细磨，反复推敲，博览群书，精深钻研，然后才提出诊断意见。

32. 林巧稚 1901—1983 年，医学家、中国妇产科学的主要开拓者之一。林巧稚是北京协和医院第一位中国籍妇产科主任及首届中国科学院学部委员（院士）中唯一的女性。林巧稚一生亲自接生了 5 万多婴儿，在胎儿宫内呼吸、女性盆腔疾病、妇科肿瘤、新生儿溶血症等方面的研究中做出了突出贡献，是中国现代妇产科学的奠基人之一。

林巧稚不仅医术高明，医德、医风、奉献精神更是有口皆碑。她从走上工作岗位到临终前夕，心中装着的只有妇女、儿童的安危。在生活和事业两者不可兼得的情况下，她选择了事业，为事业终身未婚。在她的追悼会上，遗像两旁垂下的 4.5 米高的幛联上面写着"创妇产事业，拓道、奠基、宏图、奋斗、奉献九窍丹心，春蚕丝吐尽，静悄悄长眠去；谋母儿健康，救死、扶伤、党业、民生，笑染千万白发，蜡炬泪成灰，光熠熠照人间"，这 60 个字反映了她 60 余年的工作和业绩。

林巧稚对病人不分贫贱，一视同仁，交不起钱的病人，她就免费治疗。她有一个出诊包，包里总放着钱，以便随时接济贫困百姓。新中国成立之后，她在协和医院门诊看病，鼓励平民百姓不要挂她的专家号，告诉他们"挂我的普通号就行，同样是我给你看病"。她教育妇产科的人，救活一个产妇、孕妇，就是救活了两个人。孩子父母感谢她的救命之情，把她接产出生的孩子起名"念林""爱林""敬林""仰林"等，以示对她的永久纪念。

林巧稚献身医学事业，有着丰富的临床经验和深刻敏锐的观察力，对妇产科疾病的诊断和处理有高超的本领和独到的见解。她全面深入地研究了妇产科的各种疑难病，确认了癌瘤为戕害妇女健康的主要疾病，坚持数十年如一日地跟踪调查，积累了丰厚的供后人借鉴的资料。

林巧稚医术精湛，她不断探索科学领域新课题、不治愈病人绝不懈怠的坚韧的作风、不耻下问、全心全意为人民服务的敬业精神，深受人民群众的崇敬和爱戴。林巧稚把毕生精力无私地奉献给人民，是一位忠诚的爱国者，是人民的科学家，是医务界的楷模，是中华民族的好女儿，是当代妇女的杰出代表。

33. 吕士才  1928—1979 年，浙江绍兴人。1951 年参加中国人民解放军。1953 年加入中国共产党。1956 年毕业于中国人民解放军第二军医大学。后任该校附属第二医院外科医生。在医务工作和医学研究中，兢兢业业、勤勤恳恳，先后立二等功一次、三等功两次，被评为"先进工作者""社会主义建设积极分子"。热心临床工作，对病人极其负责，为摸索治疗地方性甲状腺肿病的办法，多次在自己身上进行碘离子透入试验，直到取得有效数据后，才应用于临床。为解决群众住院困难的问题，建议并积极组织家庭病床，牺牲节假日进行巡诊，风雨无阻地坚持 10 余年，使许多病人得到及时治疗。刻苦钻研医疗技术，先后成功做了 14 例断指再植手术，发表过《断指再植》《断指再植后的肾功能衰竭》等 7 篇学术论文。同时在骨粘胶、骨肿瘤的研究方面也取得显著成绩。

中国人民解放军模范军医吕士才，是一个有着崇高理想和钢铁般意志的共产党人。他在入党申请书上写道："入党不是为了一些什么，而是把自己的一切献身于党，把自己投入森严的斗争行列，是参加到为了把人民的生活由痛苦、贫困而转向幸福的事业，是一种伟大、不容易的大公无私的理想实践。"面对晚期癌症的严重折磨，他坦然地说："人生的过程，无非是生老病死。但生要生得有意义，死要死得有价值。为党、为国、为人民，我可不惜一切，直至生命，因为我是共产党人。"

34. 赵雪芳  1936—1998 年，山西省阳城县人。1936 年 12 月出生于山西省阳城县一个普通的农民家庭。她饱尝旧中国的苦难和艰辛，目睹了人们缺医少药的悲惨境遇，立志要做一名救死扶伤、为广大人民群众解除病痛的好医生。1958 年，她考入山西医学院。1963 年毕业后分配到长治市人民医院，先后担任医院妇产科副主任、主任、党支部书记、副院长。自从被分配到医院工作，她几十年如一日，在平凡的医疗岗位上，勤勤恳恳地工作，默默无闻地奉献，以自己的模范行动，忠实地履行了一个医生的天职，展示了一个共产党员的高尚品格。她始终牢记救死扶伤、解除病人疾苦、全心全意为人民服务的神圣职责，勤业敬业，对工作极端负责。在 30 多年的医疗实践中，她从未发生过差错事故。改革开放以来，赵雪芳以一个共产党员的标准更加严格要求自己，带领全科同志坚决抵制拜金主义、利己主义歪风的侵蚀，从未收过病人一分钱、一份礼，以实际行动维护了人民医生光荣、圣洁的形象。

35. 钟南山  福建厦门人，生于南京，出身医学世家。1960 年毕业于北京医学院（今北京大学医学部），2007 年获英国爱丁堡大学荣誉博士。中国工程院院士，教授、博士生导师，中华医学会会长。钟南山是呼吸道疾病方面的专家，中国治疗呼吸系统疾病

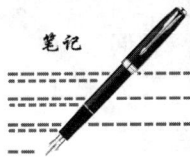

的领军人物。2003 年抗击非典先进人物。

从医以来，钟南山先后取得了国家、省市各级科研成果 20 多项，其中国家级科技进步三等奖一项，部省级科技进步二等奖一项、三等奖二项，在国内外医学杂志发表论文 150 多篇。他是近年来推动中国呼吸疾病科研和临床事业走向世界前列的杰出领头人之一。他和他的同行们在这个专业的突出贡献，奠定了中国呼吸疾病某些项目的研究水平在亚太地区的领先地位。用"著述等身""声名显赫"来形容钟南山的成就一点也不为过。

钟南山主持过多项国家自然基金课题、国家攻关课题、卫生部及省科委重点课题，有 13 项成果获得了卫生部、国家教委、广东省科委及广州市科委的奖励。其中，钟南山团队制作的 GD 微型最高呼气流速仪获 1980 年广东省科技进步三等奖；"转基因因子研究"获 1982 年广州市科技成果一等奖；"哮喘及气道高反应性"获 1994 年卫生部重大科技成果三等奖。他从自己获得的广州市科技进步金鼎奖的奖金中拿出一半（5 万元），用来奖励在科研中取得成绩的年轻人。

钟南山保持着对事业的追求，在科学的殿堂坚持创新、永不停步。这种品质也深深地感染了他周围的人，熏陶出了一个勇于奉献、蓬勃向上的群体，使广州呼吸疾病研究所成了国内瞩目的学术阵地——国家重点学科、广东省重点实验室、国家临床药理基地、博士学位授予点。

多年来，钟南山"奉献、开拓、实干、合群"的精神被同志们亲切地誉为"南山风格"。1997 年 1 月 15 日，中共广州市委授予他"模范共产党员"的称号。广东省卫生厅也专门行文，要求全省医疗战线的同志学习"南山风格"。2003 年 6 月 19 日，因在抗击非典战斗中表现卓越，他被广东省委省政府授予特等功。2004 年 4 月 8 日，又被授予国内卫生系统的最高荣誉称号——白求恩奖章。

钟南山被评为 2003 年度"感动中国十大人物"之一时，颁奖词为："面对突如其来的 SARS 疫情，他冷静、无畏，他以医者的妙手仁心挽救生命，以科学家实事求是的科学态度应对灾难。他说'在我们这个岗位上，做好防治疾病的工作，就是最大的政治。'这掷地有声的话语，表现出他的人生准则和职业操守。他以令人敬仰的学术勇气、高尚的医德和深入的科学探索给予了人们战胜疫情的力量。"

2020 年 9 月 8 日，钟南山被授予"共和国勋章"国家荣誉称号。

# 第二节　西方医德教育案例

1. 希波克拉底　"我以阿波罗及诸神的名义宣誓：我要恪守誓约，不给病人带来痛苦与危害。如果我违反了上述誓言，请神给我以相应的处罚。"

这是古代西方医师在开业时宣读的一份有关医务道德的誓词。它的主要内容，取自古希腊一位医师的誓言。这位医师名叫希波克拉底，在西方被人们尊为"医学之父"。

1948 年，世界医学会对这个誓言加以修改，定名为《日内瓦宣言》。后来又通过决议，把它作为国际医务道德规范，作为医生的道德规范。

作为西方医学之父，希波克拉底不仅首先制定了医生必须遵守的道德规范，而且在医学观点和医疗实践方面，也对以后西方医学的发展产生了巨大影响。

希波克拉底在一篇题为《箴言》的论文中，辑录了许多关于医学和人生方面的至理名言。如"人生短促，技艺长存""机遇诚难得，试验有风险，决断更可贵""暴食伤身""无故困倦是疾病的前兆""简陋而可口的饮食比精美但不可口的饮食更有益""世界上实际上只有两件事情：去了解一件事情和坚信别人已经知道的事情。去了解一件事情即所谓科学，而坚信别人已经了解的某件事情是无知"，等等。这些至理名言至今还能给人以启发。

2. 盖伦　盖伦出生于一个小亚细亚爱琴海边一个建筑师家庭，他对农业、建筑业、天文学、占星术和哲学感兴趣，但后来他将自己的精力集中在医学上。他早年跟随当地柏拉图学派的学者学习，17 岁时跟随一位精通解剖学的医生学习医学知识，在古罗马时期，医学被认为是一门实用的科学，因此相对受到了重视。20 岁时他成为当地阿斯克勒庇俄斯神庙的一个助手祭司。父亲去世后他外出求学 12 年。157 年他返回别迦摩并在当地的一个角斗士学校当了三四年医生。在这段时间里他获得了治疗创伤和外伤的经验。后来他将伤称为"进入身体的窗"。

这位著名的古罗马的希腊医生，不仅中国的平民百姓对其感到陌生，即使在医学界，人对对他也都非常陌生；然而，提到张仲景，中国人则是耳熟能详。其实，他们二人不仅生活在相同的年代，而且分别在古希腊医学和中医学的范畴内被尊为"医圣"，各领风骚千年以上。

3. 维萨里　1514 年 12 月 31 日出生于布鲁塞尔的一个医学世家。他的曾祖、祖父、父亲都是宫廷御医，家中收藏了大量医学方面的书籍。维萨里幼年时代就喜欢读这些书，从这些书中他受到许多启发，并立下了当医生的志向。他曾就教于意大利的帕多瓦大学，精通古罗马医学家盖伦的著作，但他不拘泥于书本知识，认为必须亲自解剖、观察人体构造，创立了当时少见的理论联系实际的生动教学局面，受到学生尊敬和爱戴。维萨里的主要贡献是 1543 年发表了《人体构造》一书，该书总结了当时解剖学的成就。哥白尼的《天体运行论》于同一年出版。维萨里与哥白尼一样，为了捍卫科学真理，遭教会迫害。但他建立的解剖学为血液循环的发现开辟了道路，成为人们铭记他的丰碑。

4. 圣托里奥　意大利生理学家。最先在医疗实践中使用度量仪器，把定量实验法引入医学研究中，是医学物理学派的早期代表。1561 年 3 月 29 日生于意大利卡波迪斯特里亚（今南斯拉夫科佩尔），1636 年 2 月 22 日病逝于威尼斯。1582 年获帕多瓦大学医学博士学位，1611—1624 年任该校理论医学教授。一般认为，1585—1599 年他在克拉科夫任波兰国王麦克西米连的御医（一说他 1587 年曾应克罗地亚贵族之邀去卡尔洛瓦茨），后回威尼斯私人开业行医，并与伽利略、P. 萨尔皮、G. 法布里齐等为友。他把自己的许多发现和发明记述在对经典医籍的注释中。他描述了梅毒、胃溃疡、膀胱癌等病的症状，鉴别了肠系膜脓肿和肠溃疡，并修正四体液学说，力图以纯力学原理解释动物机体功能。他发明了多种医用仪器，还把伽利略的几项发明进行了改装并应用于临床实践中，如脉搏计、空气温度计、湿度计、浴床、套管针、膀胱结石吸出器等。加伦曾称人能通过体表进行呼吸，为了验证这一论点，圣托里奥设计了一台特殊的类似小屋的椅秤，他可在其中进食、工作、睡眠，系统地测量自己的体重的波动情况及大小便的量等。经过长达 30 年的试验，他得出结论：机体的摄入量远比可见的排泄量大，这是"不显汗"造成的，而且"不显汗"的量随温度等因素的变化而改变，如寒冷或睡眠时减少，酷热时则增加。这是最早的人体基础代谢实验研究。他认为"不显汗"的减少可致疾病，故常用发汗药治病。他支持哥白尼的日心说，反对占星术。

5. 列文虎克　1632 年 10 月 24 日—1723 年 8 月 26 日，荷兰显微镜学家、微生物学的开拓者，生卒均于代尔夫特。幼年没有受过正规教育。1648 年到阿姆斯特丹一家布店

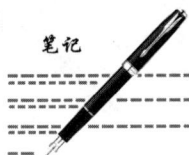

当学徒。20 岁时回代尔夫特自营绸布。中年以后被代尔夫特市长指派做市政事务工作。这种工作收入不少且很轻松，使他有较充裕的时间从事他自幼就喜爱的磨透镜工作，并用之观察自然界的细微物体。由于勤奋及其本人特有的天赋，他磨制的透镜远远超过同时代人。他所做的放大透镜以及简单的显微镜形式很多，透镜的材料有玻璃、宝石、钻石等。其一生磨制了 400 多个透镜，有一架简单的凸透镜，其放大率竟达 300 倍！

6. 巴斯德 1822 年 12 月 27 日—1895 年 9 月 25 日，法国微生物学家、化学家，近代微生物学的奠基人。像牛顿开辟出经典力学一样，巴斯德开辟了微生物领域，创立了一整套独特的微生物学基本研究方法，开始用"实践－理论－实践"的方法开展研究，他是一位科学巨人。

巴斯德一生进行了多项探索性研究，取得了重大成果，是 19 世纪最有成就的科学家之一。他用一生的精力证明了 3 个科学问题。

（1）每一种发酵作用都是由于一种微生物的繁殖。这位法国化学家发现用加热的方法可以杀灭那些让啤酒变苦的恼人的微生物。很快，"巴氏杀菌法"便被应用于各种食物和饮料上。

（2）每一种传染病都是因为一种微生物在生物体内的繁殖。由于发现并根除了一种侵害蚕卵的细菌，巴斯德拯救了法国的丝绸工业。

（3）导致传染病的微生物，在特殊的培养之下可以减轻毒力，从病菌变成防病的疫苗。他意识到许多疾病均由微生物引起，于是建立起了细菌理论。

路易斯·巴斯德被世人称颂为"进入科学王国的最完美无缺的人"，他不仅是个理论上的天才，还是个善于解决实际问题的人。他于 1843 年发表的两篇论文——"双晶现象研究"和"结晶形态"，开启了人们对物质光学性质的研究。1856—1860 年，他提出了以微生物代谢活动为基础的发酵本质新理论，他于 1857 年发表的"关于乳酸发酵的记录"是微生物学界公认的经典论文。1880 年后他又成功地研制出鸡霍乱疫苗、狂犬病疫苗等多种疫苗，其理论和免疫法引起了医学实践的重大变革。此外，巴斯德的工作还成功地挽救了法国处于困境中的酿酒业、养蚕业和畜牧业。

巴斯德被认为是医学史上最重要的杰出人物之一。巴斯德的贡献涉及几个学科，但他的声誉则集中在保卫、支持病菌论及发展疫苗接种以预防疾病方面。他的医德体现在以下几方面。

（1）认真热忱的性格。由于立志做教授，他在求学期间为自己立下严格的要求——每一科目都力求完美。他的中学教师给他的评语是"认真"。大学里的教授都发现巴斯德与众不同。有位教授写道："在这个时代，巴斯德认真、热忱、不为名利的工作态度，是对一个老教授教书生涯的最好报酬。"

（2）反对错误的谬论。在当时欧洲知识分子中，流行的是"自然发生论"，认为生命可以由没有生命的物质中自然产生。在东西方的古文明里都记载着，腐烂的木头可以生出蘑菇，腐烂的肉可以长出蛆虫，甚至希腊神话中爱与美的女神阿佛洛狄特是由海水的泡沫产生的。当时著名的哲学家海尔蒙特宣称，只要在老鼠笼内撒些面包屑，笼子内就会长老鼠来。1859 年，达尔文发表的《物种起源》，更被"自然发生论"支持者拥为经典，表示生命可以由物质产生。但巴斯德反对这谬论。

名言：①立志是一件很重要的事情。工作随着志向走，成功随着工作来，这是一定的规律。立志、工作、成功，是人类活动的三大要素。立志是事业的大门，工作是登堂入室的旅程，在这旅程的尽头，成功在等待着，来庆祝你努力的结果。②机遇只偏爱那些有准备的头脑。③告诉你使我达到目标的奥秘吧，我唯一的力量就是我的坚持精神。

7. 伦琴 1845 年 3 月 27 日生于德国的下莱茵省，1923 年 2 月 10 日卒于慕尼黑。是德国实验物理学家，X 线的发现者。

伦琴一生在物理学许多领域中进行过实验研究工作，在对电介质在充电的电容器中运动时的磁效应、气体的比热容、晶体的导热性、热释电和压电现象、光的偏振面在气体中的旋转、光与电的关系、物质的弹性、毛细现象等的研究方面做出了一定的贡献，X 线的发现为他赢得了巨大的荣誉，以致他的其他贡献大多不为人所注意。1895 年 1 月 5 日，伦琴发现 X 线。他因此于 1901 年获诺贝尔物理学奖。这一发现宣布了现代物理学时代的到来，使医学发生了革命。

伦琴一生献身科学，对物质利益十分淡泊，他不仅将自己的发现无私地奉献给了社会，也将自己所获的诺贝尔奖奖金全部献给了维尔茨堡大学以促进科学的发展。

他的好友鲍维利写道："他（伦琴）的突出性格是绝对的正直。我们大概可以这样说，无论从哪种意义上讲，他都是 19 世纪理想的化身：坚强、诚实而有魄力；献身科学，从不怀疑科学的价值；尽管他有自我批评精神并富有幽默感，但他也许被赋予了某种不自觉的同情心；他对人民，对记忆中的事物以及对理想具有一种少有的忠诚和牺牲精神……但在接受新思想上，他却胸襟宽大……"

在某次会议上，与会者焦急地等待伦琴做关于他发现神秘的 X 线的报道，俨然在等一件爆炸性的重要新闻。5 点钟左右，在学校的一间教室里，大学城的医生、学者、工程师、企业主、记者、摄影师和艺术家应邀而来，过道上、窗台上都挤满了大学生。预定的时间一到，伦琴就开始演讲。他向与会者介绍他如何成功地发现了神秘的射线，并表示愿意当众演示这一过程。

"现在我请凯利凯尔教授到工作台前来！"

著名的解剖学家站起身来，好不容易才挤到了前面。

"请把您的右手放到感光板上。"伦琴镇定自若地说道。

医生的手遮住了暗匣，暗匣里有一块感光板。瓦格涅尔工程师将四周的光遮住，于是伦琴开始重复他两周以前在普留斯米奴斯身上做过的试验。

当瓦格涅尔将显影后的感光板拿来之后，伦琴立刻毫不迟疑地将它拿给大家看。经过几分钟的沉寂，与会的人们才从惊奇之中清醒过来，兴奋地又是赞叹又是鼓掌。

这时，凯利凯尔教授转过身来，面对欢呼的人群道："先生们！在这张照片上，你们看到了我这只手的骨骼图像。本人有生以来，像这种奇迹还从未见过。请允许我向你们建议：今后就将 X 线定名为伦琴射线，以此来表示对科学家威廉·康拉德·伦琴教授伟大劳动的由衷谢意！"

伦琴想说些表示反对这样做的话，然而他的话被吞没在欢呼的声浪之中。

没有一个人愿离席而去。伦琴不得不回答与会者所提出的各种问题。

"我知道，先生们！"他笑着回答道，"我知道，我会因此而发财致富，但是，我并不准备拍卖这一发现。"

"这我可就不懂了，"一位企业家困惑不解地直摇头，"为什么您不想以此来赚钱呢？我出 50 万！"

"哪怕是 1000 万！"伦琴淡然一笑答道："我的发现属于所有人。但愿我的这一发现能被全世界科学家所利用。这样，它就会更好地服务于全人类……"

8. 弗洛伊德 作为一个治疗精神疾病的医生，弗洛伊德创立了一个涉及人类心理结

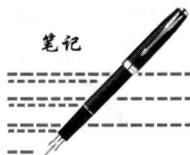

构和功能的学说。他的观点不仅在精神病学，也在艺术创造、教育及政治活动等方面得到了广泛的运用。弗洛伊德学说的主要论点已被后人所修正、发展。弗洛伊德专心致志研究人的思想活动过程，通过聆听病人叙述他们的梦和想法来治疗精神病人，这种治疗方法被称为精神分析。弗洛伊德卓绝的学说、治疗技术以及对人类心理隐藏的那一部分的深刻理解，开创了一个全新的心理学研究领域。由他所创立的学说，从根本上改变了对人类本性的看法。

9. 弗莱明　弗莱明在细菌学方面的重大成就是发现了在医学上具有重要意义的抗生素——青霉素。1922 年，他从某种植物和动物的分泌液中发现了一种能杀灭某种细菌的物质，并称之为"溶菌酶"。同时，也发现这种溶菌存在于动物体的许多组织中。但是，就引起疾病的病原生物体来说，这种酶的活度是有限的。

1928 年，弗莱明在培养葡萄球菌器皿中被霉菌污染的培养基周围的无葡萄球菌处发现了防止葡萄球菌生长的物质，并将这种物质称为"青霉素"。约在 15 年之后，英国病理学家蝇罗理和德国化学家钱恩进一步肯定了青霉素的治疗价值，并成功地研制了青霉素的化学制剂，因而三人于 1945 年共同获得了诺贝尔生理学或医学奖。

10. 白求恩　加拿大共产党（1943 年 8 月改为加拿大劳工进步党）党员、国际著名的胸外科医师，伟大的国际和平主义战士。1936 年德意志侵犯西班牙时，他曾经亲赴前线为反法西斯的西班牙人民服务。1937 年中国的抗日战争爆发，他率领加拿大、美国医疗队，于 1938 年初来中国，3 月底到达延安，不久赴晋察冀边区，在那里工作了一年多。他的牺牲精神、热忱态度、责任心，均称模范。由于在一次为伤员施行急救手术时受感染，1939 年 11 月 12 日，白求恩在河北省唐县逝世。

"白求恩同志是个医生，他以医疗为职业，对技术精益求精；在整个八路军医务系统中，他的医术是很高明的。这对于一班见异思迁的人，对于一班鄙薄技术工作以为不足道、以为无出路的人，也是一个极好的教训。我和白求恩同志只见过一面。后来他给我来过许多信。可是因为忙，仅回过他一封信，还不知他收到没有。对于他的死，我是很悲痛的。现在大家纪念他，可见他的精神感人之深。我们大家要学习他毫无自私自利之心的精神。从这点出发，就可以变为大有利于人民的人。一个人能力有大小，但只要有这点精神，就是一个高尚的人，一个纯粹的人，一个有道德的人，一个脱离了低级趣味的人，一个有益于人民的人。"（参见《纪念白求恩》）

11. 马海德　原名乔治·海德姆，祖籍黎巴嫩，1910 年 9 月 26 日出生在美国纽约市布法罗市。1927 年考入北卡罗来纳大学读医学预科；1929 年考入黎巴嫩贝鲁特美国大学医科；1931 年毕业，获医学博士学位。

1933 年到中国，先后在上海广慈医院和来斯特医院工作，后参加了路易·艾黎等在上海组织的马克思主义读书会。1936 年，经宋庆龄介绍，与美国著名记者埃德加·斯诺一起，到中国共产党和中国工农红军最高指挥部的临时驻地——陕北保安访问。访问结束后，他自愿留下来参加中国工农红军。

1937 年随中国共产党迁至陕北延安。中国工农红军改编为八路军后，马海德担任八路军总卫生部的顾问，随军到山西五台山八路军总部工作。年底返回延安，开始筹建八路军军医院，并加入了中国共产党。1942 年到延安白求恩国际和平医院工作，1946 年以中共代表团医疗顾问身份参加在北平成立的由共产党、国民党和美国三方代表团组成的军事调处执行部工作。

抗日战争胜利后，马海德并没有离开中国，而是继续支持中国人民的革命事业。新中国成立后，马海德提出了加入中国国籍的申请。他的崇高的国际主义精神赢得了中国人民的尊敬，周恩来总理亲自批准了他的请求，马海德成为新中国第一个加入中国国籍的外国人。他把全部精力投入到新中国的建设事业，协助组织中华人民共和国卫生部，把主要精力放在解决性病和控制麻风病领域，并取得了重大成果。

1980—1988 年，马海德任中国人民政治协商会议第五届全国委员会委员，全国政协第六、七届常委。1988 年 9 月，卫生部授予马海德"新中国卫生事业的先驱"荣誉称号。身患癌症的他强忍着病痛，坚持工作，终因体力不支病倒，1988 年 10 月 3 日与世长辞，终年 78 岁。

# 第三节　我国的医学生誓言

我国的医学生誓词开篇以"健康所系，性命相托"为起始，显现了医学对人类健康的重要性。医学生庄严宣誓的内容是："我志愿献身医学，热爱祖国，忠于人民，恪守医德，尊师守纪，刻苦钻研，孜孜不倦，精益求精，全面发展。我决心竭尽全力，除人类之病痛，助健康之完美，维护医术的圣洁和荣誉，救死扶伤，不辞艰辛，执着追求，为祖国的医药卫生事业的发展和人类的身心健康奋斗终生。"

我国医学生誓言的特点是言简意赅，内容全面，能起到指导医学生行为的作用，它已成为对学生进行医德教育的一个重要内容。它提出了"热爱祖国，忠于人民"这一要求，为医学生行为准则设定了基调。它要求学生"恪守医德，尊师守纪，刻苦钻研，孜孜不倦，精益求精，全面发展"，基本上能覆盖学生生活学习的方方面面。它肯定了医学的功能和神圣——"除人类之病痛，助健康之完美"和"医术的圣洁和荣誉"，突出了医学生献身医学事业的崇高。

从医学生誓言的流变中我们看到了医学价值观念的发展演变，从公元前的希波克拉底誓言，到世界医学协会的医师誓词，再到新中国的医学生誓言，不同的民族以不同的语言表达不同的承诺，但不变的是医疗从业人员对病人、对社会和对人类的那份责任心和神圣感。2 500 年前的希波克拉底誓言，其隐含的普世价值成为行医之最高道德准则，被肯定为医界共同的誓约。随着社会的演进，后来者将医学、法律和伦理学的观念变化揉进了对誓词的改写之中，产生了不同版本的医学生誓言。

医学生誓言，作为一份对社会的庄严承诺，相当于与社会达成的一项契约，它承载了许多医学伦理和医学社会学的内容。显然，它对医学生的行为存在着或直接或潜在的巨大影响力和约束力。作为一种神圣的、精深的职业的未来从业人员，医学生应心存以下价值观念。

（1）爱祖国、爱人民、热爱医学事业的观念。一个合格的医学生，首先，应是一个热爱祖国和人民的学生。只有存在一颗爱祖国、爱人民之心，心中的满腔热情才能迸发出来。其次，必须钟情于自己将来从事的医学事业。应认识到，医学事业是一个社会发展所不可或缺的，它与人类的健康利益直接相关，医学事业是神圣的、体现巨大社会价值的事业。

（2）对社会尽责的观念。医学生应意识到，在医疗执业时，医务人员不仅是为病人解除病痛的白衣天使，而且还是整个社会的一部分，应尽到对整个社会的责任，应努力去做一些对促进社会健康发展有利的事情。医学生还应意识到，医学不仅仅是一门科学

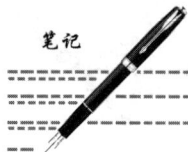

和专业领域，还是一门艺术，医务人员不仅应关注病人的健康利益，还应关注疾病给病人所带来的社会影响。

（3）尊重师长、尊重同行的观念。医学是一门古老的、专业性很强的学科。医学的每一点进步都离不开先辈们的辛勤劳作和经验积累。医学是一门需要专家点拨的学科，医学生的专业发展离不开师长的无私传授和教诲。医学又是一门专业分工很强、已得到精细发展的学科，病人利益的实现需要不同学科、不同专业的团队成员的精诚合作。

（4）致力于医学传承的观念。医学是一种与人类生命健康利益直接相关的职业。为了促进人类的福祉，医学领域不能主张垄断性利益。医务人员须将毕生获得的知识和经验毫无保留地传授给后来人，刚刚踏入医界的新人也须虚心地汲取成熟的医学知识和技能，再用自己积累的成果去扮演传授者的角色，让医学传承的河流不仅不会断流，而且会更加浩渺。

（5）医患平等的观念。父权主义曾一度是医学界流行的行为模式，但是，随着社会和医学的发展，人们逐渐认识到，病人最佳利益的判断者是病人本人，而不是医生。医生不能想当然地基于自己的伦理道德和价值观代替病人做出医学判断。医学生应当认识到，在当今社会，医患关系是一种平等关系，医生必须与病人真诚合作，帮助病人做出符合其价值观和生活方式的医疗决定。

（6）尊重病人权利的观念。基于医患间的平等关系，尊重病人的权利便是应有之义。首先，在医疗领域，应尊重病人的自主权、自我决定权和知情同意权。对于发生在病人身上、影响其生命和健康利益的医疗行为，只有病人本人才有决定权和同意权。为了实现上述病人的权利，医生应尽量以通俗的语言向病人说明每一种医疗行为的益处和潜在风险。医学生应充分认识到尊重病人自主权的重要性，它是新型医患关系的反映。其次，医生还应尊重病人的平等权，禁止基于各种理由的歧视，医生不应让人与人之间的差别影响医疗判断和医疗行为，应努力让医学的益处能惠及每一个人。

（7）维护病人利益的观念。医学道德学告诉我们，行善和不伤害原则仍是指导当今医疗实践的伦理原则。医学的首要目的就是通过恢复并保持病人的健康来使病人利益最大化，并将医疗行为对病人的损害减到最低。行善原则和不伤害原则要求医生保护病人的权利，解救病人于危难之中，并尽量避免对病人造成伤害。

（8）医患互信的观念。医患关系是一种特殊关系，是一种具有信赖基础的关系。医患之间只有建立信任关系，交流才能畅通无阻，才能有利于医生医疗方案的实施和病人利益的促进。因此，医生和病人是一个利益共同体。为了维护医患之间的信任关系，医生必须尽到保密义务，尊重病人的隐私权，不将从病人处所获得的疾患等私人信息随意披露给他人，以免对病人造成损害。

（9）善待生命的观念。生命的开始与终止，即生与死，生死问题是一个古老而复杂的问题。基于不同的价值观和宗教信仰，每个人对生死问题所提供的答案是不同的。医生的天职是救死扶伤。医生首先应是一个善待生命的人，将人的生命视为神圣的不可随意剥夺之物。与此同时，医生也应认识到，社会和法律的发展正在赋予病人本人在生与死问题上更大的自主权，医生不应替代病人去做出应由病人自己所做的决定。

（10）终生追求新知的观念。医生是一种知识永无止境、不断更新的职业。踏入医学之门的莘莘学子应当意识到，医学是一生的学问，探求知识的步伐不会因跨出校门而停止。终生追求新知、紧跟医学前进的步伐，是医疗从业者的职业要求，也是社会赋予医疗从业者的神圣使命。

# 附录二 医德教育相关法律法规

## 一、医学伦理学日内瓦协议法

（世界医学会 1949 年采纳）

我庄严地宣誓把我的一生献给为人道主义服务。

我给我的老师们以尊敬和感谢。这些都是他们应该赢得的。

我凭着良心和尊严行使我的职业。

我首先考虑的是我的病人的健康。

凡是信托于我的秘密我均予以尊重。

我将尽我的一切维护医务职业的荣誉和崇高传统。

我的同行均是我的兄弟。

在我的职责和我的病人之间不允许把对宗教、国籍、种族、政党和社会党派的考虑掺进去。

即使受到威胁，我也将以最大的努力尊重从胎儿开始的人的生命，决不利用我的医学知识违背人道法规。

我庄严地、自主地并以我的名誉做出上述保证。

## 二、护士伦理国际法

（1953 年 7 月国际护士会议采纳。

1965 年 6 月德国法兰克福大议会会议修订并采纳）

护士护理病人，担负着建立有助于康复的物理的、社会的和精神的环境，并着重用教授和示范的方法预防疾病，促进健康。他们为个人、家庭和居民提供保健服务并与其他保健行业协作。

为人类服务是护士的首要职能，也是护士职业存在的理由。护理服务的需要是全人类性的。职业性护理服务以人类的需要为基础，所以不受对国籍、种族、信仰、肤色、政治和社会状况的考虑的限制。

本法典固有的基本概念是：护士相信人类的本质的自由和人类生命的保存，全体护士均应明了红十字原则及 1949 年日内瓦协议条款中的权利和义务。

本行业认为国际法规并不包括护士活动和关系中的一切细节。有些人将受到个人哲学和信仰的影响。

（1）护士的基本职责包括三方面：保存生命、减轻病痛和促进康复。

（2）护士应始终保持高标准的护理和职业实践。

（3）护士不仅应该有良好的操作而且应把知识和技巧维持在恒定的高水平。

（4）病人的宗教信仰应受到尊重。

（5）护士应对信托他们的个人情况保守秘密。

（6）护士不仅要认识到职责，而且要认识到他们职业功能的限制。若无医嘱，不予推荐或给予医疗处理，除非在紧急情况下并将这些行动尽快地报告给医生。

（7）护士有理智地、忠实地执行医嘱的义务并应拒绝参与非道德的行动。

（8）护士受到保健小组中的医生和其他成员的信任，同事中的不适当的和不道德的行为应仅向主管当局揭发。

（9）护士接受正当的薪金和接受例如契约的实际的或包含的供应补贴。

（10）不允许护士将自己的名字用于商品广告中或做其他形式的自我广告。

（11）护士与其他职业的成员和同行合作并维持和睦的关系。

（12）护士应坚持个人道德标准，这反映了对职业的荣誉感。

（13）在个人行为方面，护士不应有意识地轻视在她的居住地和工作地的居民所接受的行为方式。

（14）护士应参与并与其他公民和其他卫生行业分担责任，以促进满足公共卫生需要的努力，无论是地区的、州的、国家的和国际的。

# 三、国际护理学会护士守则

国际护理学会 1973 年批准了这个国际护士道德守则。这个文件比较 1965 年公布的有几处明显的修改。

（1）本文件明确了在护理工作中护士的任务和责任，删去了 1965 年守则中"护士的义务是机智而忠实地执行医嘱"的内容，这种提法有取消护士的判断和责任的意味。

（2）1965 年守则在"护士相信……保持人的生命"之后，有"护士基本任务有三个方面：保持生命，减轻痛苦，增进健康"的内容，1973 年守则在此处改为四个方面："增进健康，预防疾病，恢复健康和减轻痛苦"，并加上了"护理从本质上说就是尊重人的生命、人的尊严和人的权利。"

（3）对于有道德的护士，1965 年守则是这样表达的："护士的个人行动不得有意漠视其生活及工作的社会所能接受的行为方式。"1973 年守则特别强调职业的独立性，做了这样的修改："护士在作为一种职业力量起作用时，个人行动必须时刻保持能反映职业荣誉的标准。"

护士的基本任务有四个方面：增进健康，预防疾病，恢复健康和减轻痛苦。

护理的需要是带全人类性的。护理从本质上说是尊重人的生命、人的尊严和人的权利。不论国籍、种族、主义、肤色、年龄、政治、或社会地位，一律不受限制。

护士们给个人、家庭和社会提供卫生服务，并与有关的群体进行协作。

### 护士和人民

护士的主要任务是向那些要求护理的人负责。

护士做护理时，要尊重个人的信仰、价值和风俗习惯。

护士要保守个人的秘密，在散播这些秘密时必须做出判断。

## 护士与实践

护士个人执行的任务就是护理，必须坚持学习，做一个称职的护士。护士要在特殊情况下仍保持高标准护理。

护士在接受或代行一项任务时，必须对自己的资格做出判断。

护士在作为一种职业力量起作用时，个人行动必须时刻保持能反映职业荣誉的标准。

## 护士与社会

护士们要和其他公民一齐分担任务，发起并支持满足公众的卫生和社会需要的行动。

## 护士与合作者

护士在护理及其他方面，跟合作者保持共事关系。当护理工作受到合作者或某些人威胁的时候，护士要采取适当措施以保卫个人。

## 护士和职业

在护理工作和护理教育中，在决定或补充某些理想的标准时，护士起主要作用。

在培养职业知识核心方面，护士起积极作用。

护士通过职业社团，参与建立和保持护理工作中公平的社会和经济方面的工作条件。

# 四、赫尔辛基宣言

《指导医务卫生工作者从事包括人作为受实验者的生物医学研究方面的建议》

（本宣言于1964年芬兰召开的赫尔辛基第18届世界医学大会上正式通过，并于1975年在日本东京举行的第29届世界医学大会上做过修订）

## 引　言

维护人们的健康是医药卫生人员的光荣使命。他或她的知识和道德心是为了实现这个使命。

世界医学会的日内瓦声明，对于医药卫生人员在道义上具有约束力。病人的健康必须是我们首先认真考虑的事。国际医学道德标准的规定接连宣称："任何不可能减弱人们身体上或精神上抵抗力的行为或意见，只有当它是为了受实验者本身的利益时，才可以使用。"包括以人作为受实验者的生物医学研究目的，必须是旨在用以增进诊断、治疗和预防等方面的措施，以及为了对疾病病因学与发病机制的了解。在现行的医学习惯做法方面，大部分的诊断、治疗和预防性的过程含有偶然性因素在内，因此要把上述指导精神以果敢行动应用到医药卫生科学研究中去。

基于医药卫生方面研究工作的继续不断发展，在某种程度上最后必然会导致取决于以人作为受实验者的这种实验方法。

在实验研究工作的进行过程中，应该特别注意要使受实验者或受实验动物的外界环境和生活福利不致受到影响，对此必须高度重视。

为了促进医药卫生科学知识和提高对病人治疗的水平，对通过实验所取得的可靠成果加以有选择地应用，是必不可少的步骤与手段。世界医学会所制定的下述建议，对每个医药卫生工作人员从事包括以人作为受实验者的生物医学协会所设计的这项标准草案，对世界各地的医药卫生工作者来说，也只是个手册。医药卫生工作人员，在他们自己国家有关的法令指导下，也不会减轻或解除他们由于刑事的、民事的以及合乎职业道德等方面所应负的责任。

一、基本原则

1. 包括以人为受实验者的生物医学科学研究工作，必须符合普遍认可的科学原理，应该建立在足以胜任履行实验室任务和动物实验法的基础之上；并且，对于有关的科学文献，要有详尽的了解。

2. 包括以人为受实验者的每个实验程序的设计和行动，应该在有实验根据的备忘录中明白地和系统地做出说明；为了取得尊重、评议和指导，这份备忘录应该送给一个特别委任而不承担义务的专门委员会。

3. 包括以人为受实验者的生物医学科学研究工作只有曾受严格训练的人才有资格进行指导，并置于临床上一个被认可的医生的监督下，才可进行。对受实验者应负的责任，始终应归于有医务资格的人，即使他或她本人已经同意，也不能委于研究中的受试者。

4. 除非研究目的的重要性与受实验者可能受到的内在风险相称，否则生物医学科学研究工作就不能合乎法理地进行到底。

5. 包括以人为受实验者的生物医学研究工作进行之前，应细致比较可预测的风险与可预见到的利益。对于受实验者或其他人们利害关系的重要性，一定要始终压倒对科学研究和人类社会方面的影响。

6. 科学研究工作的正义性服从于保护他或她的完整，这个原则必须永远受到重视。一切预防措施应予采用，使受实验者的独立或秘密，不至于受到干扰与妨碍，而且在研究工作过程中受实验者身体上与精神上的完整，以及他或她的人格可能受的影响与冲击，要减少到最低限度。

7. 除非受实验者已被说服同意参加，对在实验工作进行过程中所遇风险或出现偶然性事故是可预报的情况有所了解，否则，参加这项研究计划的医药卫生工作者就应弃权。无论哪项调查研究，如果确已查明或者发觉它有可能碰到风险，在重要性上或许会超过所达到的效果，从事这项科学研究的工作者就应停止研究。

8. 在发表或公布他或她的科学研究结果时，医药卫生工作者对于保证研究成果的准确性负有极大的责任。和本宣言中所规定的基本原则不符合的实验报道，不被接受发表。

9. 在通过人们进行的无论哪项科学研究中，每个可能的被实验者，对于参加这项研究的目标、方法、预期好处、潜在危险以及他或她可能承担的不适与困难等，都必须足够充分地被告知。他或她也应该了解他们有权不参加这个研究，而且任何时候都可以撤销他或她的承诺。如仍需要他或她继续参加这项实验的话，医药卫生工作者到那时就应该得到他们慷慨签订的承诺，更可取的是书面形式的承诺。

10. 对于这个科学研究计划，在得到对该项情报有所了解以后的承诺时，如果受实验者与代言人是处在一个从属的亲属关系之中，或者是在强迫情况下同意的，主持此项科学研究的工作人员应特别谨慎从事。处于上述情况时，一个不参加这项研究工作而且对于这个法定关系完全不受约束的医药卫生工作者，应得到了解这项科学研究目的性的情报人员的承诺。

11. 作证人在法律上无资格时，法定的监护人应该根据国家法律取得书面承诺。受实验者如因身体上或精神上的缘故，或系尚未达到成年，依据国家法律的规定，可从他或她可信赖的亲属那里，得到许可参加实验的证明。

12. 本研究工作的备忘录，永远应该包含合乎职业道德方面所必须包括的一切需要考虑的事情，并应指出这个宣言中所宣布的基本原则均已被遵守。

二、医学科学研究工作结合专业性的管理（临床性研究工作）

1. 在对病人治疗过程中，医务人员有使用新发现的诊断技术和治疗方法的自由，如果按照这个医生判断，这些措施能提供挽救病人生命，恢复健康，或者能减轻痛苦的希望的话。

2. 一个新发明的措施或方法所带来的可能的好处、风险以及病人的不舒适感，应与现有最好的诊断技术与治疗方法加以对比权衡。

3. 在任何医学科学研究中，每个病人——包括对照组中那些病人（若有的话）——都应保证使他们得到最好的和被证实了的诊断技术和治疗方法。

4. 病人绝参加某项科学研究工作拒时，绝对不能使医生和病人之间的关系受到影响或破坏。

5. 假如医务人员认为取得受实验者的书面同意书是不必要的，对于提出这项建议的具体理由，应在该实验备忘录中加以说明，以供专题委员会审查。

6. 医务工作或在医学科学研究工作中，可以结合业务服务进行，它的目标是为了获得新的医学科学知识，但是这种医学科学研究工作的进行应到达的程度，只能是使得病人在诊断技术或（和）治疗方法所得到的益处，被证明是正当的。

三、以人作为受实验者的无疗效性生物医学科学研究工作（非临床性生物医学科学研究工作）

1. 在一个人身上进行纯科学的医学科学研究，医生的责任在于当他或她被当作生物医学研究工作的对象时，他始终是受实验者的生命与健康的保护者。

2. 受实验者们，应是自愿参加者——不论是健康人还是病人，因为这个实验（或试验）设计，对于病人所患疾病是无关的。

3. 调查研究人员，或者是调查研究专题小组，根据他或她的或他们的判断，这项研究工作如果继续进行下去会对受实验者产生不良影响，就应该立即停止。

4. 对于通过任何人进行的研究工作，它在科学方面与人类社会方面的重要性，永远不应该放在对受实验者的应有的尊重之上。

# 五、纽伦堡法典

## （1946 年）

（这是审判纳粹战争罪犯的纽伦堡军事法庭决议中的一部分，这个牵涉到人体实验的十点声明，被称为《纽伦堡法典》，它制定了关于人体实验的基本原则有二，一是必须利于社会，二是应该符合伦理道德和法律观点。这个文件精神在某种程度上被赫尔辛基宣言所接受，成为人体实验的指导方针）

1. 受试者的自愿同意绝对必要。这意味着接受实验的合法权利，应该处于有选择自由的地位，不受任何势力的干涉、欺瞒、蒙蔽、挟持、哄骗或者其他某种隐蔽形式的压制或强迫；对于实验的项目有充分的知识和理解，足以做出肯定决定之前，必须让他知道实验的性质、期限和目的；实验方法及采取的手段；可以预料到的不便和危险；对其健康或可能参与实验的人的影响。

2. 确保同意的质量的义务和责任，落在每个发起、指导和从事这个实验的个人身上，这只是一种个人的义务和责任，并不是代表别人，自己却可以逍遥法外。

3. 实验应该收到对社会有利的富有成效的结果。

4. 在对疾病的自然历史和别的问题有所了解的基础上，经过研究，参加实验的结果将证实原来的实验是正确的。

5. 实验进行必须力求避免受试者肉体和精神上的痛苦和创伤。

6. 事先就有理由相信会发生死亡或残废的实验一律不得进行，除了实验的医生自己也成为受试者的实验不在此限。

7. 实验的危险性，不能超过实验所解决的人道主义的重要性。

8. 必须做好充分准备和有足够能力保护受试者，排除哪怕是微之又微的创伤、残废和死亡的可能性。

9. 实验只能由在学科上合格的人进行。进行实验的人员，在实验的每一阶段都当有极高的技术和管理水平。

10. 当受试者在实验过程中，已经到达肉体与精神状态不可能继续的时候，完全有停止实验的自由。

11. 在实验过程中，主持实验的科学工作者，即使他有几分理由相信即使操作是诚心诚意的，技术也是高超的，判断是审慎的，但是实验继续进行，受试者照样还会出现创伤、残废和死亡的时候，必须随时中断实验。

# 六、悉尼宣言

(1968 年 8 月，死亡的确定)

(1968 年 8 月，世界医学会第 22 次会议采纳于澳大利亚悉尼。)

1. 在大多数国家，死亡时间的确定将继续是医师的法律责任。通常，他可以用所有医师均知晓的经典的标准无需特别帮助地确定病人的死亡。

2. 然而近代的医学实践使得进一步研究死亡的时间成为必要：

（1）有能力人工地维持含氧血液循环通过有不可恢复性损伤的组织。

（2）尸体器官的应用，如作移植用的心或肾脏。

3. 问题的复杂性在于：死亡是在细胞水平的逐渐的过程，组织对于氧供断绝的耐受能力是不同的，但是临床的兴趣并不在于维持孤立的细胞而在于病人的命运，不同细胞或组织的死亡时刻不是那么重要的，因为不管采用什么复苏技术总归确定无疑地不可恢复了。

4. 死亡的确定应建立在临床判断和必要时的辅助诊断上。近年最有帮助的是脑电图。然而还没有一种技术操作能取代医师的全面临床判断，而且医师对死亡的决定不能与移植手术发生直接联系。

5. 人的死亡时刻的确定使得停止抢救在伦理上被许可，以及如果法律允许，则从尸体中取出器官被许可。

# 七、东京宣言

（关于对拘留和囚犯给予折磨、虐待、非人道的对待和惩罚时，医师的行为准则）

（本宣言为第29届世界医学会1975年10月东京会议所采纳）

## 序 言

实行人道主义而行医，一视同仁地保护和恢复躯体和精神的健康，祛除病人的痛苦是医师的特有权利，即使在受到威胁的情况下也对人的生命给予最大的尊重，并决不应用医学知识做相反于人道法律的事。

本宣言认为，折磨的定义为精心策划的、有系统的或肆意的给以躯体的或精神的刑罚，无论是个人或多人施行的或根据任何权势施行的强迫他人供出情报的坦白供认等行为。

## 宣 言

1. 不论受害者受到什么嫌疑、指控或认什么罪，也不论受害者的信仰或动机如何，医师在任何情况下不赞助、容忍或参与折磨、虐待或非人道的行为，包括引起军事冲突和内战。

2. 医师决不提供允诺、器械、物资或知识帮助折磨行为或其他虐待、非人道的对待，或降低受害者的能力去抵抗这些对待。

3. 医师决不参与任何折磨、虐待、非人道的对待或威胁。

4. 医师对其医疗的病人，有医疗的责任。在做治疗决定时是完全自主的。医师的基本任务是减轻他的病人的痛苦并不得有任何个人的、集体的政治动机反对这一崇高的目的。

5. 当囚犯绝食时，医师认为可能形成伤害和做出后果的合理判断时，不得给予人工饲喂。囚犯能够做出决定的能力需要有至少两位医生做出独立的证实性的判断，医师应向囚犯做绝食后果的解释。

6. 世界医学会将支持、鼓励国际组织、各国医学会和医师，并当这些医师和其家属面临威胁或因拒绝折磨或其他形式的虐待、非人道的对待而面临报复时支持他们。

# 八、夏威夷宣言

（1977年在夏威夷召开的第六届世界精神病学大会上一致通过）

人类社会自有文化以来，道德一直是医疗技术的重要组成部分。在现实生活中，医生持有不同的观念，医生与病人间的关系复杂。由于可能用精神病学知识、技术做出违

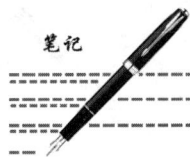

反人道原则的事情，今天比以往更有必要为精神科医生订出一套高尚的道德标准。

精神科医生作为一个医务人员和社会成员，应探讨精神病学的特殊道德含义，提出对自己的道德要求，明确自己的社会责任。

为了制定本专业的道德内容，以指导和帮助各精神科医生树立应有的道德标准，特做如下规定。

1. 精神病学的宗旨是促进精神健康，恢复病人处理生活的能力。精神科医生应遵循公认的科学、道德和社会公益原则，尽最大努力为病人的切身利益服务。

为此目的，需要对保健人员、病人及广大公众进行不断的宣传教育工作。

2. 每个病人应得到可能好的治疗，治疗中要尊重病人的人格，维护其对生命和健康的自主权利。

精神科医生应对病人的医疗负责，并有责任对病人进行合乎标准的管理和教育。必要时，或病人提出的合理要求难以满足时，精神科医生应向更富有经验的医生征求意见或请求会诊，以免贻误病情。

3. 病人与精神科医生的治疗关系应建立在彼此同意的基础上。这就要求做到相互信任，开诚布公，合作及彼此负责。病重者若不能建立这种关系，也应像给儿童进行治疗那样，同病人的亲属或为病人所能接受的人进行联系。

如果病人和医生关系的建立并非出于治疗目的，例如在司法精神病业务中所遇到的，则应向所涉及的人员如实说明此种关系性质。

4. 精神科医生应把病情的性质、拟做出的诊断、治疗措施，包括可能的变化以及预后告知病人。告知时应全面考虑，使病人有机会做出适当的选择。

5. 不能对病人进行违反其本人意愿的治疗，除非病人因病重不能表达自己的意愿，或对旁人构成严重威胁。在此情况下，可以也应该施以强迫治疗，但必须考虑病人的切身利益，且在一段适当的时间后，再取得其同意；只要可能，就应取得病人或亲属的同意。

6. 当上述促使强迫治疗势在必行的情况不再存在时，就应释放病人，除非病人自愿继续治疗。

在执行强迫治疗和隔离期间，应由独立或中立的法律团体，允许病人通过代理人向该团体提出申诉，不受医院工作人员或其他任何病人的阻挠。

7. 精神科医生绝不能利用职权对任何个人或集体滥施治疗，也绝不允许因不适当的私人欲望、感情或偏见来影响治疗。精神科医生不应对没有精神病的人采用强迫的精神病治疗。如病人或第三者的要求违反科学或道德原则，精神科医生应如实告知病人。

8. 精神科医生从病人那里获悉的谈话内容，在检查或治疗过程中得到的资料均应保密，不得公布，如要公布得征求病人同意，或因别人普遍理解的重要原因，公布后随即通知病人有关泄密内容。

9. 为了增长精神病知识和传授技术，有时需要病人参与其事，在服务于教学，将病人之病例公布时，应先征得其同意，并应采取措施，不公布姓名，保护其名誉。

在临床研究和治疗中，每个病人都应得到尽可能好的照料，把治疗的目的、过程、危险性及不利之处全部都告诉病人后，接受与否，凭病人自愿。对治疗中的危险及不利之处与研究的可能收获，应做适度的估计。

对于儿童或其他不能表态的病人，应征得其亲属同意。

10. 每个病人或研究对象在自愿参加的任何治疗、教学和项目中，可因任何理由在任何时候自由退出。此种退出或拒绝，不应影响精神科医生继续对此病人进行帮助。

凡违反本宣言原则的治疗、教学或科研计划，精神科医生应拒绝执行。

# 九、美国医师会医学伦理原则

（1982 年）

1. 医师应抱着对人类尊严的同情和尊重对待精确的医疗并献身于此事业。

2. 医师应对病人和共事医师正直相待，必须对人格或工作能力有缺陷的医师及有诈骗、欺瞒行为的医师进行揭发。

3. 医师在遵守法纪的同时，有责任要求对违反病人根本利益的各种重要条件做出变更。

4. 医师必须尊重病人的权利、共事医师和其他保健专业专家的权利，而且维护在法制限定范围内的病人秘密。

5. 医师必须不断学习、运用和促进科学知识，使一般人获得有关情报，根据需要必须充分发挥其他保健专业专家的力量。

6. 医师除了急救时对病人提供适当护理外，对其共事伙伴和医疗环境有自由选择的权利。

7. 医师有责任参与旨在更好地改善社区的各项活动。

# 十、世界医学会日内瓦宣言

（1974 年）

自被批准从事医药工作之日起，就要为人道主义贡献一生。

对恩师要表示尊敬和感谢。

要以良心和尊严来从事医学实践。

要把病人的健康和生命，作为首要关心的事。

严守病人的一切秘密。

维护医务职业的荣誉和崇高传统。

把同行当作自己的兄弟。

不以种族、宗教、国籍、政党、政治派别如何及社会地位的高低来区别对待病人。

对人类自其生命受胎之时始，就给予至高无上的尊重。

无论在任何压力下，都不能滥用自己的知识而违背人道。

注：世界医师学会 1949 年采纳此宣言。

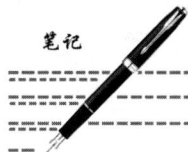

# 十一、新世纪医师宣言

（2002 年 ABIM 基金、ACP – ASIM 基金和欧洲内科学联盟倡议）

## 前　言

　　医师专业精神是医学与社会达成承诺的基础。它要求将病人的利益置于医师的利益之上，要求制定并维护关于能力和正直的标准，还要求就健康问题向社会提供专业意见。医学界和社会必须清楚了解医师专业精神的这些原则和责任。医学与社会达成承诺的本质是公众对医师的信任，这种信任是建立在医师个人以及全行业的正直基础上。

　　目前，医学界面临着科技爆炸、市场力量介入医疗体系、医疗卫生实施中存在的问题、生物恐怖主义以及全球化所带来的压力。结果，医师发现越来越难以承担他们对病人和社会所肩负的责任。在这种情况下，重申医师专业精神根本的、普遍的原则和价值——即所有医师追求的理想，变得尤为重要。医学虽然植根于不同的文化和民族传统之中，但是医务人员扮演的都是治病救人的角色，它的根源可以追溯到希波克拉底。实际上，医学界必须和错综复杂的政治力量、法律力量以及市场力量相抗争。而且，医疗的实施与实践具有很大的差异，任何普遍性的原则都可以因这些差异而表现出各种复杂而微妙的形式。尽管有这些差异存在，共同的宗旨仍然凸显出来并形成这一宣言的基础，它表现为 3 项基本原则以及一系列明确的职业责任。

## 基本原则

　　1. 将病人利益放在首位的原则。这一原则是建立在为病人利益服务的基础上。信任是医患关系的核心，而利他主义是这种信任的基础。市场力量、社会压力以及管理的迫切需要都绝不能影响这一原则。

　　2. 病人自主的原则。医师必须尊重病人的自主权。医师必须诚实地对待病人并使病人在了解病情的基础上有权对将要接受的治疗做出决定。只要这些决定和伦理规范相符合，并且不会导致要求给予不恰当的治疗，那么病人的这种决定就极为重要。

　　3. 社会公平原则。医学界必须在医疗卫生体系中促进公平，包括医疗卫生资源的公平分配。医师应该努力去消除医疗卫生中的歧视，无论这种歧视是以民族、性别、社会经济条件、种族、宗教还是其他的社会分类为基础。

## 职业责任

　　1. 提高业务能力的责任。医师必须终生学习并且有责任不断更新保证医疗质量所必需的医学知识、临床技巧和团队精神。更宽泛地说，医学界作为一个集体，必须努力保证每一位成员都富有能力，而且有恰当的机制使医师能够达到这一目标。

　　2. 对病人诚实的责任。医师必须保证在病人同意治疗之前以及治疗之后将病情完整而诚实地告诉他们。这一期望并非意味着病人应该参与到非常具体的医疗方案中去，而是指他们必须有权利对治疗做出决定。同时，医师也应该承认由于医疗而受到伤害时，应该立即将情况告知病人，因为不这样做将严重危害病人和社会对医师的信任。报告和分析医疗差错，为制定恰当的预防措施和改进措施提供了基础，并且也为受到伤害的病人提供恰当的补偿提供了基础。

3. 为病人保密的责任。为了赢得病人的信任和信心，当提及病人的有关情况时需要有恰当的保密措施。当不可能获得病人自己的同意时，这一责任可以通过和代表病人的有关人员进行商谈来解决。由于汇集病人资料的电子信息系统的广泛应用以及遗传信息越来越容易获得，现在履行保密的责任比以往都更为迫切。但是，医师也认识到他们为病人保密的责任偶尔也必须服从于公众利益的更高需要（比如当病人危及其他人时）。

4. 和病人保持适当关系的责任。由于病人固有的弱势和依赖性，医师和病人之间的某些关系必须避免。特别值得强调的是，医师绝不应该利用病人获取任何方面的利益，包括个人经济利益或其他的个人目的。

5. 提高医疗质量的责任。医师必须为不断提高医疗卫生质量而努力奉献。这一责任不仅要求医师保持他们的临床技能，而且要求医师和其他专业人员通过合作减少医疗差错，提高病人的安全性，减少医疗卫生资源的过度使用以及优化医疗结果。医师必须积极参与建立更好的医疗质量衡量办法，并应用这些办法去常规评价所有参与医疗卫生实践的个人、机构和体系的工作。医师个人或他们的专业组织必须对帮助建立并实施这一机制负有责任，其目的是医疗质量的进一步提高。

6. 促进享有医疗的责任。医师的专业精神要求所有医疗卫生体系的目标是提供统一的、充分的医疗标准。作为个人以及作为整体，医师必须努力减少阻碍公平的医疗保健的障碍。在各种体系中，医师应该努力去消除那些基于教育、法律、财务、地域以及社会歧视的障碍。对公平负有责任而不考虑医师或行业的私利，不仅使公共卫生和预防医学得以提高，而且使每个医师因此而得到公众的拥护。

7. 对有限的资源进行公平分配的责任。当满足病人个人的需要时，医师必须明智而有效地利用有限的临床资源为病人提供卫生保健。他们有责任和其他医师、医院以及医疗保健的付费方共同制定高效低耗的医疗保健指南。医师对合理分配资源所负有的职业责任要求他们谨慎小心地避免多余的检查和操作。提供不必要的服务不仅使病人可能受到本可避免的伤害，增加病人不必要的费用，而且会减少其他病人可以获得的资源。

8. 对科学知识负有责任。医学与社会之间的关系绝大部分是以完整而合理地应用科学知识与技术为基础的。医师有义务赞同科学的标准、促进研究、创新知识并保证知识的合理应用。医学界对知识的完整性负有责任，而这种完整性则是以科学证据和医师经验为基础的。

9. 通过解决利益冲突而维护信任的责任。医务人员和他们的组织有许多机会因追求私利或个人的好处而危害他们的职业责任。当追求与营利性的产业相关时，包括医疗设备生产厂商、保险公司和医药公司，这种危害尤其严重。医师有责任认识、向大众揭发并处理责任范围内或工作中产生的利益冲突。产业和专业领导之间的关系应该予以公开，尤其当后者为制定临床试验标准、撰写社论或治疗指南者，或担任科学杂志的编辑时。

10. 对职责负有责任。作为医师职业的成员，医师应该为最大限度地提高医疗水平而通力合作、互相尊重并参与自律，这包括对没有达到职业标准的成员给予纠正并为此制定标准。无论作为个人还是作为集体，医师有义务参加这些活动。这些义务活动包括参与内部评审并从专业工作的各个方面接受外界的检查。

## 总　结

在所有文化和社会中，现代医学实践都面临着前所未有的挑战。改变医疗卫生体系与兼顾病人的需求，以及达到这些需求所需的有限资源都越来越多地依赖于市场的作用，其中以放弃将病人利益放在首位与传统职业责任之间的挑战最为突出。在这个经济迅猛发展的年代，为了维护医学对社会的承诺，我们认为有必要向医师重申医师专业精神的原则，并唤起他们的积极参与。这不仅要求医师个人对病人负责，而且要求他们作为集体去为社会的利益而努力，进而促进医疗卫生体系的改进。医师专业精神宣言的目的在于鼓励医师参与这项活动，并促进医学界制订一个统一的行动计划来达成这些责任。

# 十二、人体生物医学研究国际道德指南

本指南是自 1982 年以来的第三个版本，由来自非洲、亚洲、拉丁美洲、欧洲、美国和 CIOMS 秘书处的 10 名专家共同商议起草，由 21 条指导原则及其注释组成。与 1982 年和 1993 年的两个版本一样，2002 版指南旨在规范各国的人体生物医学研究政策，根据各地情况应用伦理标准，以及确立和完善伦理审查机制。

第 1 条　人体生物医学研究的伦理合理性与科学性

人体生物医学研究的伦理合理性在于有望发现有益于人类健康的新方法。只有在研究的实施中尊重、保护和公平地对待受试者，并且符合研究实施所在社会的道德规范，研究才具有伦理学上的合理性。此外，将受试者暴露于风险而没有可能受益的非科学的研究是不道德的。因此，研究者和申办者必须保证所提议的涉及人体受试者的研究，符合公认的科学原理，并有充分的相关科学文献作为依据。

第 2 条　伦理审查委员会

所有涉及人类受试者的研究计划，都必须提交给一个或一个以上的科学和伦理审查委员会，以审查其科学价值和伦理的可接受性。审查委员会必须独立于研究组，他们的审查结果不应视研究中可能得到的任何直接的财务或物质上的利益而定。研究者必须在研究开始以前获得批准或许可。伦理审查委员会应该在研究过程中，根据需要进一步进行审查，包括监察研究的进展。

第 3 条　国外机构发起研究的伦理审查

国外申办组织和个体研究者，应向申办组织所在国提交研究方案进行伦理学和科学审查，伦理评价标准应和研究实施所在国同样严格。东道国的卫生管理部门及其国家的或地方的伦理审查委员会应确认研究方案是针对东道国的健康需要和优先原则，并符合必要的伦理标准。

第 4 条　个体的知情同意

对于所有的人体生物医学研究，研究者必须获得受试者自愿做出的知情同意，在个体不能给予知情同意的情况下，必须根据现行法律获得其法定代理人的许可。免除知情同意被认为是不寻常的和例外的，在任何情况下都必须经伦理审查委员会批准。

第 5 条　获取知情同意：前瞻性研究受试者必须知晓的信息

在要求个体同意参加研究之前，研究者必须以其能理解的语言或其他交流形式提供以下信息：

1. 个体是受邀参加研究，认为个体适合参加该项研究的理由，以及参加是自愿的；

2. 个体可自由地拒绝参加，并可在任何时候自由地退出研究而不会受到惩罚，也不会丧失其应得利益；

3. 研究的目的，研究者和受试者要进行的研究过程，以及说明该研究不同于常规医疗之处；

4. 关于对照试验，要说明研究设计的特点（例如随机化、双盲），在研究完成或破盲以前受试者不会被告知所分配的治疗方法；

5. 预期个体参加研究的持续时间（包括到研究中心随访的次数和持续时间，以及参加研究的总时间），试验提前中止或个体提前退出试验的可能性；

6. 是否有金钱或其他形式的物质作为个体参加研究的报酬，如果有，说明种类和数量；

7. 通常在研究完成后，受试者将被告知研究的发现，每位受试者将被告知与他们自身健康状态有关的任何发现；

8. 受试者有权利在提出要求时获得他们的数据，即使这些数据没有直接的临床用途（除非伦理审查委员会已经批准暂时或永久地不公开数据，在这种情况下受试者应被告知，并且给予不公开数据的理由）；

9. 与参加研究有关的、给个体（或他人）带来的任何可预见到的风险、疼痛、不适，或不便，包括给受试者的配偶或伴侣的健康或幸福带来的风险；

10. 受试者参加研究任何预期的直接受益；

11. 研究对于社区或整个社会的预期受益，或对科学知识的贡献；

12. 受试者在参加完成研究后，他们能否、何时、如何得到被研究证明是安全和有效的药品或干预方法，他们是否要为此付款；

13. 任何现有的、可替代的干预措施或治疗措施；

14. 将用于保证尊敬受试者隐私、可识别受试者身份记录的机密性的规定；

15. 研究者保守机密能力受到法律和其他规定的限制，以及泄露机密的可能后果；

16. 关于利用遗传试验结果和家族遗传信息的政策，以及在没有受试者同意的情况下，防止将受试者的遗传试验结果披露给直系亲属或其他人（如保险公司或雇主）的适当的预防措施；

17. 研究的申办者，研究者隶属的机构，研究资金的性质和来源；

18. 可能进行的研究直接或二次利用受试者的病历记录和临床诊疗过程中获取的生物标本；

19. 研究结束时是否计划将研究中收集的生物标本销毁，如果不是，关于它们贮存的细节（地点，如何存，存多久和最后的处置）和将来可能的利用，以及受试者有权做出关于将来的使用、拒绝贮存和让其销毁的决定；

20. 是否会从生物标本中开发出商业产品，研究参加者是否会从此类产品的开发中获得钱或其他收益；

21. 研究者是仅为研究者，还是既做研究者、又做受试者的医生；

22. 研究者为研究参加者提供医疗服务的职责范围；

23. 与研究有关的具体类型的损害或并发症将提供的免费治疗，这种治疗的性质和持续时间，提供治疗的组织或个人名称以及关于这种治疗的资金是否存在任何不确定因素；

24. 因此类损害引起的残疾或死亡，受试者或受试者的家属或受赡养人将以何种方式，通过什么组织得到赔偿（或者，指明没有提供此类赔偿的计划）；

25. 受邀参加研究的可能的受试对象所在国家对获赔偿的权利是否有法律上的保证；

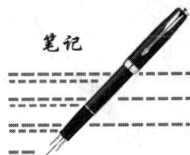

26. 伦理审查委员会已经批准或许可了研究方案。

第6条　获取知情同意：申办者与研究者的职责

申办者和研究者有责任做到：

1. 避免使用不正当的欺骗手段，施加不正当影响，或恐吓；

2. 只有在确定可能的受试对象充分了解了参加研究的有关实情和后果，并有充分的机会考虑是否参加以后，才能征求同意；

3. 按一般规则，应获取每一位受试者的签名书作为知情同意的证据——对这条规则的任何例外，研究者应有正当理由并获得伦理审查委员会的批准；

4. 如果研究的条件或程序发生了显著的变化，或得到了可能影响受试者继续参加研究意愿的新信息，要重新获取每位受试者的知情同意；

5. 长期研究项目，即使该研究的设计或目标没有变化，也要按事先确定的时间间隔，重新获取每位受试者的知情同意。

第7条　招募受试者

受试者在参加一项研究中发生的收入损失、路费及其他开支可得到补偿；他们还能得到免费医疗。受试者，尤其是那些不能从研究中直接受益的，也可因带来的不便和花费的时间而被付给报酬或得到其他补偿。然而，报酬不应过大，或提供的医疗服务不应过多，否则诱使受试者不是根据他们自己的更佳判断而同意参加研究（"过度劝诱"）。所有提供给受试者的报酬、补偿和医疗服务都必须得到伦理审查委员会的批准。

第8条　参加研究的受益和风险

对于所有人体生物医学研究，研究者必须保证潜在的利益和风险得到了合理的平衡，并且最小化了风险。

1. 提供给受试者的具有直接诊断、治疗或预防益处的干预措施或治疗过程的合理性在于，从可预见的风险和受益的角度，与任何可得到的替代方法相比至少是同样有利的。这种"有益的"干预措施或治疗过程的风险相对于受试者预期的受益而言必须是合理的。

2. 对受试者没有直接诊断、治疗或预防益处的干预措施的风险，相对于社会的预期受益（可概括为知识）而言必须是合理的。这种干预措施的风险相对于将要获得的知识的重要性而言，必须是合理的。

第9条　研究中涉及不能给予知情同意的受试者，关于风险的特殊限定

当存在伦理和科学的合理性，对不能给予知情同意的个体实施研究时，对受试者没有直接受益前景的研究，干预措施的风险应不能比对他们常规体格检查或心理检查的风险更大。当有一个非常重要的科学或医学理论支持，并得到伦理审查委员会的批准，轻微或较小地超过上述风险也是允许的。

第10条　在资源有限的人群和社会中的研究

在一个资源有限的人群或社会开始研究之前，申办者和研究者必须尽一切努力保证：

1. 研究是针对实施研究所在地人群或社会的健康需要和优先原则的；

2. 任何干预措施或开发的产品，或获得的知识，都将被合理地用于使该人群或社会受益。

第11条　临床试验中对照的选择

一般而言，诊断、治疗或预防性干预试验中对照组的受试者，应得到公认有效的干预。有些情况下，使用一个替代的对照，如安慰剂或"不治疗"，在伦理学上是可接受的。安慰剂可用于以下情况。

1. 当没有公认的有效的干预时；

2. 当不采用公认有效的干预，至多使受试者感到暂时的不适或延迟症状的缓解时；

3. 当采用一个公认有效的干预作为对照，将会产生科学上不可靠的结果，而使用安慰剂不会增加受试者任何严重的或不可逆损害的风险。

第12条　在研究中受试者人群选择时负担和利益的公平分配

应通过公平分配研究负担和利益的方式，选择受邀成为研究受试者的人群。排除可能受益于参加研究的人群必须是合理的。

第13条　涉及弱势人群的研究

邀请弱势个体作为受试者需要特殊的理由，如果选择他们，必须切实履行保护他们权利和健康的措施。

第14条　涉及儿童的研究

在进行涉及儿童的研究之前，研究者必须确保：

1. 以成人为受试对象，研究不能同样有效地进行；

2. 研究的目的是获得有关儿童健康需要的知识；

3. 各位儿童的父母或法定代理人给予了许可；

4. 已获得每位儿童在其能力范围内所给予的同意（赞成）；

5. 儿童拒绝参加或拒绝继续参加研究将得到尊重。

第15条　由于受试者智力或行为障碍而不能给予充分知情同意的研究

由于受试者智力或行为障碍而不能给予充分知情同意的研究在开展前，研究者必须保证：

1. 在知情同意能力没有受损的人体能同样有效地进行研究时，上述人群就不能成为受试者；

2. 研究的目的是为获得有关智力或行为障碍者特有的健康需要的知识；

3. 已获得与每位受试者能力程度相应的同意，可能的受试对象拒绝参加研究应始终受到尊重，除非在特殊情况下，没有合理的医疗替代方法，并且当地法律允许不考虑拒绝；

4. 如果可能的受试对象没有能力同意，应获得负责的家庭成员或符合现行法律的法定代理人的许可。

第16条　妇女作为受试者

研究者、申办者或伦理审查委员会不应排除育龄期妇女参加生物医学研究。研究期间有怀孕的可能，其本身不能作为排除或限制参加研究的理由。然而，详尽讨论对孕妇和胎儿的风险，是妇女做出参加临床研究理性决定的先决条件。这一讨论包括，如果怀孕，参加研究可能危害到胎儿或她本人，申办者或研究者应以妊娠试验确认可能的受试对象未受孕，并要求受试者在研究开始之前即采取有效的避孕方法。如果由于法律的或宗教的原因不能这样做，研究者不应招募可能怀孕的妇女进行可能有这类风险的研究。

第17条　孕妇作为受试者

应假定孕妇有资格参加生物医学研究。研究者和伦理审查委员会应确保已怀孕的可能受试对象被充分告知了有关她们自己、她们的身孕、胎儿和她们的后代，以及她们的生育力的风险和受益。仅在针对孕妇或其胎儿特有的健康需要或孕妇总体的健康需要，并且如果合适，有来自动物实验，尤其是关于致畸和致突变风险的可靠证据予以支持，才能在该人群中实施研究。

第18条　保守机密

研究者必须采取安全措施，保护受试者研究数据的机密。受试者应被告知研究者保守机密的能力受到法律和其他规定的限制，以及机密泄露的可能后果。

第19条　受损伤的受试者获得治疗和赔偿的权利

受试者因参加研究而受到伤害，研究者应保证其有权获得对这类伤害的免费医疗，以及经济或其他补偿，作为对于造成的任何损伤、残疾或障碍的公正赔偿。如果由于参加研究而死亡，他们的受赡养人有权得到赔偿。受试者决不能被要求放弃获得赔偿的权力。

第20条　加强伦理和科学审查能力以及生物医学研究的能力

许多国家没有能力评审或确保在其管辖范围内所提议的或进行的生物医学研究的科学性或伦理的可接受性。由国外机构发起的合作研究，申办者和研究者在伦理上有义务保证在这些国家中由他们负责的生物医学研究项目将对该国或地方的生物医学研究的设计和实施能力起到有效的促进作用，并为这类研究提供科学和伦理审查和监查。能力培养包括，但不限于以下工作：

1. 建立和加强独立的、有能力的伦理学审查过程或委员会；

2. 加强研究能力；

3. 发展适用于卫生保健以及生物医学研究的技术；

4. 培训研究和卫生保健人员；

5. 对从中筛选受试者的人群进行教育。

第21条　国外申办者提供健康医疗服务的道德义务

国外申办者在伦理上有义务确保可获得：

1. 安全地进行研究所必需的卫生保健服务；

2. 治疗由于研究干预措施而受到损害的受试者；

3. 申办者承诺中的一个必须部分，使作为研究成果的有益干预措施或产品合理地用于有关人群或社会所作的服务。

# 十三、中华人民共和国医院工作人员守则和医德规范

（中华人民共和国卫生部 1981 年 10 月 8 日颁发）

一、守则

（一）热爱祖国，热爱共产党，热爱社会主义，坚持马列主义、毛泽东思想。

（二）努力学习政治，刻苦钻研业务，做到又红又专。

（三）发扬救死扶伤实行革命的人道主义精神，同情和尊重病人，全心全意为病人服务。

（四）带头遵守国家法令，模范地执行各项卫生法规。

（五）服从组织，关心集体，团结友爱，勇于开展批评与自我批评。

（六）对工作极端负责，严格执行规章制度和操作常规。

（七）廉洁奉公，坚守岗位，尽职尽责，自觉抵制不正之风。

（八）讲究文明礼貌，积极参加爱国卫生运动，美化环境，保持医院整洁肃静。

二、规范

（一）遵守公德。公德是每个社会公民应该遵守的社会主义道德。医务人员首先应该确立并遵守社会主义公德，要热爱祖国，热爱集体，热爱劳动和爱护社会主义财富，树立革命的人生观。一个有道德的人，会把祖国同自己的命运联系起来，努力工作，勤奋学习，为建设和保卫祖国而贡献自己的力量。

（二）热爱医学。医学是为人民健康服务的，医务人员是人民健康的保卫者，所以，医生的职业素养是受人民尊敬的。古语说"不为良相，则为良医"，把良医比作对国家和人民有贡献的功臣。革命人民则称医务人员为"白衣战士"。说明医生的职业是纯洁、崇高和光荣的职业。我们应该热爱自己的医生职业，热爱医学科学。

（三）救死扶伤。医生工作关系着伤病员的命运，关系到他们家庭的悲欢离合，关系到他们所从事的革命事业，所以医务人员应把毛泽东同志关于"救死扶伤，实行革命的人道主义"的号召作为自身的最基本的一条职业道德。从革命的人道主义出发，应努力做到在技术上刻苦钻研，精益求精；在工作上认真负责，一丝不苟，具有强烈的责任感和事业心；对待病人全心全意，满腔热忱，积极主动。为挽救病人生命，要有一种坚韧不拔的意志和不畏艰难、不辞辛劳的精神。就是对病势垂危的病人，哪怕只有百分之一的希望，也要付出百分之百的努力去抢救。

（四）高度同情。病人在肉体上遭受着疾病的折磨，在精神上往往是思虑重重，负担较重。在这种情况下，医务人员应具有高度同情心，对病人体贴入微，尽量使病人心情愉快，保持良好的精神状态，并用自己的真诚与热情，博得病人对自己的信赖，增强病人与疾病做斗争的信心。如有出言不慎，会使病人丧失战胜疾病的信心，给病人的心身健康带来严重的影响，造成心身疾病或医源性疾病的发生。

（五）尊重病人。在社会主义社会里，医生面前的病人，既不是奴隶，也不是贵族，病人面前的医生，既不是雇佣者，也不是救世主。医务人员同病人的关系，是同志关系。医生应该尊重病人的人格、意志和权利。凡对病人进行检查、治疗或研究，都应事先对病人解释清楚（包括预期效果、可能发生的危险和采取的防护措施等），征求病人或亲属同意和自愿，不能把自己的决定强加于病人。在病人或家属拒绝医生的正确意见时，要耐心说服动员。除了特殊情况（如紧急抢救、病人神志不清、无家属到场等）外，一般不应由医生单方面决定采取重要的诊疗措施。医务人员在接触病人时，要讲求文明礼貌，语言温和，动作轻柔，举止稳重。绝不容许态度高傲、语言生硬，责备、训斥病人。医务人员在医疗工作中所接触到的有关病人个人、家庭、工作中不应向别人公开的情况，必须保守秘密。

（六）讲究卫生。讲究卫生，预防疾病，移风易俗，改造社会，是建设精神文明的重要方面，医务人员应该起模范带头作用，积极参加爱国卫生运动，搞好院内、外环境卫生，严格消毒隔离制度，防止院内交叉感染。讲究个人卫生，衣着整洁，仪表端庄，勤剪指甲，勤刮胡子，不随地吐痰，不在病室吸烟。

（七）廉洁奉公。廉洁奉公是对社会主义国家工作人员的起码要求，医务人员应该有廉洁奉公的高尚情操，不为名、不为利，一切从病人利益出发，全心全意为病人服务。医生不应接受病人馈赠。反对以医生职权为资本搞交易、走后门的不正之风。更不允许乘人之危，产生任何邪恶杂念或进行违法乱纪的活动。

（八）团结互助。现代的医疗工作往往需要多种专门技术人员的密切配合，因此，要团结互助，搞好协作。反对抬高自己、贬低别人的不良作风。医生之间、医护之间、兄弟医院之间，都应该以病人利益为重，尽力做到有求必应、主动配合；积极支援、互通有无，这样才能高水平、高质量、高效率地完成医疗任务。

# 十四、医务人员医德规范及实施办法

（中华人民共和国卫生部 1988 年 12 月 15 日颁发）

第一条 为加强卫生系统社会主义精神文明建设，提高医务人员的职业道德素质，改善和提高医疗服务质量，全心全意为人民服务，特制定医德规范及实施办法（以下简称"规范"）。

第二条 医德，即医务人员的职业道德，是医务人员应具备的思想品质，是医务人员与病人、社会与医务人员之间关系的总和。医德规范是指导医务人员进行医疗活动的思想和行为的准则。

第三条 医德规范如下。

（一）救死扶伤，实行社会主义的人道主义，时刻为病人着想，千方百计为病人解除病痛。

（二）尊重病人的人格与权利，对待病人，不分民族、性格、职业、地位、财产状况，都应一视同仁。

（三）文明礼貌服务，举止端庄，语言文明，态度和蔼，同情、关心和体贴病人。

（四）廉洁奉公，自觉遵纪守法，不以医谋私。

（五）为病人保守医密，实行保护性医疗，不泄露病人隐私与秘密。

（六）互学互尊，团结协作，正确处理同行同事间关系。

（七）严谨求实，奋发进取，钻研医术，精益求精。不断更新知识，提高技术水平。

第四条 为使本规范切实得到贯彻落实，必须坚持进行医德教育，加强医德医风建设，认真进行医德考核与评价。

第五条 各医疗单位都必须把医德教育和医德医风建设作为目标管理的重要内容，作为衡量和评价一个单位工作好坏的重要标准。

第六条 医德教育应以正面教育为主，理论联系实际，注意实效，长期坚持不懈。要实行医院新成员的上岗前教育，使之形成制度，未经上岗前培训不得上岗。

第七条 各医疗单位都应建立医德考核与评价制度，制定医德考核标准与考核办法，定期或者随时进行考核，并建立医德考核档案。

第八条 医德考核的评价方法可分为自我评价、社会评价、科室考核和上级考核。特别要注意社会评价，经常听取患者和社会各界的意见，接受人民群众的监督。

第九条 对医务人员医德考核结果，要作为应聘、提薪、晋升以及评选先进工作者的首要条件。

第十条 实行奖优罚劣。对严格遵守医德规范、医德高尚的个人，应予表彰和奖励。对于不认真遵守医德规范者，应进行批评教育。对于严重违反医德规范，经教育不改者，应分情况给予处分。

医德教育教程

第十一条  本规范适用于全国各级类医院、诊所的医务人员，包括医生、护士、医技科室人员、管理人员和工勤人员也要参照本规范的精神执行。

第十二条  各省、自治区、直辖市卫生厅局和各医疗单位可遵照本规范精神和要求制定医德规范实施细则及具体办法。

第十三条  本规范自公布之日起实行。

# 十五、中国执业药师职业道德准则

（中国执业药师协会 2006 年 10 月 18 日）

1. 救死扶伤，不辱使命  执业药师应当将病人及公众的身体健康和生命安全放在首位，以我们的专业知识、技能和良知，尽心尽职尽责为患者及公众提供药品和药学服务。

2. 尊重患者，一视同仁  执业药师应当尊重患者或者消费者的价值观、知情权、自主权、隐私权，对待患者或者消费者应不分年龄、性别、民族、信仰、职业、地位、贫富，一律平等相待。

3. 依法执业，质量第一  执业药师应当遵守药品管理法律、法规，恪守职业道德，依法独立执业，确保药品质量和药学服务质量，科学指导用药，保证公众用药安全、有效、经济、合理。

4. 进德修业，珍视声誉  执业药师应当不断学习新知识、新技术，加强道德修养，提高专业水平和执业能力；知荣明耻，正直清廉，自觉抵制不道德行为和违法行为，努力维护职业声誉。

5. 尊重同仁，密切协作  执业药师应当与同仁和医护人员相互理解，相互信任，以诚相待，密切配合，建立和谐的工作关系，共同为药学事业的发展和人类的健康奉献力量。

# 十六、卫生行业服务用语规范及禁用语

一、应尊重对方，做到礼貌、客气、称呼准确，必须使用"请""您""对不起""谢谢配合"等文明用语，并对不同对象使用不同的礼貌称谓。

禁止使用不礼貌语句，如：

1. 躺（坐）那儿，别磨磨蹭蹭的！

2. 嗨，×床！（不称呼姓名）

3. 把裤子脱了（把衣服撩起来）！

4. 瞧这破血管，扎都扎不进去！

5. 没到××时间，都出去！

6. 在这儿签个字，快点！

7. 都停下来，我们要检查了！

8. 把证件（证明、资料）都拿出来，让我看看！

二、应理解、体谅对方，不刺激对方，不激化矛盾；善意启发对方，消除心理压力和不稳定情绪。

禁止使用侮辱人格、讽刺挖苦，可能让人尴尬的语句，如：

9. 有什么不好意思的，都这份儿上了！

10. 活得还挺仔细！

11. 瞧着点儿，没长眼睛呀！

12. 这么大人，怎么什么都不懂！

13. 活该！

14. 没钱就别来看病！

15. 快点儿，真面（面瓜）！

16. 干吗起这名字，就为让人不认识！

17. 你这样的见多了，有什么了不起的！

18. 到这儿撒野来了！

三、应一切为对方着想，耐心解释、语气和缓，解除对方忧虑，也能"化干戈为玉帛"。

禁止使用不耐烦、生硬的语句，如：

19. 你这人怎么事儿这么多，讨厌！

20. 没什么，死不了！

21. 怕疼，别来看病（治病还能不疼）！

22. 嫌慢，你早干什么来着！

23. 这儿交班（开会、结账）呢，外面等着去！

24. 哪儿凉快哪儿歇着去！

25. 这是法律法规规定的，你懂不懂！

26. 材料不齐，回去补去！

27. 上面都写着呢，自己看去！

28. 查户口的，你管我姓什么！

四、应从对方的需要出发考虑问题，尽可能提供方便，帮助解决，不推卸责任，不"踢皮球"。

禁止使用下列语句：

29. 这事别来找我，我不管（不知道）！

30. 谁和你说的（谁答应你的），找谁去！

31. 快下班了，明天再说（我下班了，找别人去！没上班呢，等会儿再说!）

32. 机器（仪器）坏了，谁也没辙！

33. 嫌这儿不好，到别处去！

34. 我就这态度，有意见，找头儿去！

35. 这地方写的不对，找××改去！

五、应本着尊重科学，实事求是的态度解释说明情况，不要因为用语不当或闪烁其词，使对方产生困惑。

禁止使用含糊不清，增加疑虑的语句，如：

36. 好坏谁也不敢说，没准儿。

37. 你这事（手术、病）不太好办呀。

38. 你的病也就这样了，回家想吃点什么就吃点什么吧。

39. 看看吧，太快不了。

40. 也许不要紧（没关系）。

# 十七、卫生部、国家医药管理局、国家中医药管理局、总后卫生部关于坚决纠正医药购销活动中不法行为的通知

发布部门：卫生部

发布文号：卫纠发（1995）第6号

各省、自治区、直辖市卫生厅（局）、中医（药）管理局，医药管理局（总公司）、各军区、军兵种、国防科工委后勤部卫生部，各有关单位：

当前，在医药购销活动中，一些医药生产、经营企业以回扣促销售，少数医药购销人员利用职务之便行贿、受贿，进行非法交易，损害了国家的利益。为纠正医药产品（包括药品、设备、器材、卫生材料、试剂等，下同）购销活动中的不正之风，维护正常的医药流通秩序，使医药生产、经营、购销活动依照国家法律公正、平等、合法地进行，现就有关问题通知如下。

一、继续贯彻《国务院关于进一步加强药品管理工作的紧急通知》精神，深入开展打击制售假劣药品犯罪活动。医药生产、经营企业和医疗卫生单位，不得非法制售和购买假劣医药产品，更不得利用回扣推销和购买假劣医药产品。

二、在医药产品购销活动中，要遵守《反不正当竞争法》有关规定，医药生产、经营企业不得采用钱物和其他手段，在账外暗中给予对方回扣；医疗卫生单位不得索取或收受上述回扣。

三、对医药生产、经营企业、医疗卫生单位违反上述规定的，要依照有关法规，严肃查处。根据情节轻重，分别予以没收产品、罚款、停产停业整顿、降低医院等级，直至吊销药品生产企业合格证、药品生产企业许可证、药品经营企业合格证、药品经营企业许可证和取消医院等级及申报资格，并追究法人责任。触犯法律构成犯罪的，移交司法机关处理。

四、医药产品生产、经营企业的工作人员在账外以所谓促销费、宣传费、开处方费、劳务费、境内外旅游等名义暗中给予对方回扣属行贿行为；医疗卫生单位的工作人员索取、收受上述回扣属受贿行为，应按照有关规定严肃处理。触犯法律构成犯罪的，依法追究刑事责任。

五、本规定自发布之日起执行。对顶风违犯者要坚决严肃查处。

　　　　　　卫生部　国家医药管理局　国家中医药管理局　总后卫生部

　　　　　　　　　　　　　　　　　　　　　　一九九五年八月二十三日

（详细内容略）

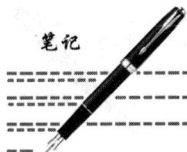

# 主要参考文献

[1] 张树峰．医学伦理学．北京：人民军医出版社，2009.

[2] 尹梅．护理伦理学．北京：人民卫生出版社，2009.

[3] 伍天章．医学伦理学．北京：高等教育出版社，2008.

[4] 吴素香．医学伦理学．第2版．广东：广州高等教育出版社，2008.

[5] 王明旭．医患关系学．北京：科学出版社，2008.

[6] 奚红．医学伦理学．北京：中国中医药出版社，2008.

[7] 王建立，程乐森．医学伦理学．青岛：中国海洋大学出版社，2008.

[8] 孙福川．医学伦理学．北京：人民卫生出版社，2007.

[9] 赵增福．医学伦理学．北京：高等教育出版社，2007.

[10] 曹开宾，邱世昌，樊民胜．医学伦理学教程．上海：复旦大学出版社，2004.

[11] 孙慕义．医学伦理学．北京：高等教育出版社，2004.

[12] 郭照江．医学伦理学．西安：第四军医大学出版社，2004.

[13] 张文，施榕，李晓娥，等．医德心理学．北京：军事医学科学出版社，1998.

[14] 陈晓阳，曹永福．医学伦理学．济南：山东大学出版社，2006.

[15] 王海明．新伦理学．上海：商务印书馆，2002.

[16] 杜治政．医学伦理学探新．郑州：河南医科大学出版社，2000.

[17] 丘祥兴，孙福川．医学伦理学．第3版．北京：人民卫生出版社，2007.

[18] 罗国杰．伦理学．北京：人民出版社，1989.

[19] 何兆雄．中国医德史．上海：上海医科大学出版社，1988.

[20] J. P. 蒂洛．伦理学．北京：北京大学出版社，1985.

[21] 丘祥兴．医学伦理学．北京：人民卫生出版社，1999.

[22] 吴素香．医学伦理学．广州：广东高等教育出版社，2005.

[23] 郭照江．现代医学伦理学．北京：国防大学出版社，2007.

[24] 甘华刚．简明医学伦理学．重庆：重庆出版社，2002.

[25] 夏基松．现代西方哲学．上海：上海人民出版社，2009.

[26] 唐凯麟．西方伦理学名著提要．南昌：江西人民出版社，2000.

[27] 郭照江．军医伦理学．北京：人民军医出版社，2009.

[28] 邱祥兴．医学伦理学．第2版．北京：人民卫生出版社，2004.

[29] 杜治政．医学伦理学纲要．南昌：江西人民出版社，1985.

[30] 孙慕义．医学伦理学．第5版．北京：高等教育出版社，2004.

[31] 徐川，冯泽永．医学伦理学．第5版．成都：四川教育出版社，1998.

[32] 恩格尔哈特．生命伦理学基础．范瑞平译．长沙：湖南科学技术出版社，1996.

[33] 李本富．医学伦理学．北京：北京医科大学医学出版社，2002.

[34] 蔡建章．医学伦理学．南宁：广西人民出版社，1989.

[35] 卢启华，阮丽萍，邹从清．医学伦理学．武汉：华中科技大学出版社，2006.

[36] 蔡建章．医学职业道德．南宁：广西民族出版社，1996.

[37] 朱贻庭．伦理学小辞典．上海：上海辞书出版社，2004.

[38] 周俊，何兆雄．外国医德史．上海：上海医科大学出版社，1994.

[39] 霍华德·马凯尔．瘟疫的故事．罗尘译．上海：上海社会科学院出版社，2003.

[40] 许志伟，朱晓红．生命伦理对当代生命科技的道德评估．北京：中国社会科学院出版社，2006.

[41] 沈铭贤．生命伦理学．北京：高等教育出版社，2003.

[42] 翟晓梅，邱仁宗．生命伦理学导论．北京：清华大学出版社，2005.

[43] 李春秋．当代生命科技的伦理审视．南京：江苏人民出版社，2002.

[44] 何伦，施卫星．临床生命伦理导论．南京：东南大学出版社，2004.

[45] 孙幕义，等．新生命伦理学．南京：东南大学出版社，2003.

[46] 李本富，等．医学伦理学十五讲．北京：北京大学出版社，2007.

[47] 汤姆·L. 彼彻姆．哲学的伦理学．雷克勒，等译．北京：中国社会科学院出版社，1994.

[48] 约翰·罗尔斯．正义论．何怀宏，等译．北京：中国社会科学院出版社，1988.

[49] 郭自力．生物医学的法律和伦理问题．北京：北京大学出版社，2002.

[50] 曹文妹，翟晓梅．生命伦理与新健康．济南：济南出版社，2005.

[51] 陈元方，邱仁宗．生物医学研究伦理学．北京：中国协和医科大学出版社，2003.

[52] 刘光明．企业文化．北京：经济管理出版社，2002.

[53] 梁万年．卫生事业管理学．北京：人民卫生出版社，2003.

[54] 王海明．新伦理学．北京：商务印书馆，2008.

[55] 威廉·科克汉姆．医学社会学．北京：华夏出版社，2000.

[56] 陈晓阳，王云岭，曹永福．人文医学．北京：人民卫生出版社，2009.

[57] 罗伊·波特．剑桥插图医学史．张大庆译．济南：山东画报出版社，2007.

[58] 霍尔姆斯·罗尔斯顿．环境伦理学．杨通进译．北京：中国社会科学出版社，2000.

[59] 陈荣捷．中国哲学文献选编．杨儒宾，等译．南京：江苏教育出版社，2006.

[60] 斯宾塞·韦尔斯．出非洲记——人类祖先的迁徙史诗．杜红译．北京：东方出版社．2004.

[61] 彼得·辛格．实践伦理学．刘莘译．北京：东方出版社，2005.

[62] 卢美秀．护理伦理学．北京：科学技术文献出版社，2000.

[63] 李文鹏．医学伦理学．济南：山东大学出版社，1993.

[64] 王明旭．医学伦理学．北京：人民卫生出版社，2010.

[65] 孙福川，王明旭．医学伦理学．北京：人民卫生出版社，2013.

[66] 爱弥尔·涂尔干．道德教育．陈光金，等译．上海：上海人民出版社，2001.

[67] 夏伟东．道德本质论．北京：中国人民大学出版社，1991.

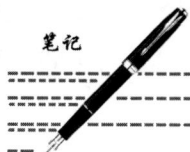

［68］康德．法的形而上学原理．沈叔平，等译．北京：商务印书馆，1991.

［69］张岱年．中国伦理思想研究．南京：江苏教育出版社，2005.

［70］马克思，恩格斯．马克思恩格斯全集，北京：人民出版社，1979.

［71］何兆雄．中国医德史．上海：上海医科大学出版社，1988.

［72］喻昌．医门法律．北京：中医古籍出版社，2002.

［73］马克思，恩格斯．马克思恩格斯选集．北京：人民出版社，1995.

［74］马俊峰．评价活动论．北京：中国人民大学出版社，1994.

［75］殷大奎．中国医师人文医学执业技能培训系列教材·初级－医患沟通．北京：人民卫生出版社，2006.

［76］王晨．医德学．北京：人民卫生出版社，2009.